23年間14万人の施術で考案した

足《あし》指《ゆび》ほぐし健康法

鍼灸師・柔道整復師
本田洋三

足指ぶらぶら

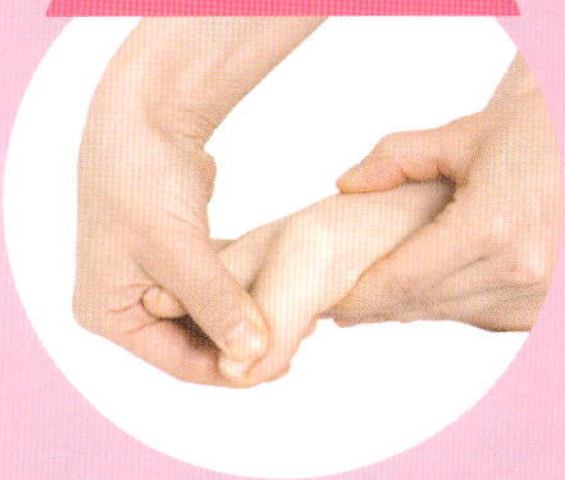

足指ずらし

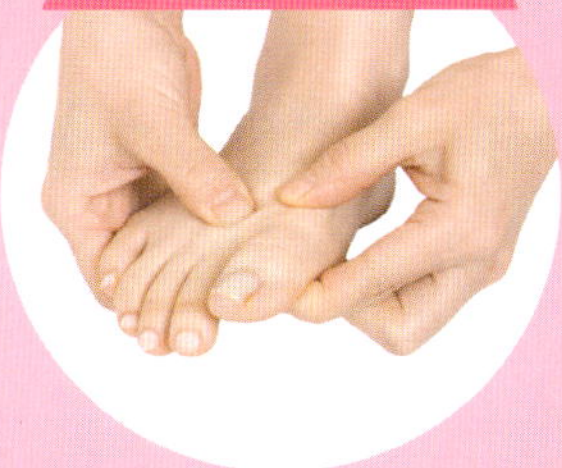

足指ブリッジ

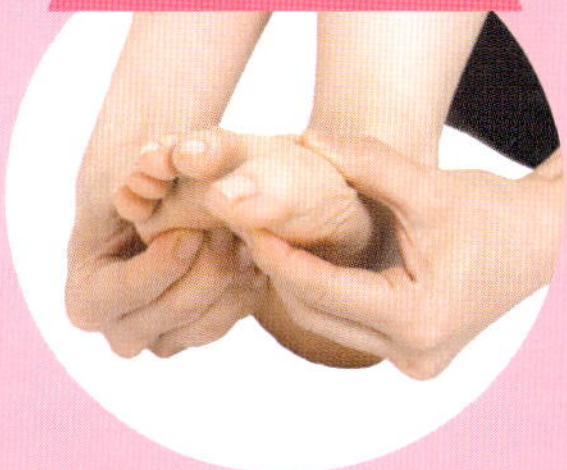

足指つかみ

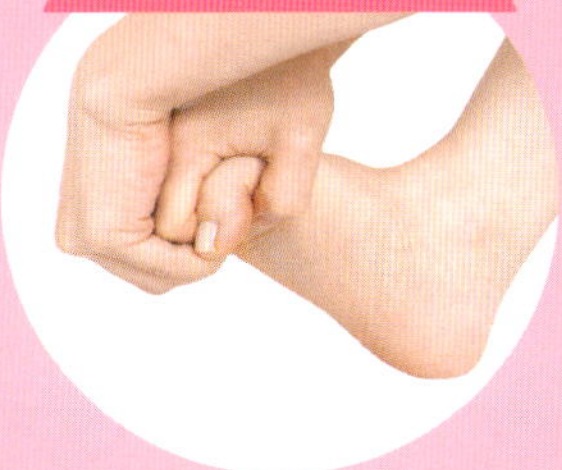

足指スクワット

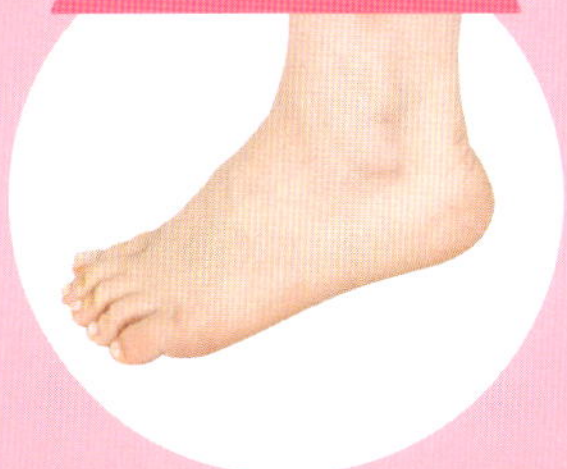

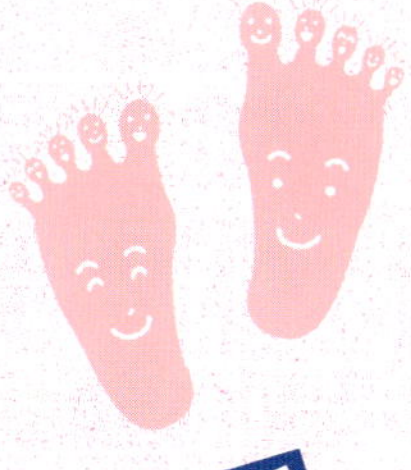

Web動画で
さらにほぐせる

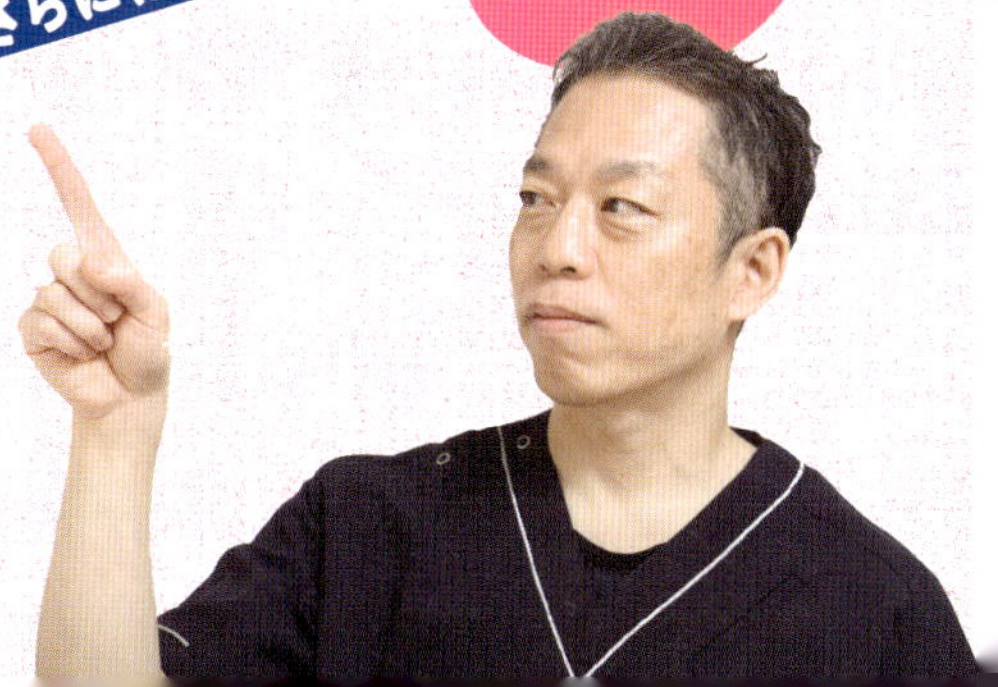

法研

はじめに

足が変われば体が変わり、人生が変わります

はじめまして。大阪の鍼灸師《しんきゅうし》、本田洋三《ほんだようぞう》です（ぽん先生と呼ばれています）。私は今まで23年間、延べ14万人の患者様の足の状態を見続けてきました。そこで患者様のほぼ全員が、足の指を使えていないこと、足が変形していることに気付きました。

・足指《あしゆび》が伸びていない
・足の親指が小指のほうへ曲がっている
・足裏にタコがある
・足指がくっついている

同時に、9割近くの患者様が、足先の冷えやむくみの悩みを抱えていることもわかりました。こうした症状を改善するために、私は足の鍼《はり》施術とともに、足のセルフケア技術を学び、自分なりにアレンジを加えて患者様に実践してもらい、「足指ほぐし」という方法を確立させ施術にあたっています。

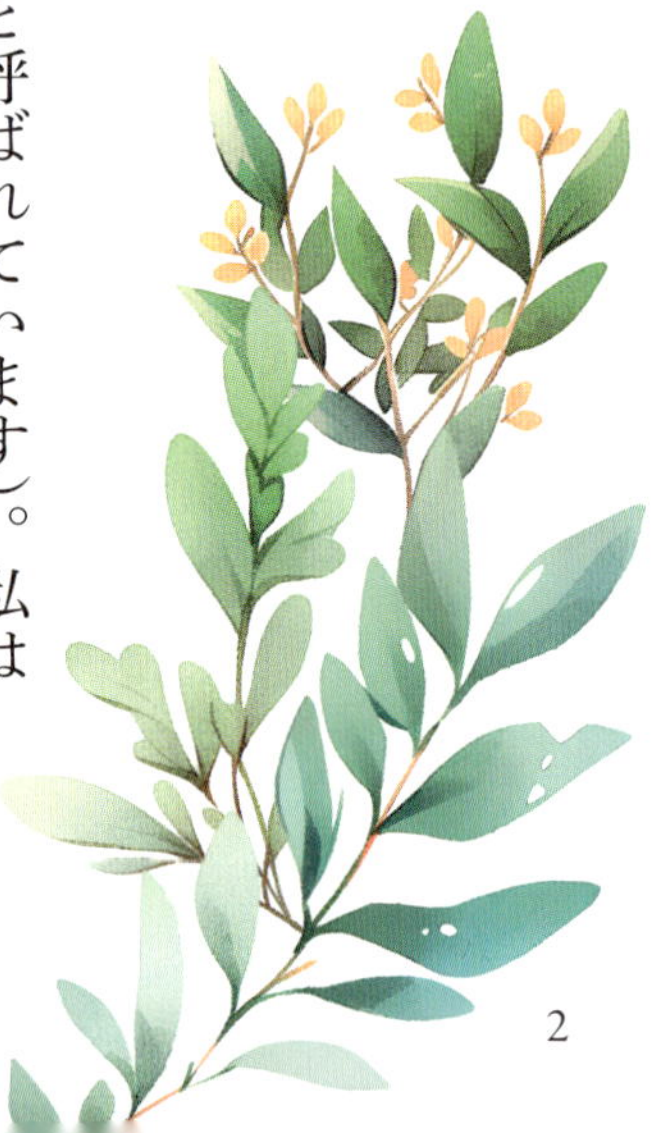

「足指ほぐし」の4つのメリット

「足指ほぐし」のメリットは次の４点です。

・1回の施術で変化を体感できる
・患者様ご自身で簡単に取り組める
・施術だけに頼らない体が手に入る
・足指をほぐすだけで全身が変わる

「足指ほぐし」は、患者様ご自身で体の不調を改善でき、健康状態をキープできる画期的な健康法です。実は、この「足指ほぐし」の方法を患者様へ広めようと思ったことには、私個人の体験が関係しています。

悩める患者様や義母を救いたい一心で「足指ほぐし」を開発

私には遠方に住む義母がおりました。彼女は若いころ股《こ》関節の手術を受けており、高齢になってから股関節の痛みが再発し、歩くのもやっとというほどに悪化。私は月に１回、鍼施術を行いましたが、施術後２日ほどは痛みもなく楽にはなるものの、すぐに痛みがぶり返し、根本的な改善とはほど遠い状態でした。私は施術にあたるなかで、足の冷たさや足指が開かないこと、ひざから下の筋肉がほとんどないということに毎回疑問を抱いていました。遠方なので頻繁に来院できない彼女のような患者様にこそ、施術と並行して日々のちょっとした工夫で体を変えていく取り組みが必要だと強く感じていました。

このような経験をきっかけに、試行錯誤しながらようやくたどり着いたのが「足指ほぐし」の方法です。私は日々の施術に加え、「足指ほぐし」を追究しながら、実際に５、０００人以上の患者様に直接お伝えし、より効果的な方法を確立するに至りました。

「足指ほぐし」の習慣でいきいきとした毎日を

義母のような悩める患者様を救いたい。その一心で追究していた方法ですが、ようやく確立したときには、義母の股関節の状態が悪化し、外科手術か保存療法か迷った結果、手術に踏み切りました。いったんは手術が成功したかにみえたものの結局、筋力が回復せず、床に伏せることが多くなりました。そして数年間の闘病生活を余儀なくされ、一昨年、天国に旅立ちました。

「足指ほぐし」が義母を救えたかどうか、今となってはわかりません。しかし、もっと早くから足の大切さに気付き、足指を動かし強化する方法を伝えられていたら、結果は違ったかもしれない……。そんな悔しさは消えません。「足指ほぐし」を多くの患者様に伝え、効果を実感していただく声が届くなかで、こうした思いはより強くなっています。

「足指ほぐし」は、このように私個人の疑問と探究から生まれた方法です。足が変われば、体は変わり、人生も変わります。読者の皆様にも、「足指ほぐし」を体験いただき、日々の習慣にして、いきいきとした毎日を過ごされますことを願ってやみません。

令和7年2月　本田　洋三

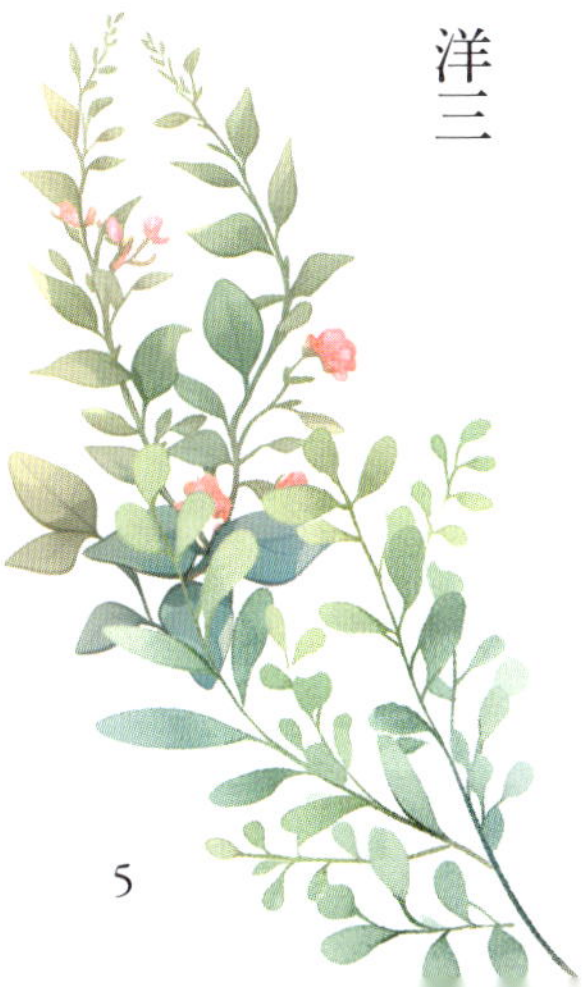

足が変われば人生が変わる！

足指ほぐし――たった3分間で自分で体を変えられる

足指ほぐしは、私が考案した健康法です。
あなたも取り組んでみませんか？

足のアーチの崩れが全身に影響することも

足のアーチが崩れると足がうまく使えなくなり、外反母趾やハンマートゥなどの足の変形や、足裏のタコ、足裏の皮膚のトラブルなどにつながります。こうした足のトラブルは、姿勢や重心の崩れを招き、ひざ痛や腰痛、肩こりなど悪影響が体全体に及ぶこともあります。

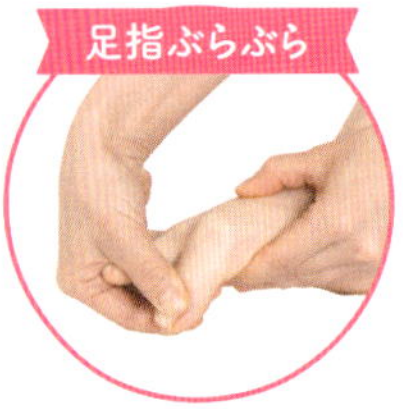

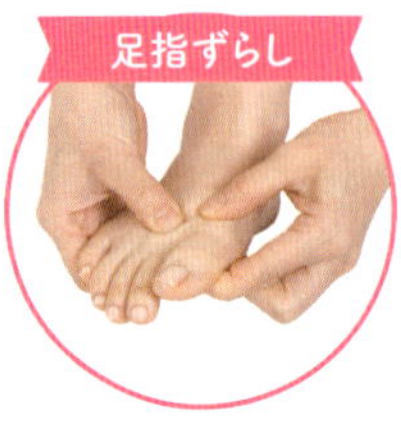

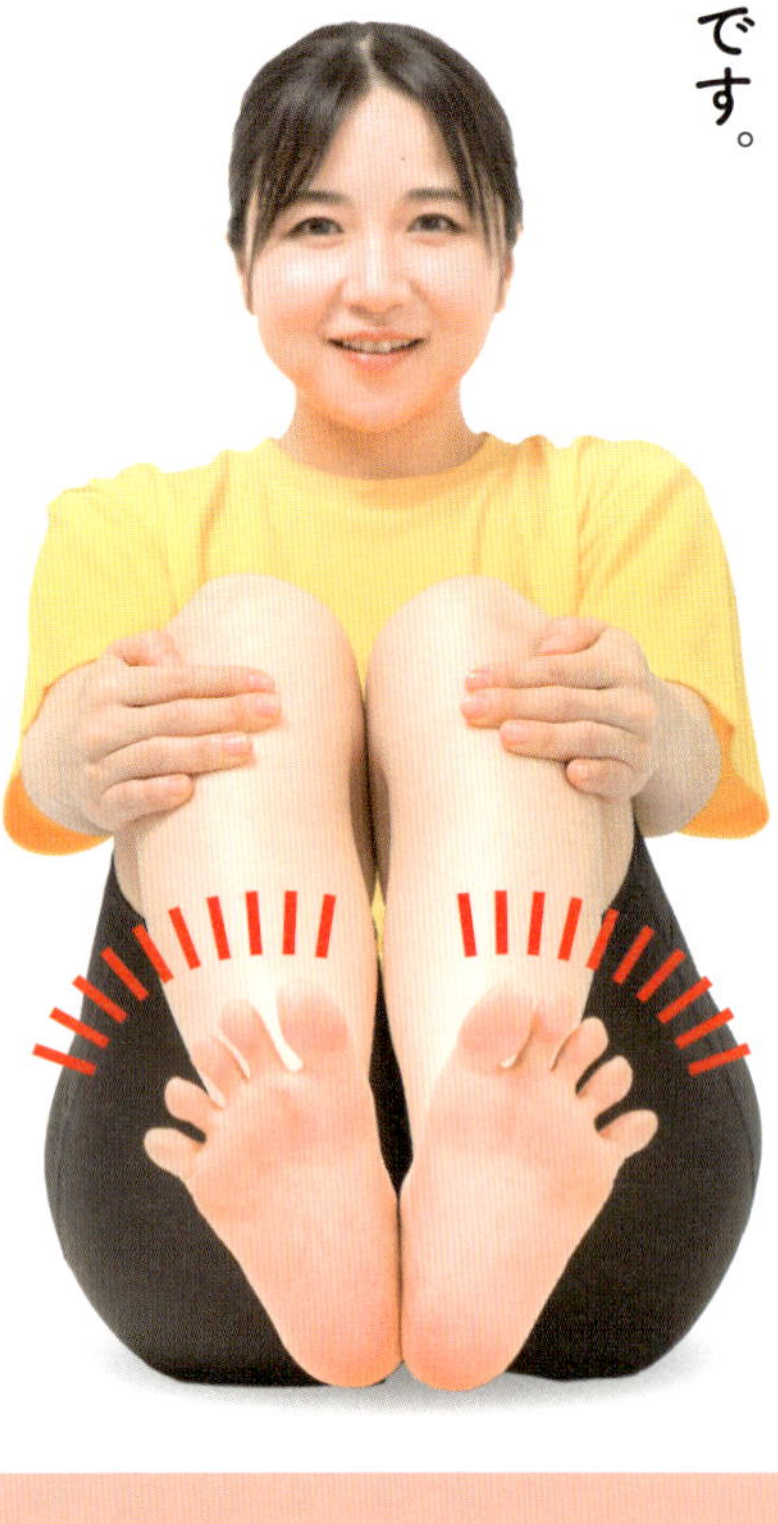

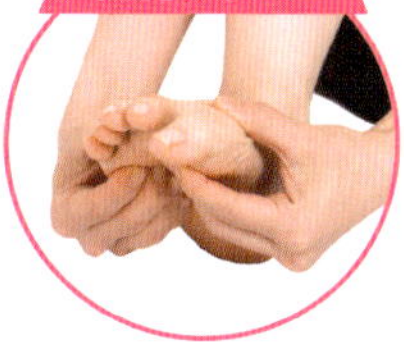

足指ブリッジ

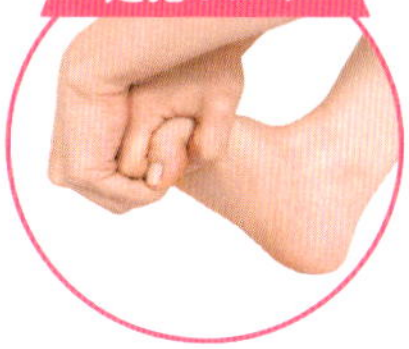

足指つかみ

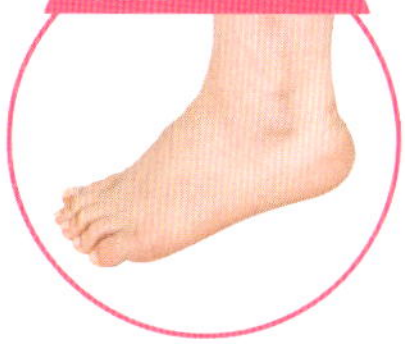

足指スクワット

足指ほぐし健康法のすごいところ

足の形を正しく整えて、足の指の筋肉をしっかり鍛えることができます。体がかたくて足に手が届かない方でも、補助道具を踏むことで足指ほぐしができます。

朝晩3分でOK

足指ほぐし健康法は簡単で、朝晩3分間でその効果が実感できます。補助道具を併用して取り組むのも効果的です。

さまざまな不調は、
足指が正しく使えていないことが原因かも。
以下の項目にあてはまる方はいませんか？

- 外反母趾がよくならず自分の足で歩けなくなることが不安
- 足裏がかさかさで、タコやかたい角質がある
- 長年ひざや股関節の痛みに悩まされ、病院や整体院に行っても一時的にやわらぐだけでぶり返す
- 足裏のタコがどんどんかたくなり、ひざや腰に痛みが出るほど悪化
- 足のむくみがなかなかとれず、もんでも一時的でひどくなる一方……

たったこれだけ！足指《あしゆび》ほぐしの要点

ご自分の足指を意識することが、足指ほぐしの第一歩。
次の要点に沿って、毎日大切にケアしましょう。

1 足指に毎日触りましょう。

足指はあなたの体を土台として支え続けてくれているけなげな部位です。足指ほぐしで毎日触って、大切にケアしましょう。変化が実感できるはずです。

2 テレビを見ながら、入浴しながらなど、「ながら」で十分です。

テレビを見ながら、入浴しながら、布団に寝転びながらなど、短時間でよいので、意識して足指ほぐしに取り組みましょう。

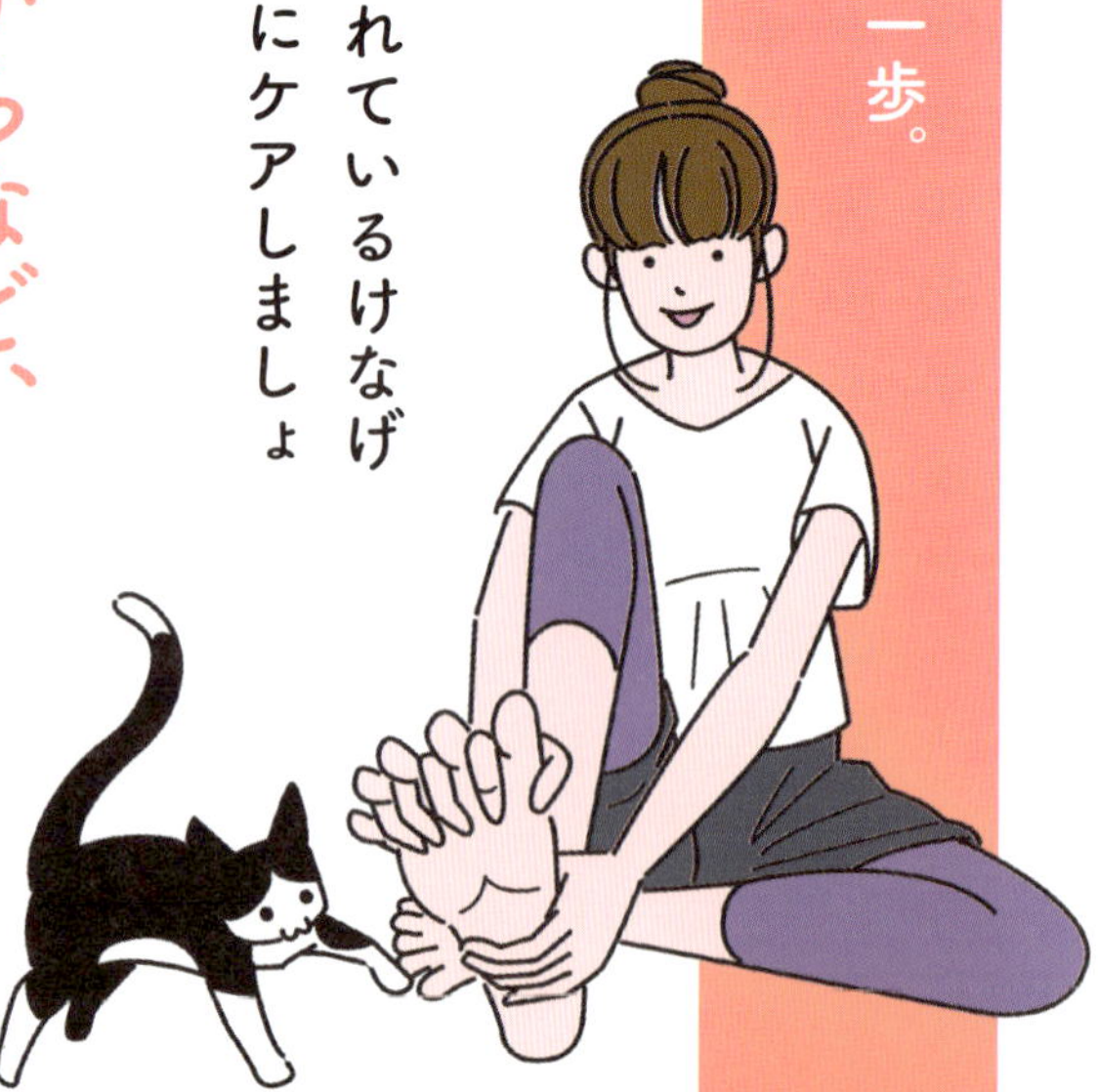

3 ケアグッズも活用しましょう。

青竹踏み、ゴルフボール、足指ほぐし三兄弟（78ページ）など、足指のケアグッズも活用してみましょう。

4 足指と足裏の筋力を高めましょう。

足指や足裏の筋力を高めるトレーニングも紹介します。気が向いたときに取り組んでみましょう。よりいっそうの変化が感じられるはずです。

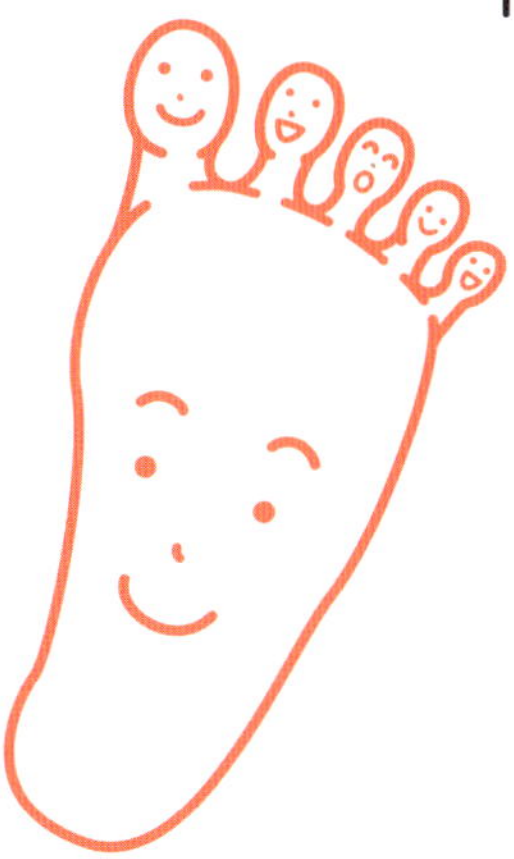

5 足指は変化します！　写真を撮りましょう。

足指ほぐしを行うと、足指が変化するのがわかります。早い人は2週間ほどで変わります。スマホなどで写真を撮って足指の状態を記録してみましょう。

もくじ

2章　23年間14万人の症例をここまで改善

3章 さあ始めましょう！ 足指ほぐし健康法

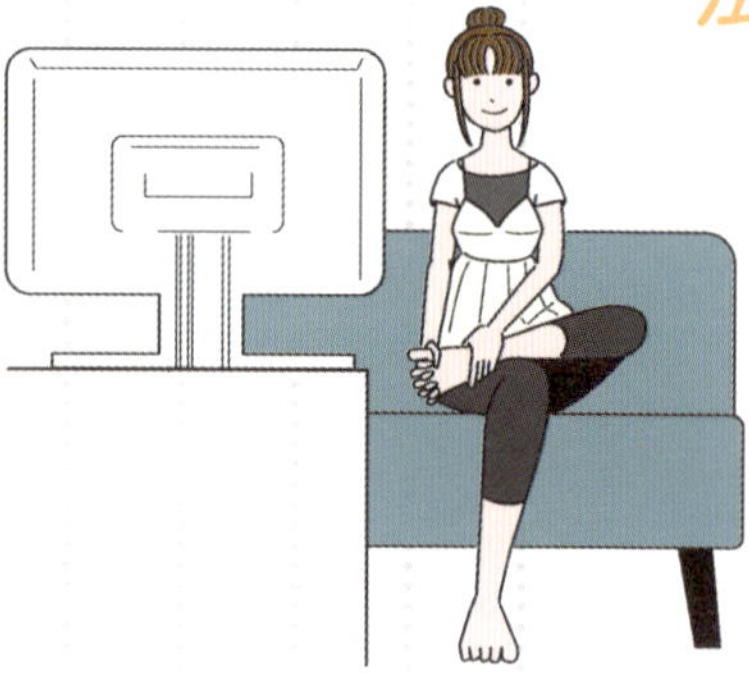

4章 足指をほぐし、鍛える、足指のデイリーケア

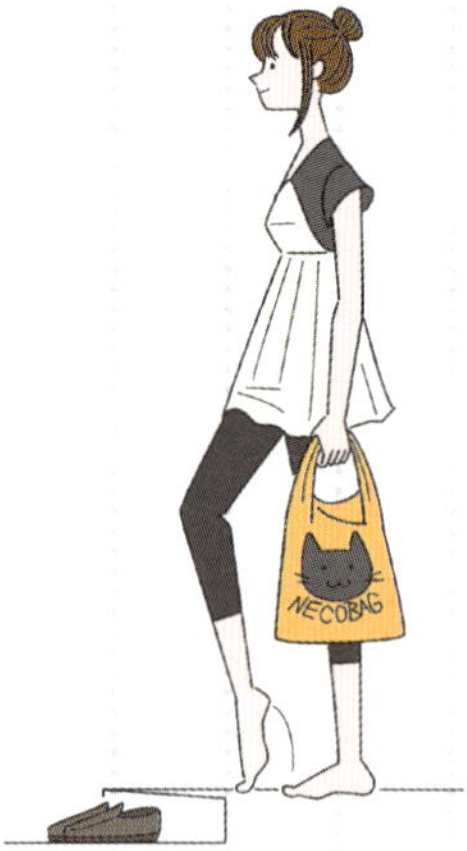

5章　歩き方と日常生活、ここに注目！

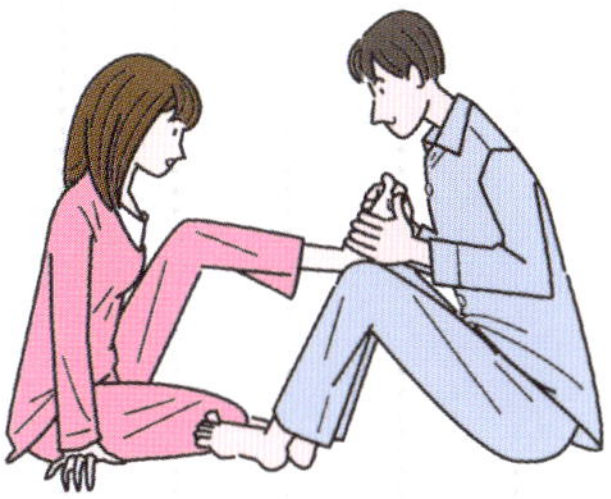

6章 Q&Aでよくわかる！ 足の役割と足指ほぐし

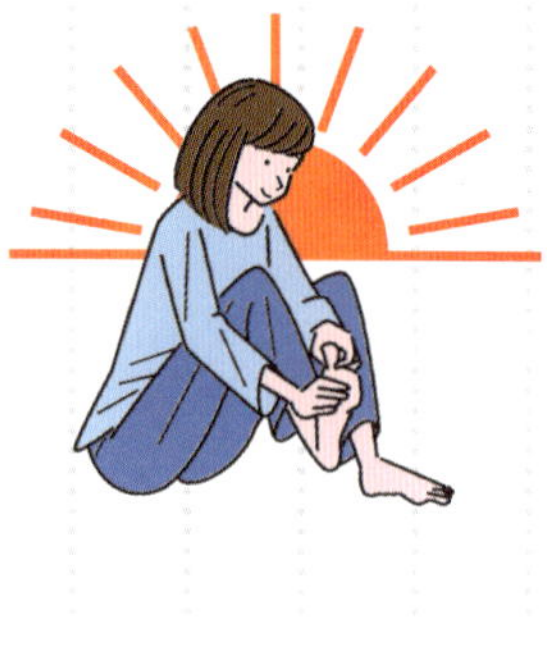

1章

足指、しっかり使えている？チェック！

まずは現在の足指の状態をチェック。そして足指ほぐしに慣れてきたら、1カ月ごとにチェックして足の変化を確認しましょう。

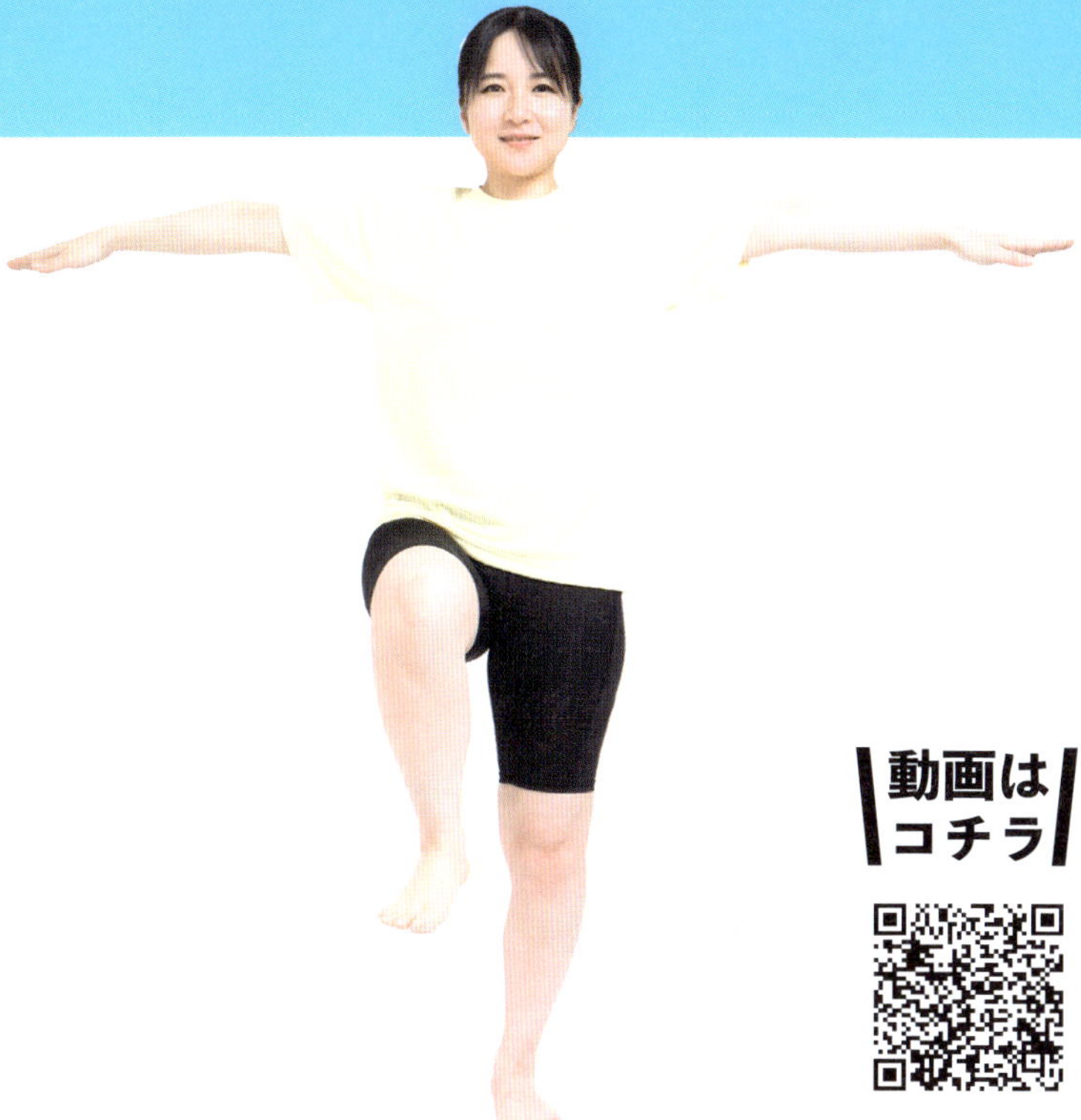

動画はコチラ

現在の足指の状態をチェック

1章では、現在の足指の状態のチェック法を紹介します。まずは左ページの10項目のチェックをしてみましょう。

1つでもあてはまる項目があったら要注意

私が多くの人の足を施術するなかでわかってきた、足元の状態の崩れをとらえるポイントを左のページで紹介します。まずは、10項目のチェックをしてみましょう。

かさかさに乾燥している足は、重心が乱れて体重が後ろにかかっている可能性があります。足の甲に筋が浮いて見えるのは、足の血行不良が原因かもしれません。

親指は通常、60度程度の曲がりなので、90度以上に曲がるときは、外反母趾《がいはんぼし》、内反小趾《ないはんしょうし》、扁《へん》平足《へいそく》になりやすい状態です。そして足の指が開けない場合は、足裏や足指の筋力が不足しているかもしれません。

1つでもあてはまる方は足指ほぐしを試してみてください。継続するなかで、足指と足が少しずつ改善していくのがわかるはずです。

足元の崩れ10のチェックポイント

足元の状態が崩れているかどうか、多くの人の足を拝見するなかでわかった10のチェックポイントを紹介しましょう。

- □ かかとがかさかさ
- □ 足の甲に筋が浮いて見える
- □ 足指の間がなく、足指同士が付いている
- □ 足裏の付け根にタコがある
- □ 親指が甲側に簡単に90度に曲がる
- □ 小指が寝ている（小指の爪が横を向いている）
- □ 扁平足になっている（土踏まずがない）
- □ 足指が「く」の字に曲がっている
- □ 足指の爪が上を向いていない
- □ 足指がうまく開かない（グー、チョキ、パーがうまくできない）

チェック 1

足指がしっかり接地している？

まずは足指の接地の具合をチェックしてみましょう。足指ほぐしに取り組み始めてしばらくしたら、「浮き指」がどの程度か、足指の状態がどれだけ変わったかチェックしましょう。

スタートの姿勢

① 立位

足指を意識せずに床に立って前方を見ます。

※左右のかかとをつけ、足先は開きます。

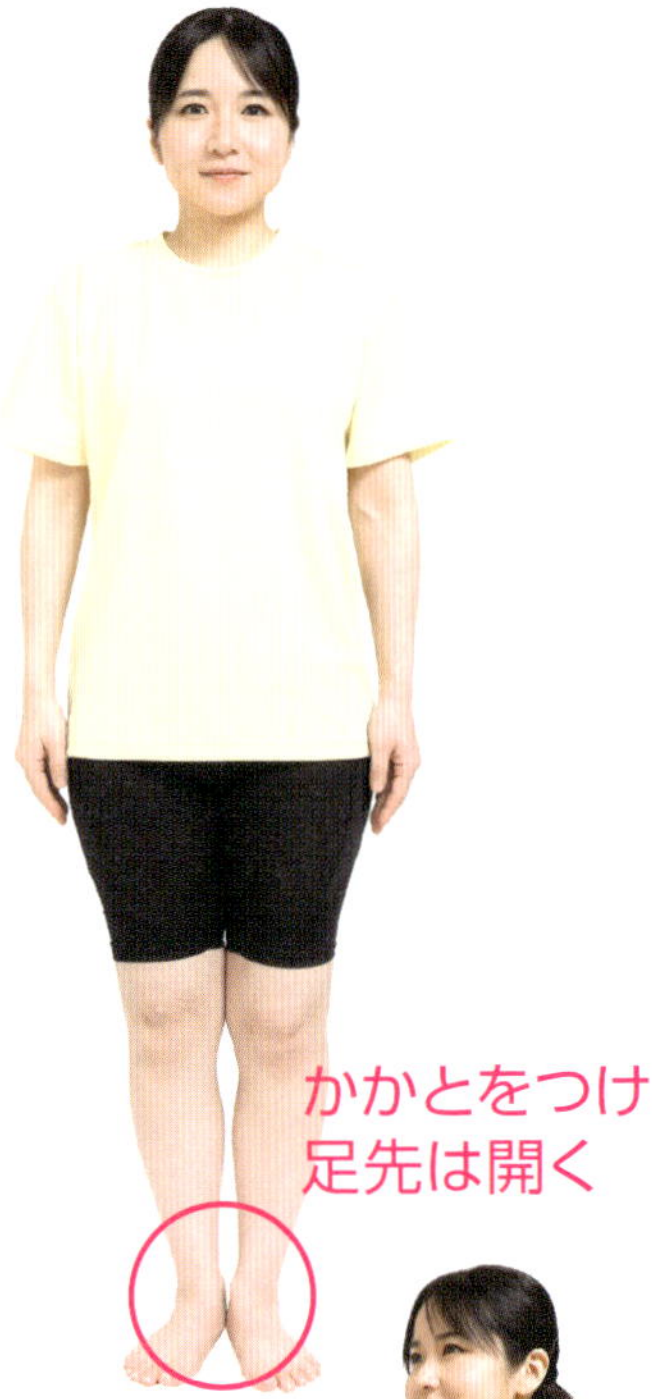

②

足先までしっかりと床につけた状態で、用意した画用紙をつま先のほうから足の下に通します。

※1人のときは床に置いた画用紙に足を寄せてチェック。

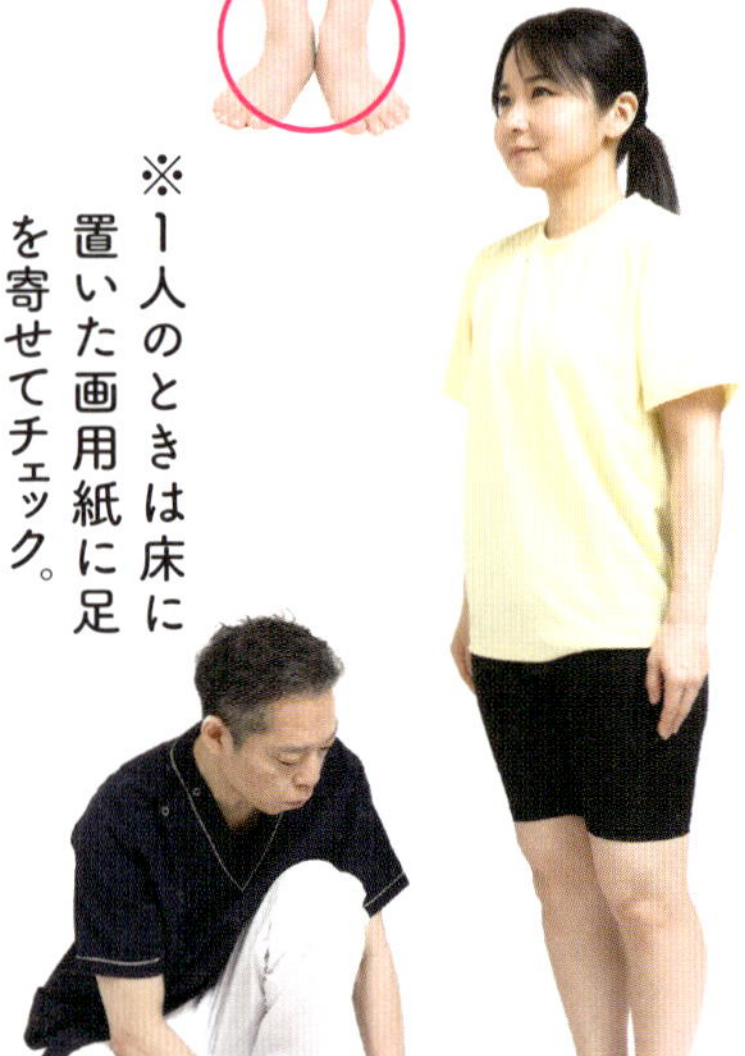

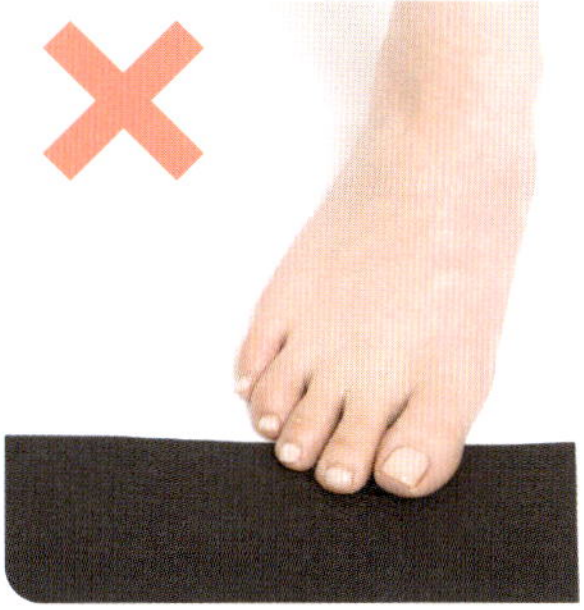

画用紙が親指の腹部分の中心まで入り込んでいる人は、浮き指の可能性が高く、足指がうまく使えていません。

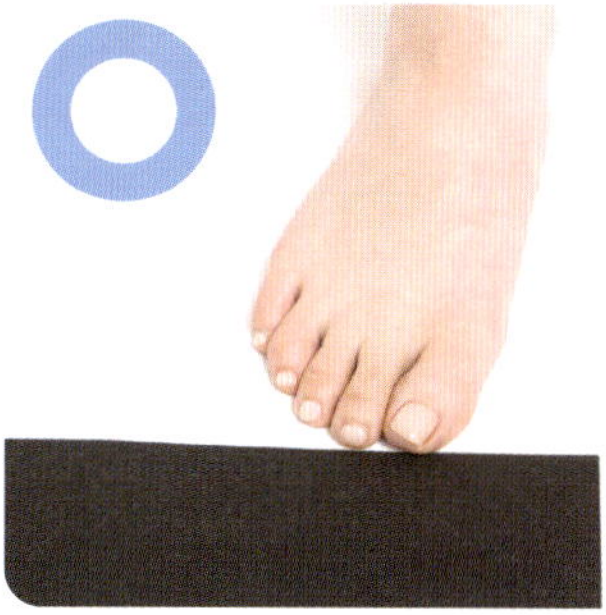

画用紙が足指の前で止まれば、足指がしっかり接地しています。

ポイント

あなたの足のどの指がどの程度、浮き指になっているでしょうか。 画用紙を通す角度をずらして、足指を1本ずつ、ていねいにチェックしてみましょう

●記入例

浮き指チェック　　（ 2025 年 3 月 21 日）

右足						左足					
小指	薬指	中指	人差し指	親指	備考欄	親指	人差し指	中指	薬指	小指	備考欄
ありにチェック ✓						ありにチェック ✓					
✓			✓	✓	小指が寝指気味	✓	✓			✓	小指が寝指

浮き指チェック　　（　　年　　月　　日）

右足						左足					
小指	薬指	中指	人差し指	親指	備考欄	親指	人差し指	中指	薬指	小指	備考欄
ありにチェック ✓						ありにチェック ✓					

※17〜23ページのセルフチェック表を、26ページにまとめてあります。

チェック **2**

足指で体を支えられる？

30秒間の片足上げチェックで、足指で体をしっかりと支え重心がとれているかがわかります。グラついたら無理をせずに足を床に下ろしましょう。

スタートの姿勢

① 立位

足指を意識せずに床に立って前方を見ます。

※左右のかかとをつけ、足先は開きます。

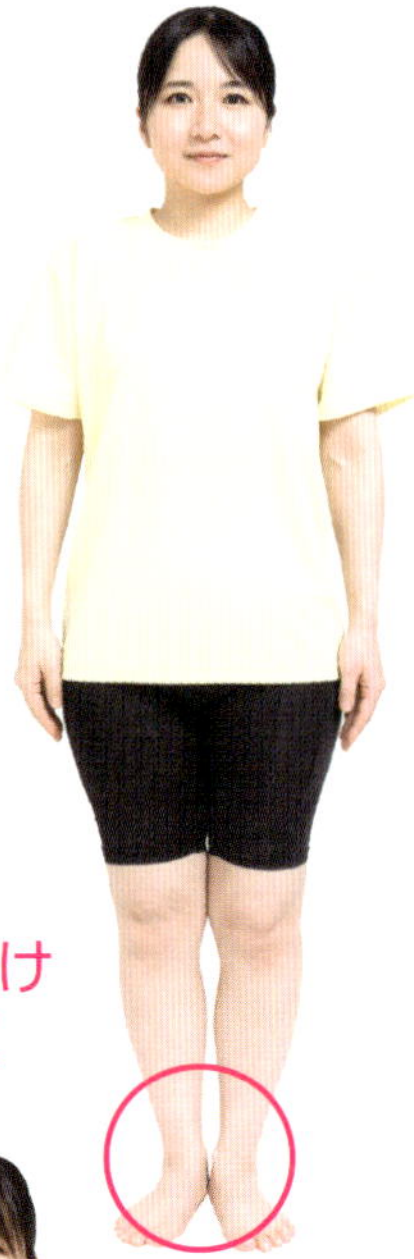
かかとをつけ
足先は開く

②

両手を横に広げ、片足を10㎝ほど上げます。この状態を30秒間キープします。

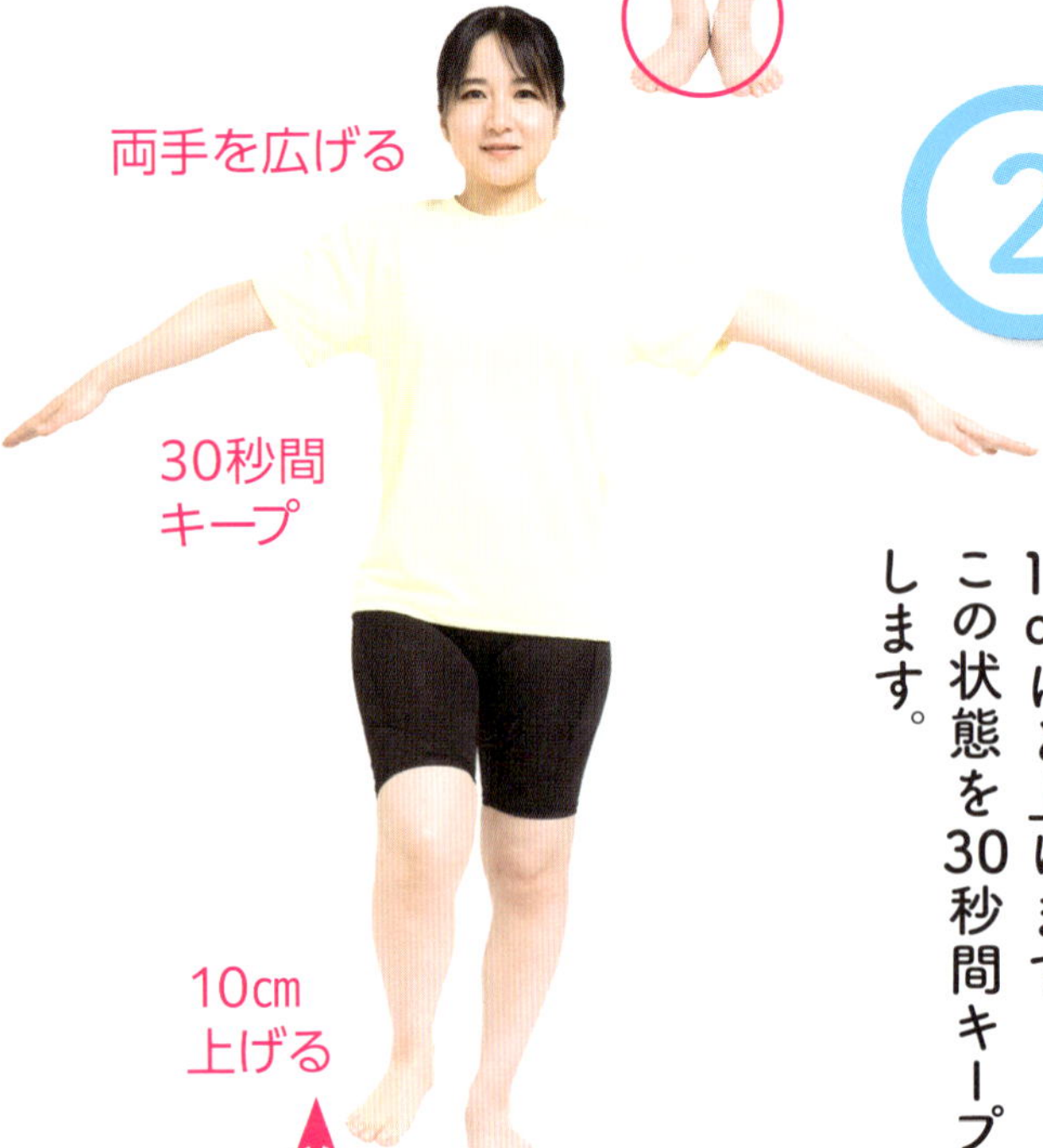
両手を広げる
30秒間
キープ
10㎝
上げる

■体が左右に動く

体が左右に動いてしまったり、30秒間キープできなかったりする人は、足指で体を支えられず、重心がズレている可能性があります。

■前後に倒れる

前や後ろに倒れるのは、親指と人差し指が使えていないからかもしれません。

■左右に倒れる

右や左に倒れるのは、中指から小指が使えていないからかもしれません。

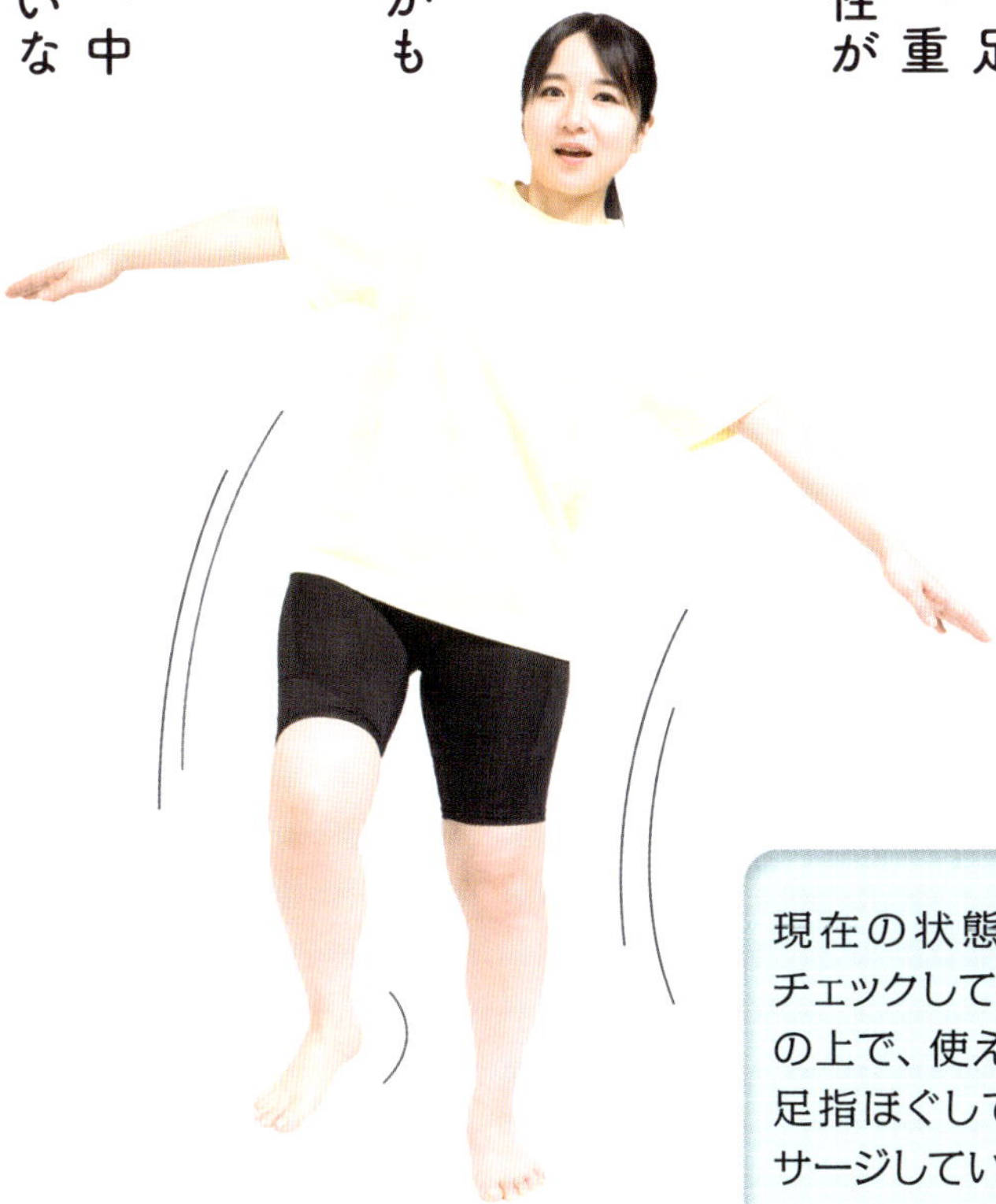

ポイント

現在の状態をていねいにチェックしてみましょう。その上で、使えていない指を、足指ほぐしで意識してマッサージしていきましょう。

重心チェック　　　　　　　　　　（　　　年　　月　　日）

右足					左足				
体が左右に動く	30秒キープできない	前か後ろに倒れる	右か左に倒れる	備考欄	体が左右に動く	30秒キープできない	前か後ろに倒れる	右か左に倒れる	備考欄
ありにチェック✓					ありにチェック✓				

チェック
3
足裏の筋肉を使えている？

足の上げ下ろしをして、足裏の筋肉（足底筋）の様子を調べてみましょう。グラグラするのは足底筋が衰えて扁平足になっているからかもしれません。

スタートの姿勢

① 立位

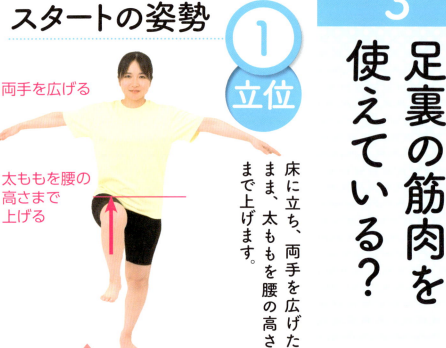

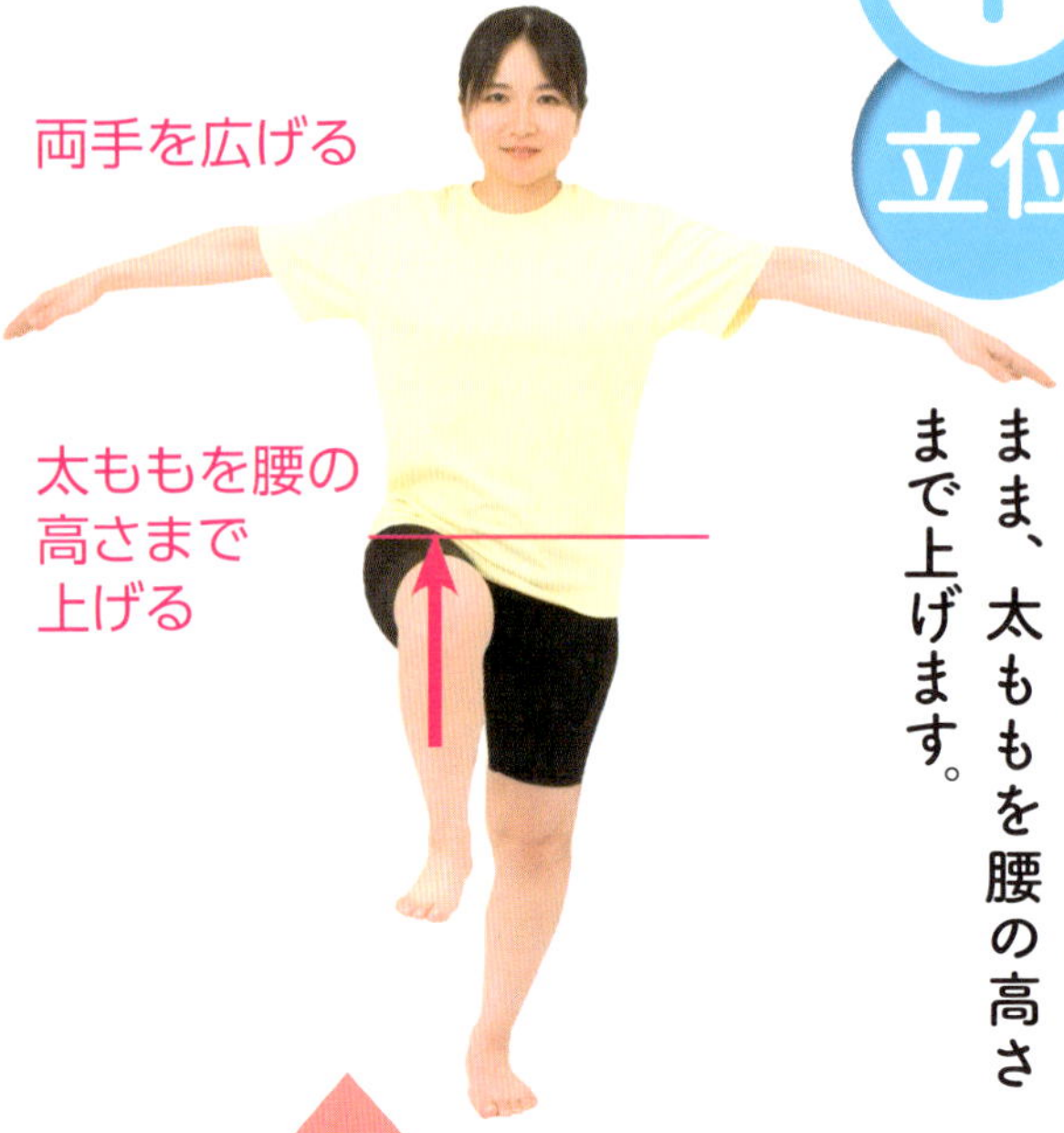
両手を広げる
太ももを腰の
高さまで
上げる

床に立ち、両手を広げたまま、太ももを腰の高さまで上げます。

②

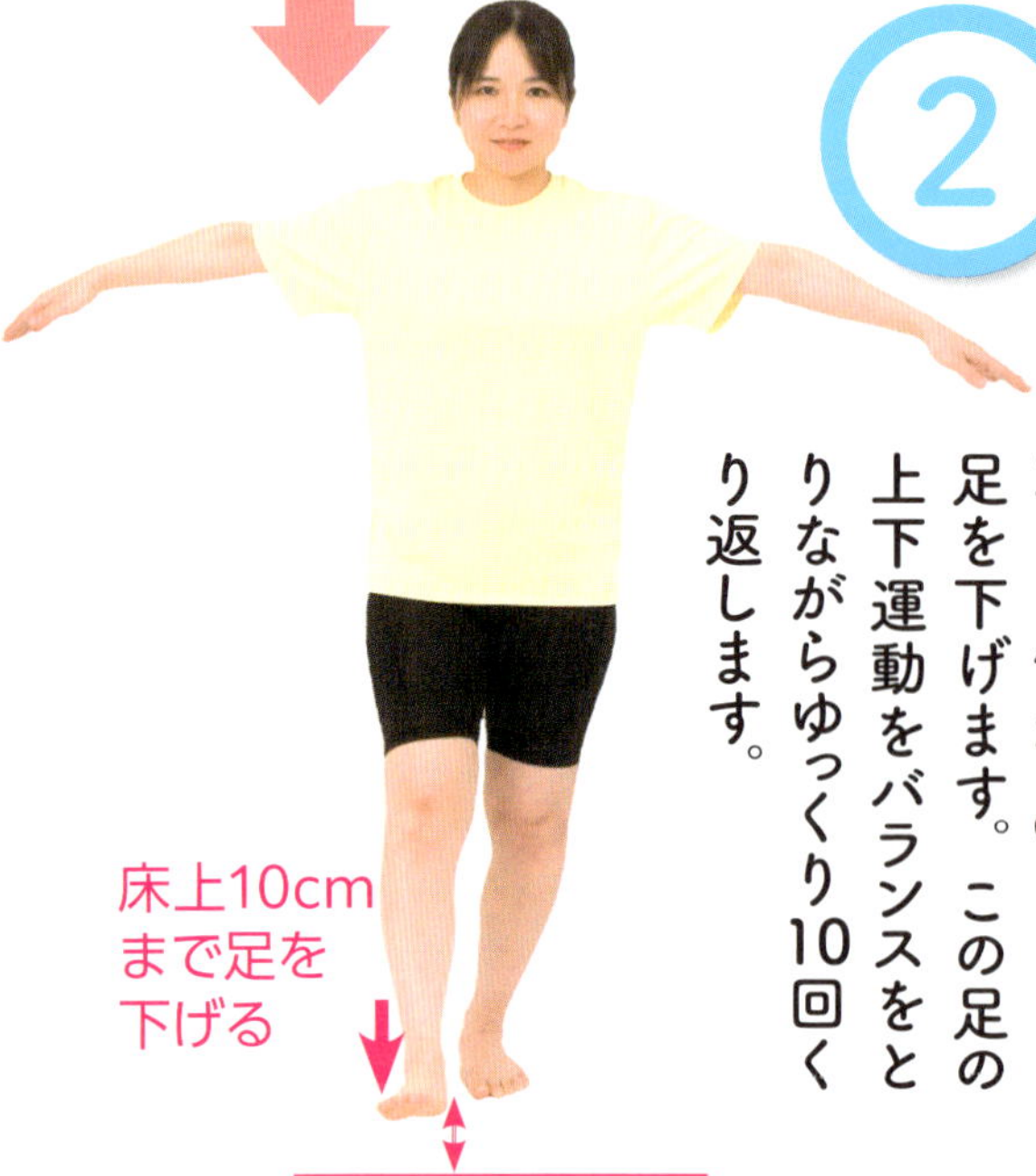
床上10cm
まで足を
下げる

次に、床上10㎝ほどまで足を下げます。この足の上下運動をバランスをとりながらゆっくり10回くり返します。

■バランスが崩れる

バランスが崩れる人は、足底筋が衰えているかもしれません。また、かかとと足首の関節がズレている可能性もあります。

■グラグラする

グラグラして踏ん張れない人は、足底筋が衰えて扁平足になっているかもしれません。

■軸足のひざが痛む

軸足のひざの内側が痛む人は、足底筋のなかでも、特に親指の筋肉が使えていないかもしれません。

足底筋チェック　　　　　　　　　　　　（　　　年　　月　　日）

右足				左足			
バランスの崩れ	グラグラして踏ん張れない	軸足のひざの内側が痛む	備考欄	バランスの崩れ	グラグラして踏ん張れない	軸足のひざの内側が痛む	備考欄
ありにチェック ✓				ありにチェック ✓			

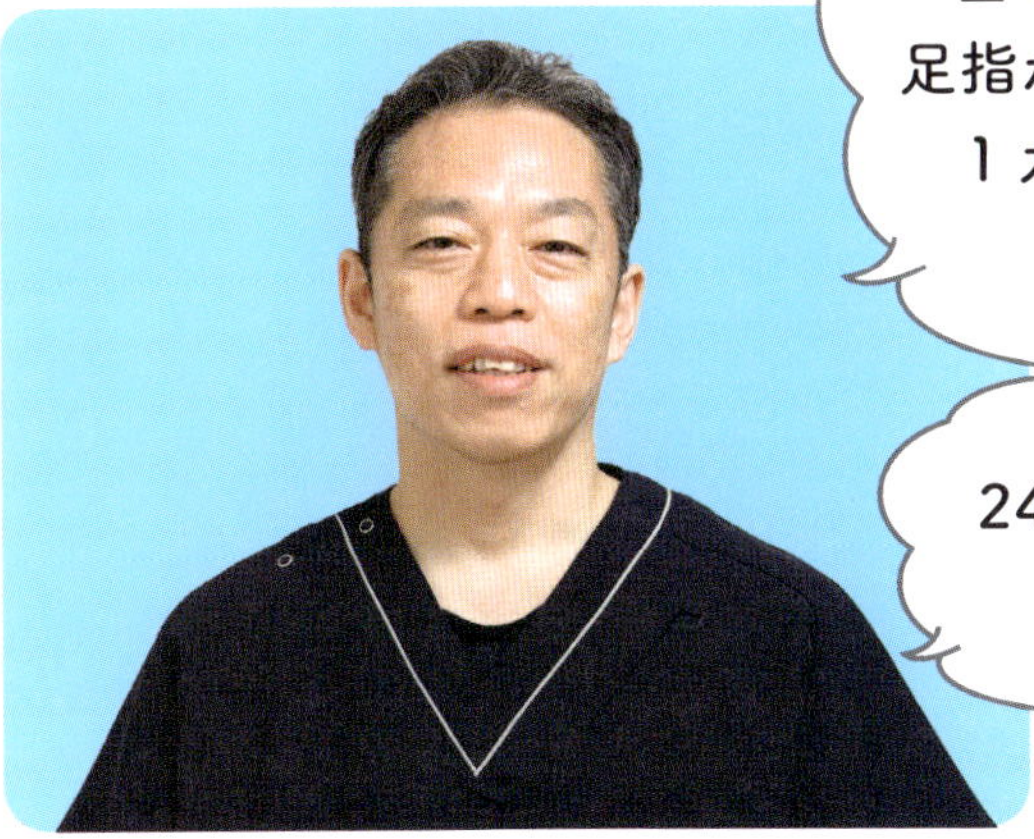

基本の足指ほぐしを行うことで、足指がきちんと使えるようになります。1カ月ごとにセルフチェックしてみましょう。

24ページの一覧表をご使用ください。

理想的な足の表情 7つのポイント

足指ほぐしを続けるうちに、足の表情も少しずつ変わっていきます。足を定期的にチェックしましょう。

3 足裏にタコ、
かたい角質、
かさかさがない

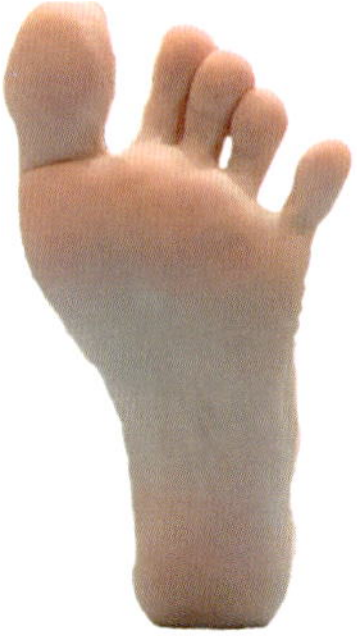

例：Ⓐが40mm、
Ⓑが160mmの場合、
40÷160＝ 0.25
0.22〜0.31の範囲内

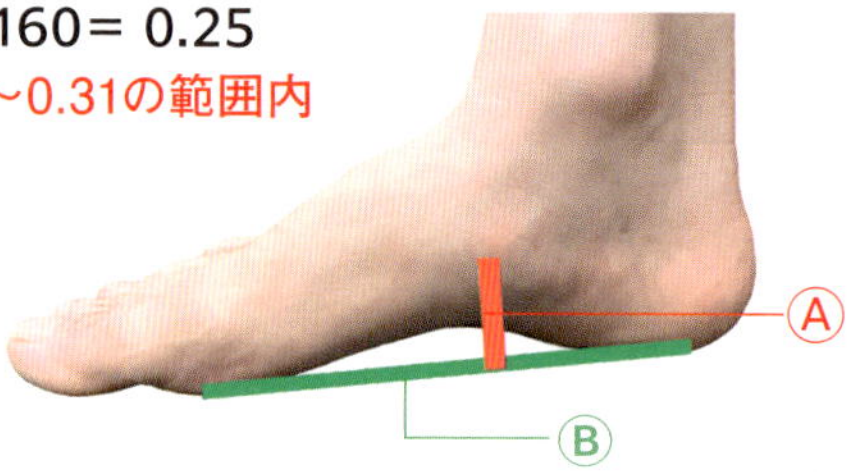

6 足指がややアーチ状に
伸びている

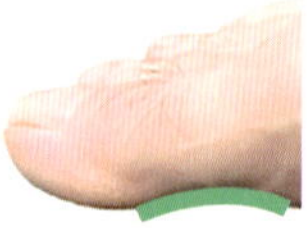

7 足を上から見て5つの爪が
全部見える（足の爪がすべて
天井を向いている）

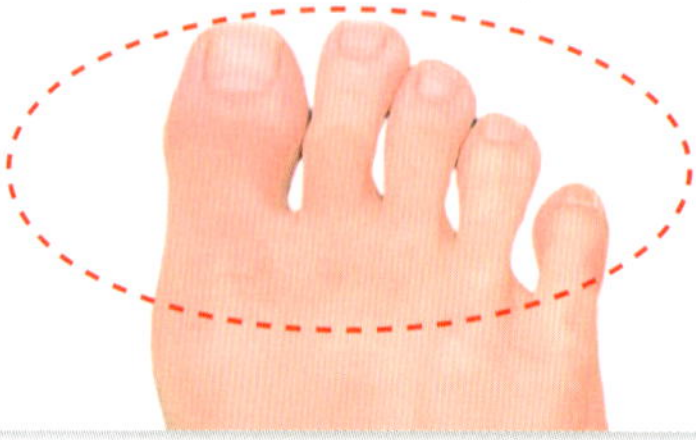

理想的な足の表情 7つのポイント

1 グーを作ったときに、中足骨《ちゅうそっこっ》頭《とう》(○印)が出る

中足骨頭から曲げることができる

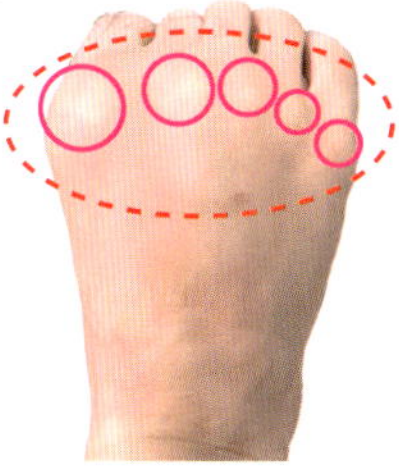

2 パーを作ったときに、足指が開く

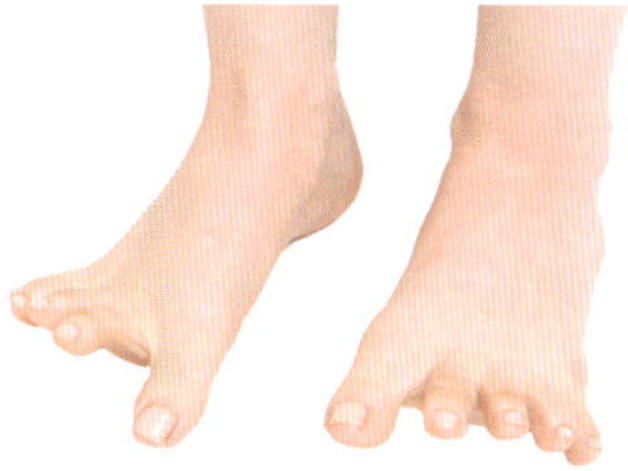

4 外側と内側の足の線上に足指がある(線上にたわみがない)

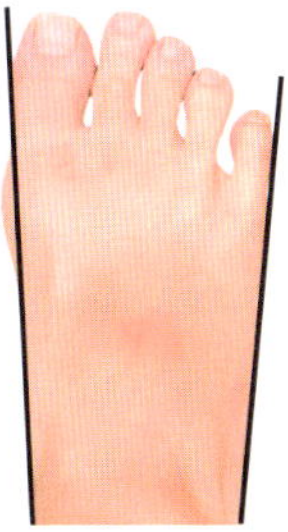

5 土踏まずがある

Ⓐ 床～中足骨(110ページ参照)の付け根 ÷ Ⓑ 前足底(足の親指のつけ根)の中央～かかとの中央

＝0.22～0.31

の範囲だと、十分な土踏まずがあると判断

理想的な足の表情 7つのポイント セルフチェックシート　(　　年　月　日)

	1	2	3	4	5	6	7
チェック項目	グーを作ったときに、中足骨頭が出る	パーを作ったときに、足指が開く	足裏にタコ、かたい角質、かさかさがない	外側と内側の足の線上に足指がある	土踏まずがある	足指がややアーチ状に伸びている	足を上から見て5つの爪が全部見える
✓印							
気が付いたことを記入							

セルフチェック表一覧

浮き指チェック　　（　　　年　　月　　日）

右足						左足					
小指	薬指	中指	人差し指	親指	備考欄	親指	人差し指	中指	薬指	小指	備考欄
ありにチェック ✓						ありにチェック ✓					

重心チェック　　（　　　年　　月　　日）

右足					左足				
体が左右に動く	30秒キープできない	前か後ろに倒れる	右か左に倒れる	備考欄	体が左右に動く	30秒キープできない	前か後ろに倒れる	右か左に倒れる	備考欄
ありにチェック ✓					ありにチェック ✓				

足底筋チェック　　（　　　年　　月　　日）

右足				左足			
バランスの崩れ	グラグラして踏ん張れない	軸足のひざの内側が痛む	備考欄	バランスの崩れ	グラグラして踏ん張れない	軸足のひざの内側が痛む	備考欄
ありにチェック ✓				ありにチェック ✓			

理想的な足の表情 7つのポイント セルフチェックシート　　（　　　年　　月　　日）

	1	2	3	4	5	6	7
チェック項目	グーを作ったときに、中足骨頭が出る	パーを作ったときに、足指が開く	足裏にタコ、かたい角質、かさかさがない	外側と内側の足の線上に足指がある	土踏まずがある	足指がややアーチ状に伸びている	足を上から見て5つの爪が全部見える
✓印							
気が付いたことを記入							

2章

23年間14万人の症例をここまで改善

浮き指、タコ、ウオノメ、親指・小指の内側への曲がり、寝小指、ハンマートゥ、くの字指、扁平足の実例と、足指ほぐしでの改善例を紹介します。

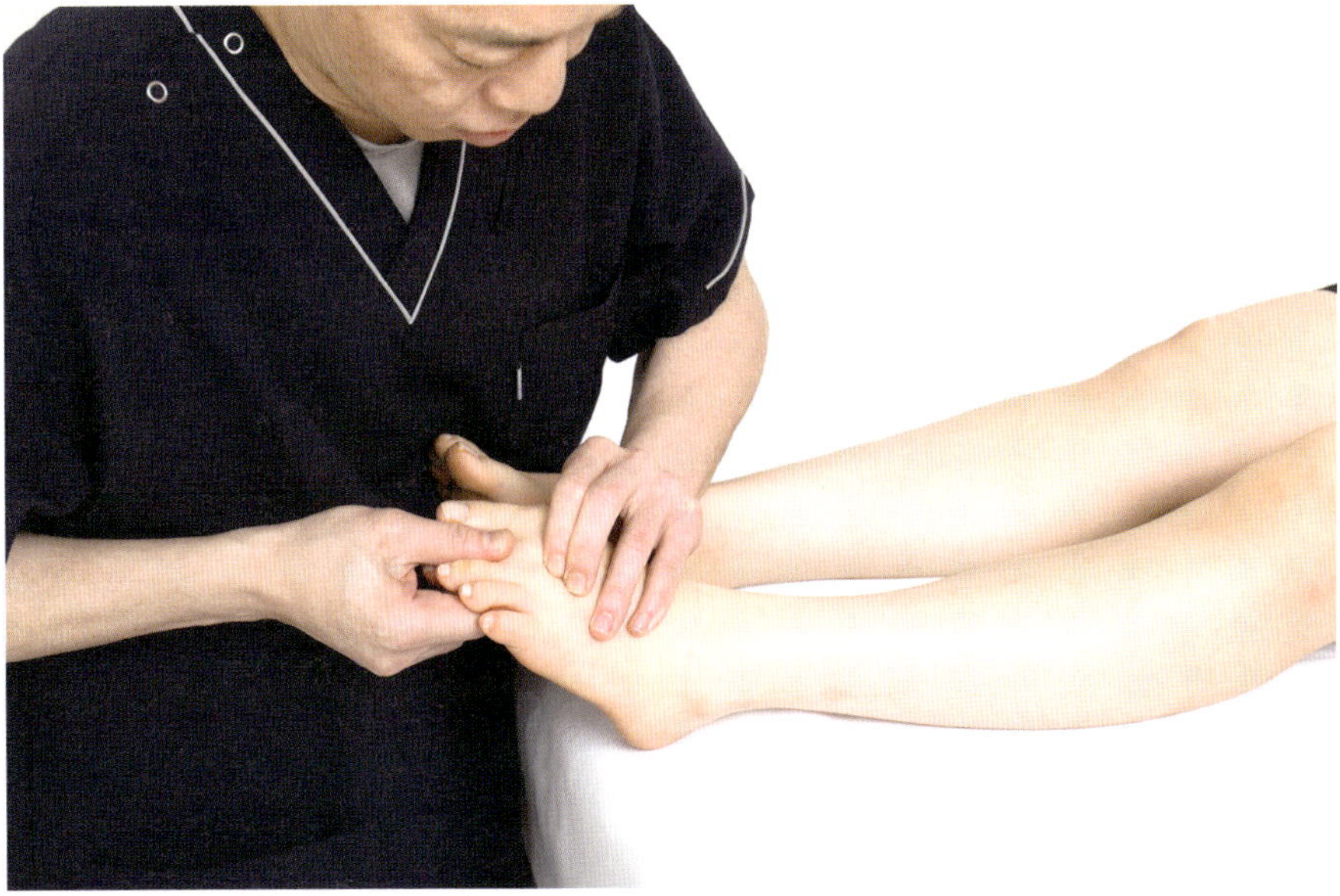

浮き指

―足の指が地面にしっかりと接触しない状態

浮き指だとバランスを崩しやすくなる

通常、足の指は地面に触れることで、体全体のバランスをとり、歩行や立位を安定させる役割を果たします。しかし、浮き指の人はこの接地感が不十分となり、バランスが崩れやすく転倒の危険が増します。また重心が後方に移ることで、腰痛を招きやすくなります。

浮き指の主な原因は不適切な靴の選択です。また、姿勢の悪さや足の筋力不足も影響します。

予防と改善のためには、適切な靴を選び（98ページ）、足指のエクササイズとストレッチ（3、4章）や正しい歩行姿勢（92ページ）を心がけることが重要です。

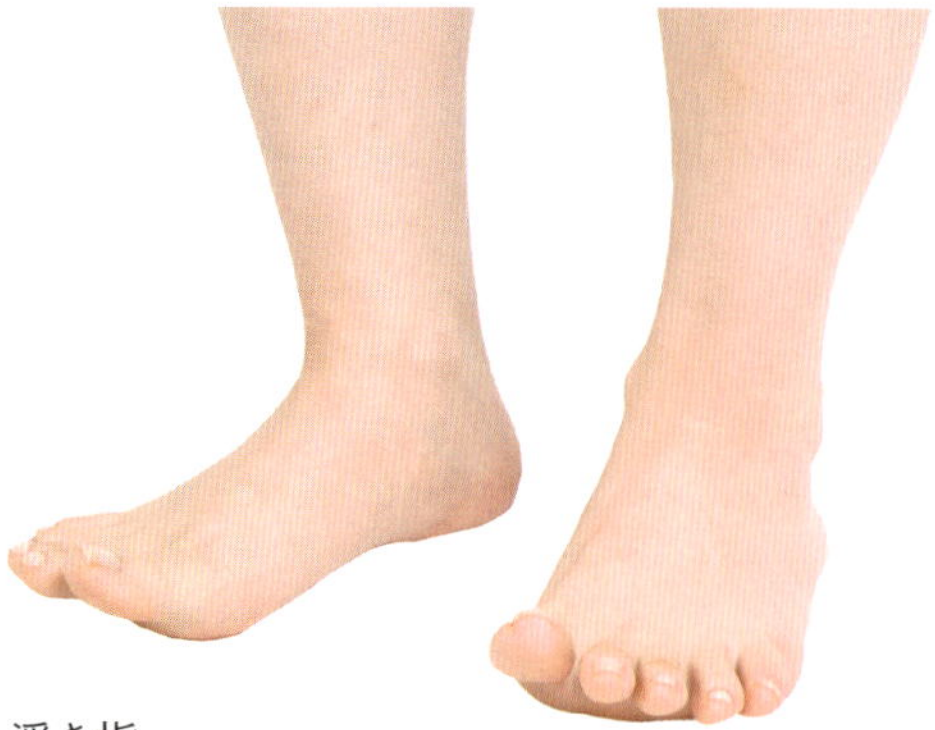

浮き指

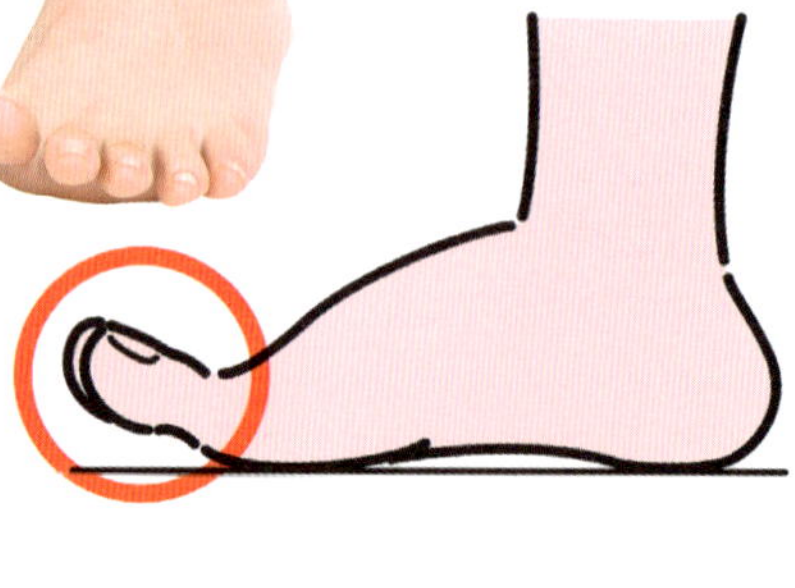

タコ、ウオノメ

―特定部位がくり返し圧迫されてかたくなる状態

角質層がかたくなり歩くと激しく痛むことも

タコは、足の特定の部分がくり返し圧迫されることで、皮膚の角質層が厚くかたくなる現象です。通常は痛みを伴わないことが多いですが、長期間の圧迫で皮膚内部に芯ができて、それが神経を圧迫すると痛みます。

ウオノメは足裏や指の間にできやすく、皮膚の一部がかたくなって芯を形成します。その芯が神経を圧迫するため、歩くと激しい痛みを感じることがあります。

タコもウオノメも、靴が合わないことや特定の歩き方などが原因となりやすく、靴の調整（98ページ）や歩き方の見直し（92ページ）が肝心です。

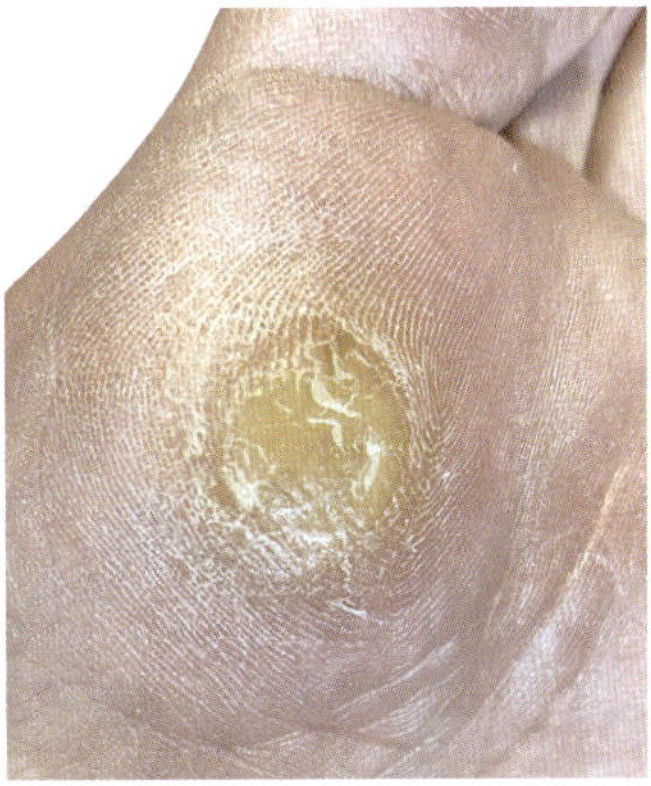

足裏のタコ

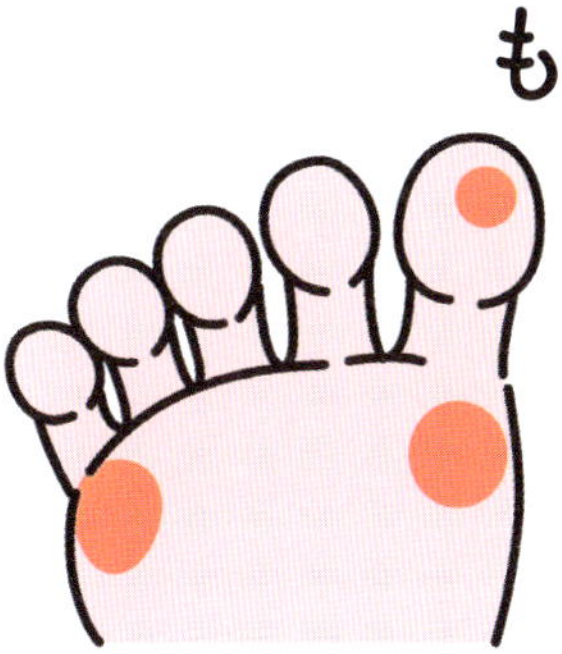

親指・小指が内側に曲がる

――親指が内側に曲がる外反母趾《がいはんぼし》、小指が内側に曲がる内反小趾《ないはんしょうし》

バランスが崩れてころびやすくなる

外反母趾は親指が内側に曲がる足の変形です。土踏まずが扁平し、足の横幅が広がることで、親指が内側に押し出されるために起こります。改善のためには足底筋《そくていきん》群をほぐし、内側縦アーチ（113ページ）をつくることが効果的です。

内反小趾は小指が内側に曲がる足の変形です。靴による小指の圧迫が主な原因ですが、妊娠中や産後には体重が外側にかかることが多く、内反小趾が生じやすいものです。内反している小指は外側縦アーチ（113ページ）が崩れていることが多いため、セルフケアとしてはアーチを持ち上げる運動が効果的です。

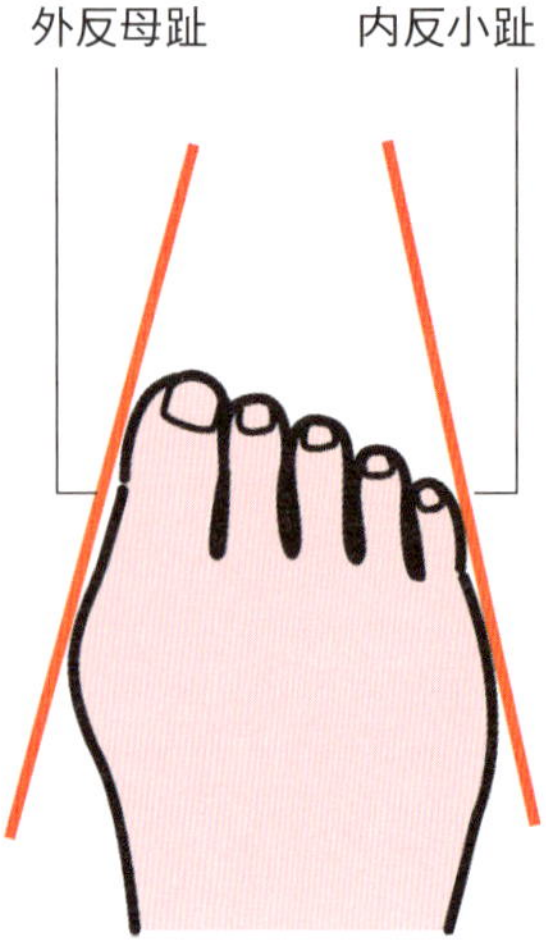

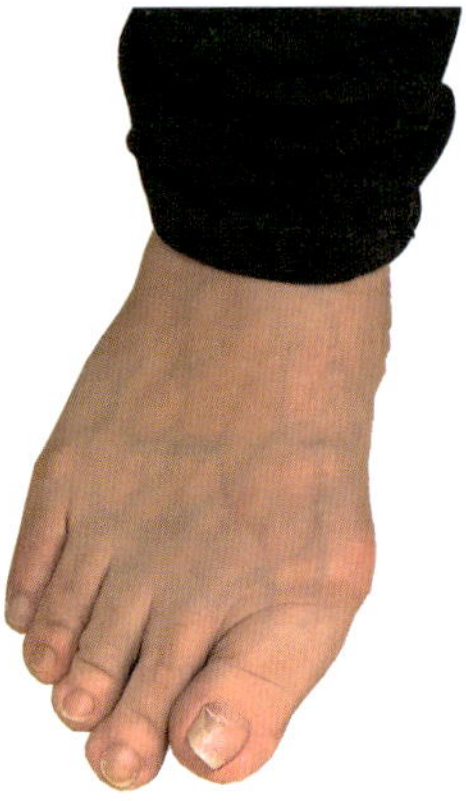

外反母趾

寝小指

ー小指の爪が上を向かず横に寝た状態

小指が寝るとさまざまな悪影響が

小指の爪が上を向かず横に寝ている状態を、私は『寝小指』と呼んでいます。このとき小指の腹は地面に接地していません。主な原因は足に合わない靴の着用で、特に高いヒールやつま先の狭い靴を履くことで、小指が寝てしまいやすくなります。小指が寝ると足首やひざに過剰な負担がかかり、痛みや不快感を引き起こします。この状態が続くと、腰痛を引き起こすことがあります。歩行時にバランスを崩すケースも増えます。坐骨神経痛や筋肉の疲労を起こすことも。

改善のためには、小指をまっすぐに保ち、外側縦アーチ（113ページ）を支える足指ほぐしが効果的です。

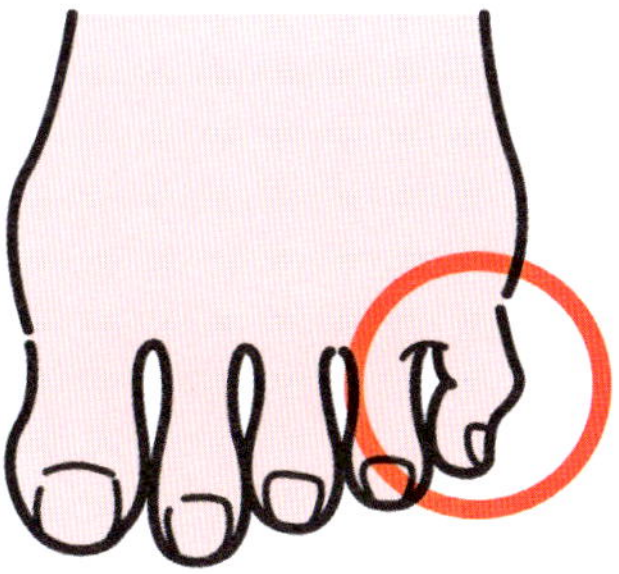

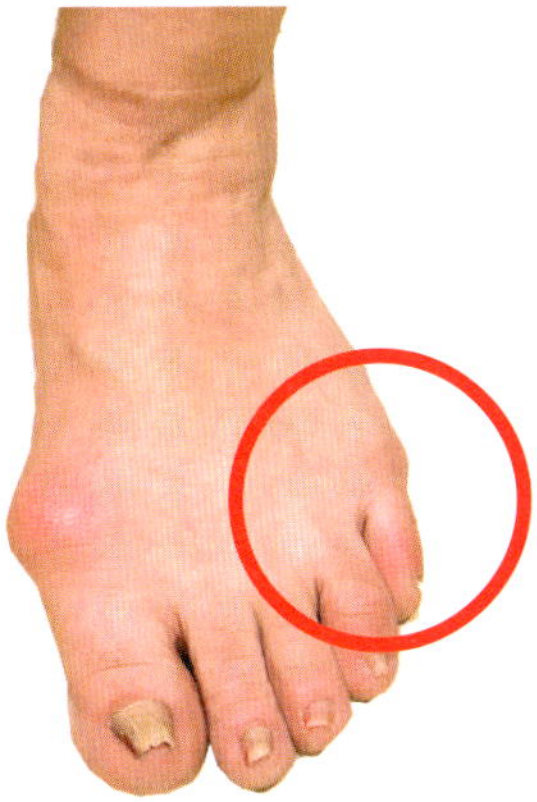

寝小指。外反母趾・内反小趾も併発

ハンマートゥ、くの字指

―合わない靴で指先が変形

足指の正しい使い方が妨げられる

ハンマートゥは、足の指が曲がって変形している状態です。槌指《つちゆび》とも呼ばれます。なかでも、指全体がちょうどひらがなの「く」の字のように足の親指のほうへ曲がっている状態を、私は『くの字指』と呼んでいます。ハンマートゥやくの字指は、上から見たとき、爪がはっきり見えません。足指の変形は、主に靴によって引き起こされます。ヒールの高い靴などの足に合わない靴を頻繁に履くと、足指の変形が起きやすく、足指の正しい使い方が妨げられます。足の形に合った靴を選び（98ページ）、足指ほぐしや、すねのストレッチを行うことが有効です。

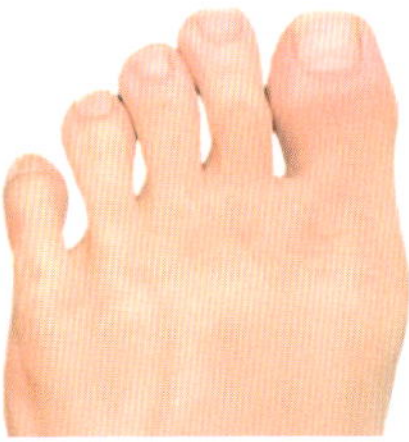
普通の指

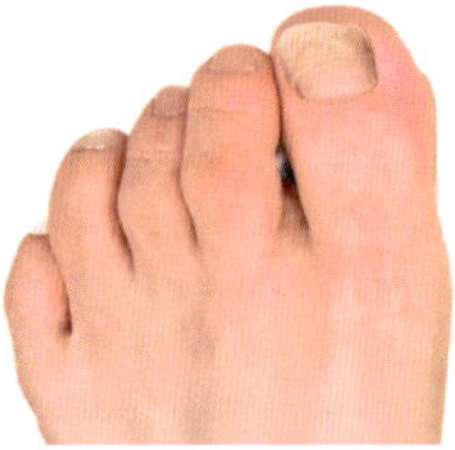
くの字指

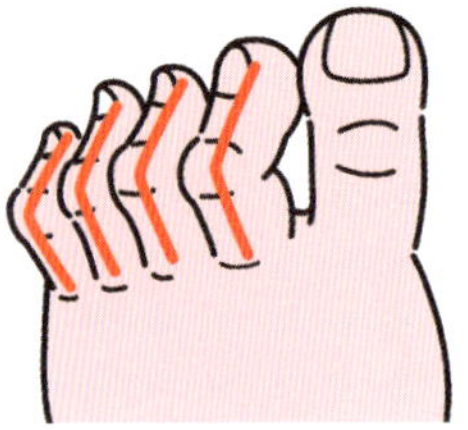
くの字指

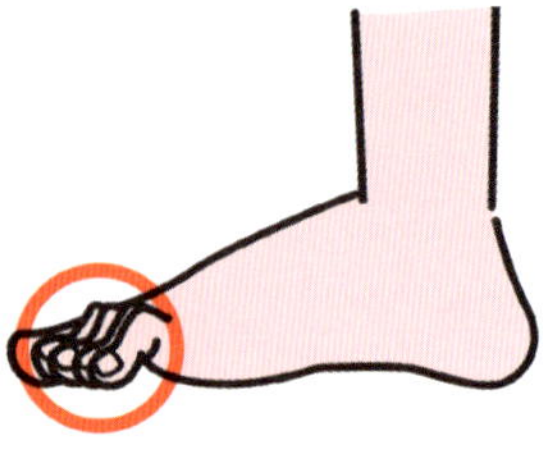
ハンマートゥ

扁平足《へんぺいそく》

ー足の裏のアーチが低い状態

姿勢の崩れや腰痛を招くことも

扁平足は、足の裏のアーチが低いか、ほとんどない状態を指します。アーチは通常、足の骨と筋肉を支え、体重を分散させる役割を担いますが、扁平足ではアーチが少ないため、足の内側が地面に接しやすくなります。成長とともにアーチが自然に形成されることもありますが、肥満や過剰な運動、長時間の立ち仕事なども影響を及ぼします。

扁平足自体が常に問題となるわけではありませんが、姿勢が崩れたり、ときには足、ひざ、腰に痛みを引き起こすことがあります。足の筋力を向上させる運動やストレッチ、体重管理も扁平足の改善に役立ちます。

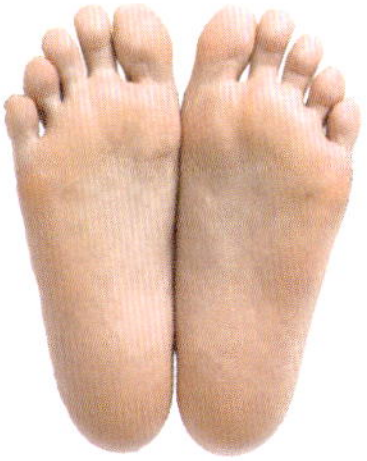

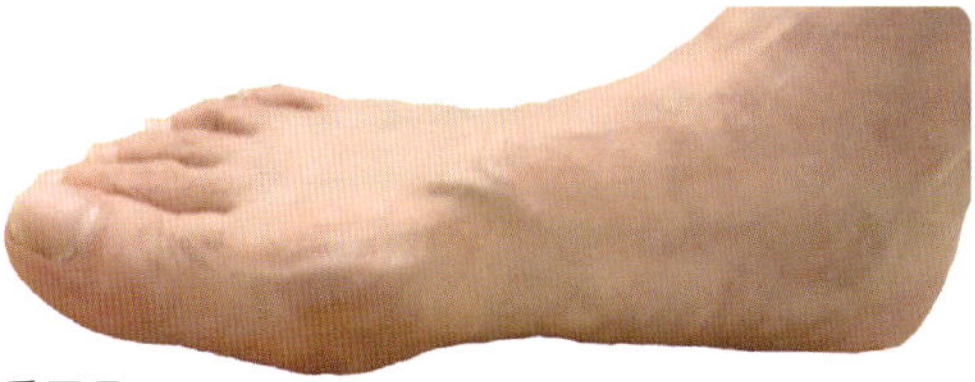

扁平足

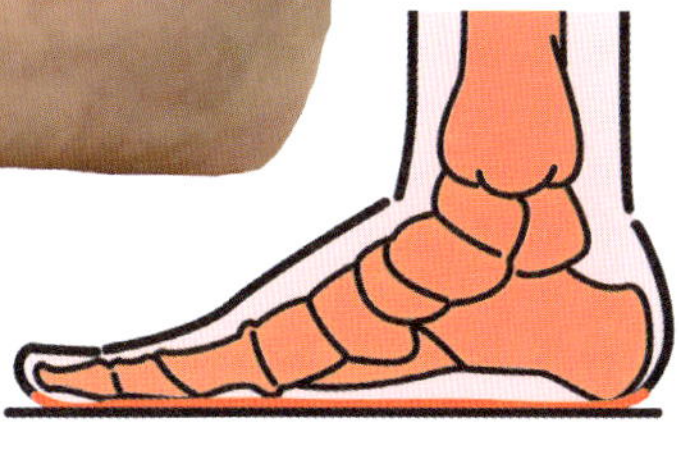

体験者の生の声　ひざ痛・外反母趾が改善（女性・51歳）

ひざ痛が出なくなって1年に！

姿勢の変化

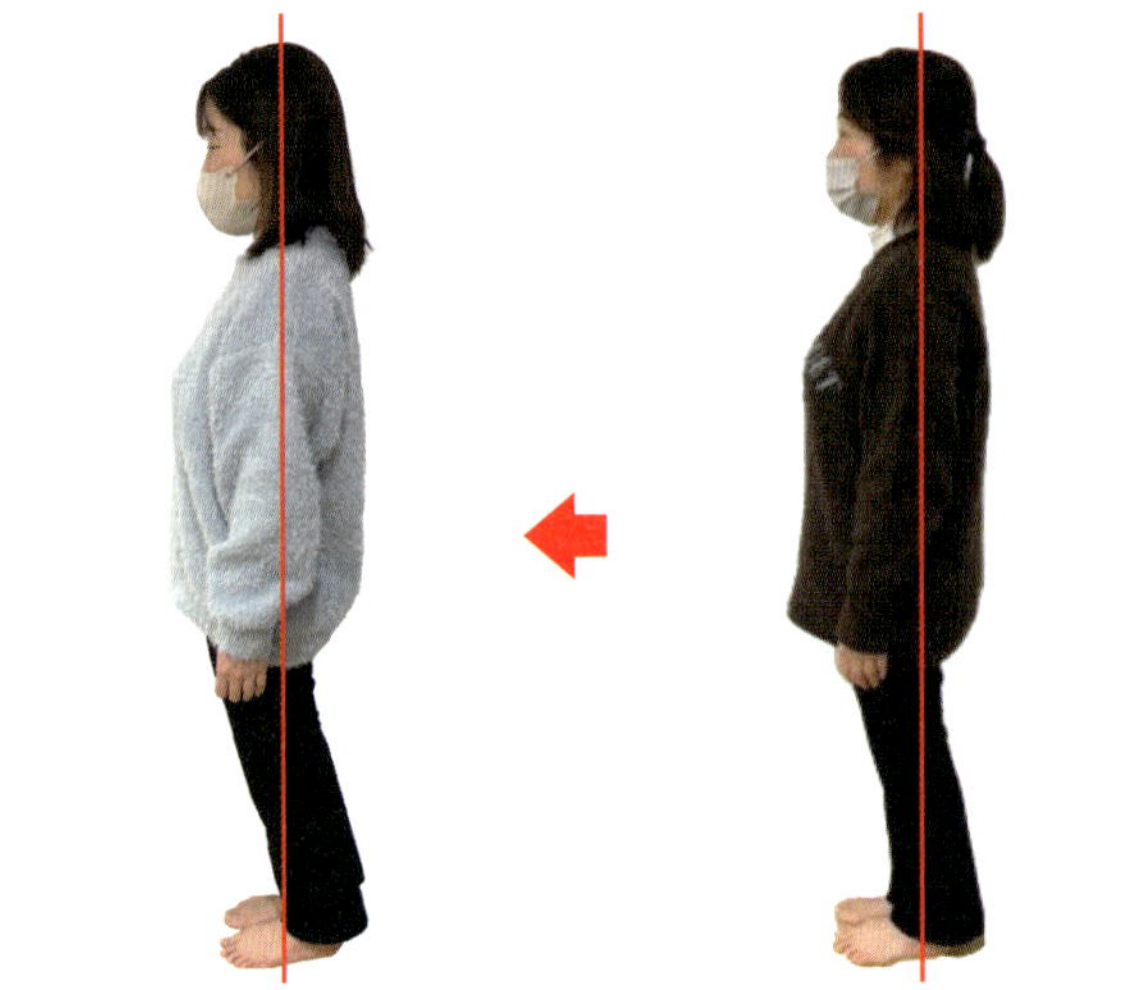

アフター　　ビフォアー

ひざ痛が改善して立ち姿も自然に。
重心のバランスが改善

私は介護職で、日々、腰やひざに負担がかかる仕事をしています。以前から外反母趾があり、その部分の痛みとともに、右ひざに常に違和感がありました。ひざに痛みが出ると仕事にならなくなるので、いつも不安を抱えたまま仕事にあたっていました。

病院で毎月ひざに注射を打ってもらい、何とかもたせている感じでした。しかし、根本的には治っていないので、ずっとこのままかなと思っていたところ、ぽん先

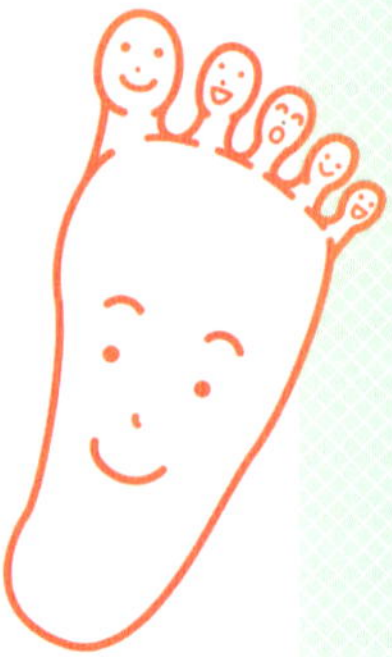

足の変化

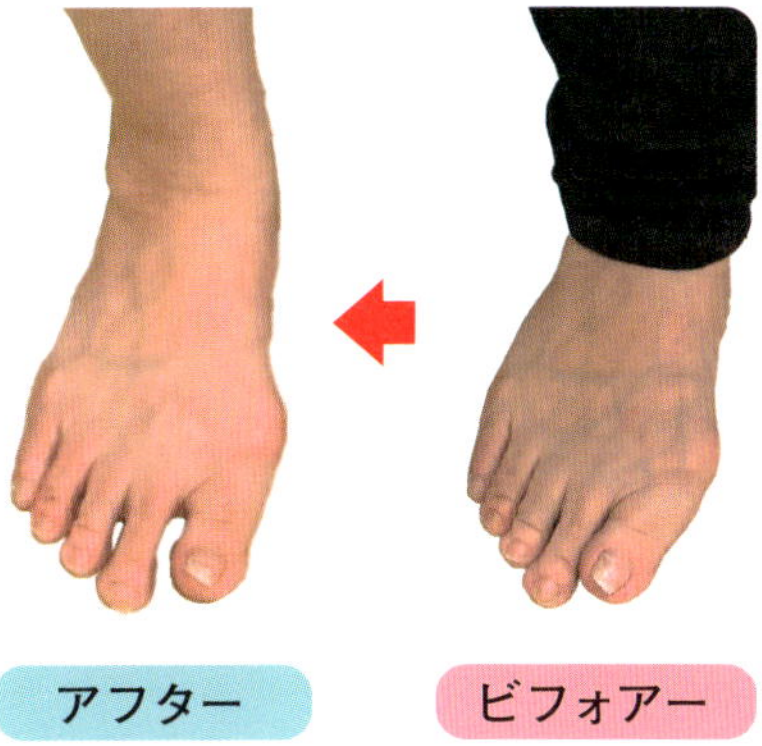

指と指の間が広がっている。足の色も明るくなった

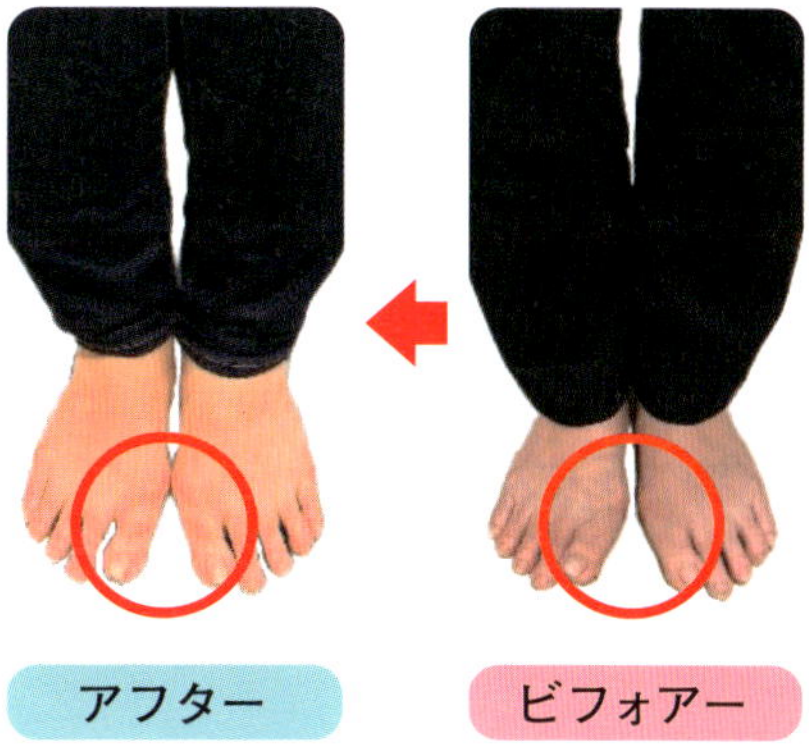

外反母趾が改善。血行がよくなり足の色も明るくなった

生の評判を聞いて伺いました。

外反母趾とひざ痛の関連のお話を聞いて納得するとともに、解消するためのセルフケア法を教えていただき実践しました。

●注射なしでも痛みがなくなった

約2カ月後、それまであんなにひざに痛みが出ていたのに、まったくといっていいほど痛みが出なくなり、毎月の病院での注射も不要になりました。

痛みが出ることはなく、もう1年になります。ひざの痛みがこれだけ長く出ないことに驚いています。今では、セルフケアが日課になっています。

体験者の生の声　外反母趾が改善（女性・65歳）

外反母趾の角度が改善、足の甲の痛みも消えた

姿勢の変化

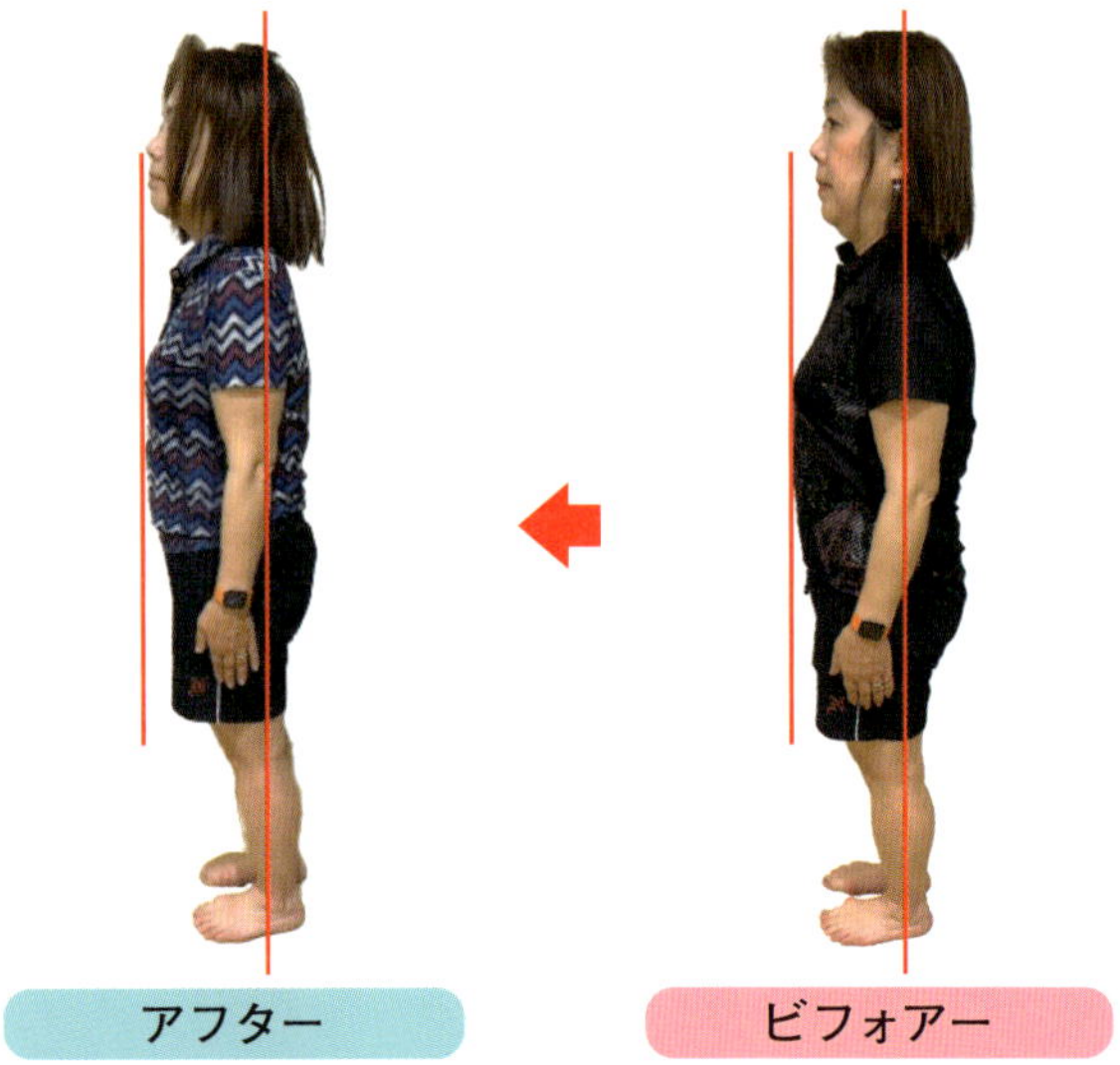

足の甲の痛みが消えて自然な立ち姿に。
重心のバランスが改善

右足甲の痛みと外反母趾・左股関節から大腿部への痛みで起き上がるのもつらい状態でした。これらの症状に何十年間も悩まされており、ほぼ諦めかけていた状態で通院しました。

●ゴルフが痛みなく楽しめる！

足指ほぐしと、本田先生おすすめの補助道具・足指ほぐし三兄弟を使ったセルフケアを毎日続けたところ、1カ月たつころには、外反母趾の角度が変わり、足の

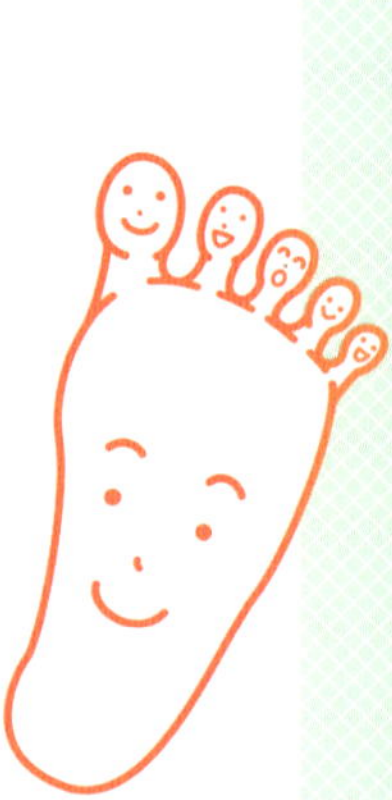

体験者の生の声

足の変化（右足）

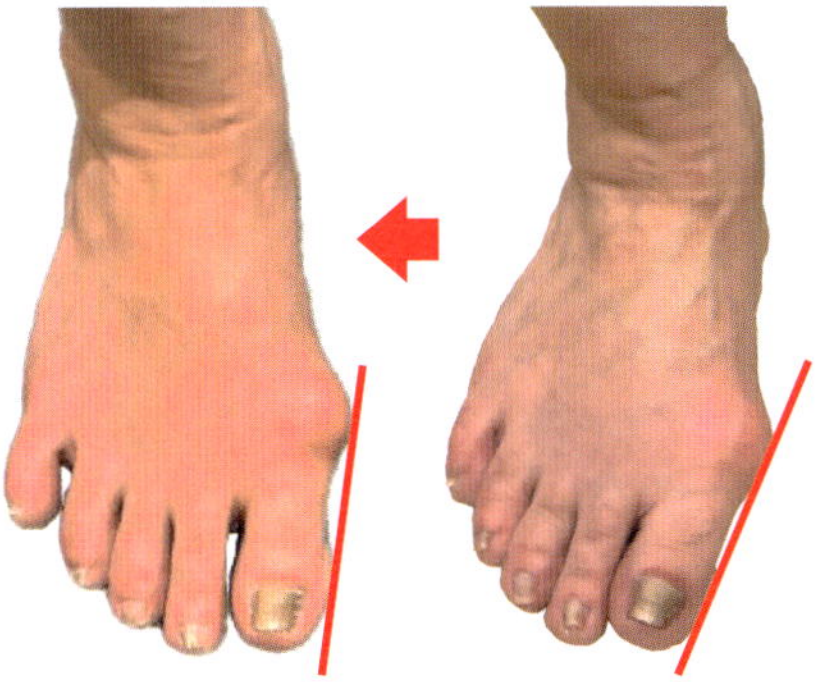

アフター　ビフォアー

外反母趾が改善。甲の痛みも消失。足の色も明るくなった

足の変化（左足）

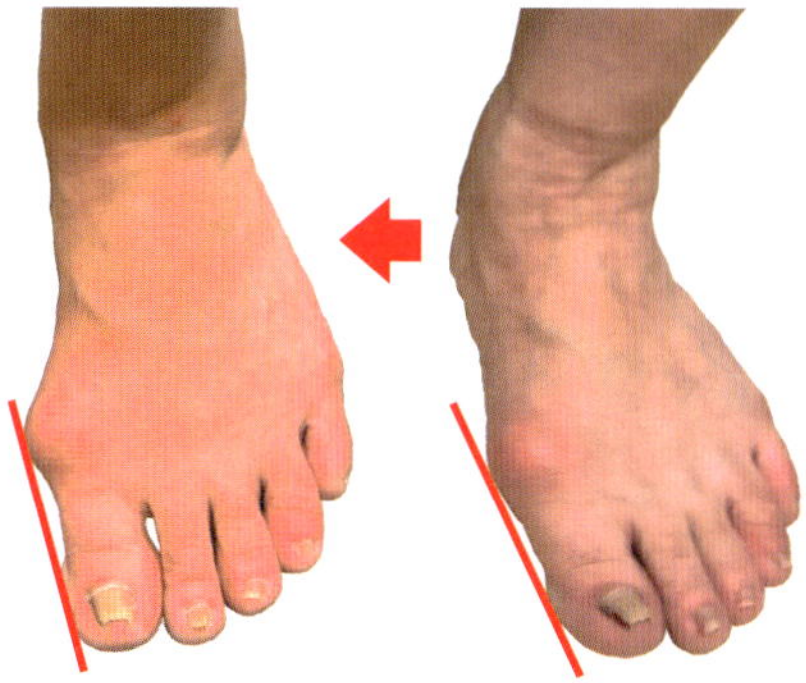

アフター　ビフォアー

外反母趾が改善。血行がよくなり足の色も明るくなった

足の変化（立位）

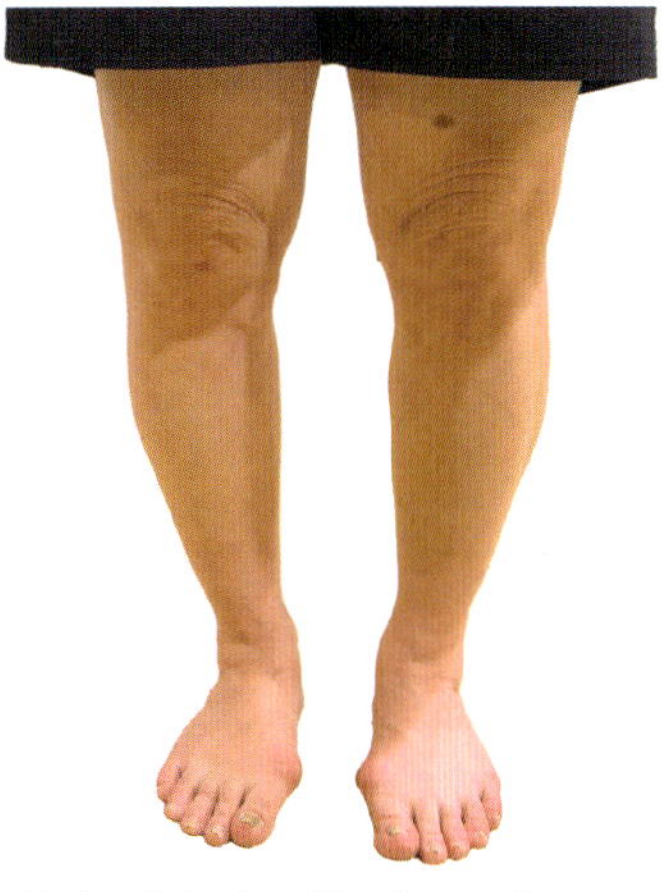

外反母趾が改善。趣味のゴルフが楽しめるようになった

甲の痛みも消失しました。股関節の痛みでつらかった趣味のゴルフが、痛みなくコースを回って楽しめるようになりました。

諦めかけていた痛みがほぼなくなり、毎日楽しく過ごせることに驚いています。

体験者の生の声 スウェイバック姿勢（反り腰＋猫背）が改善（女性・64歳）

足のむくみがとれて全身が楽に！

姿勢の変化

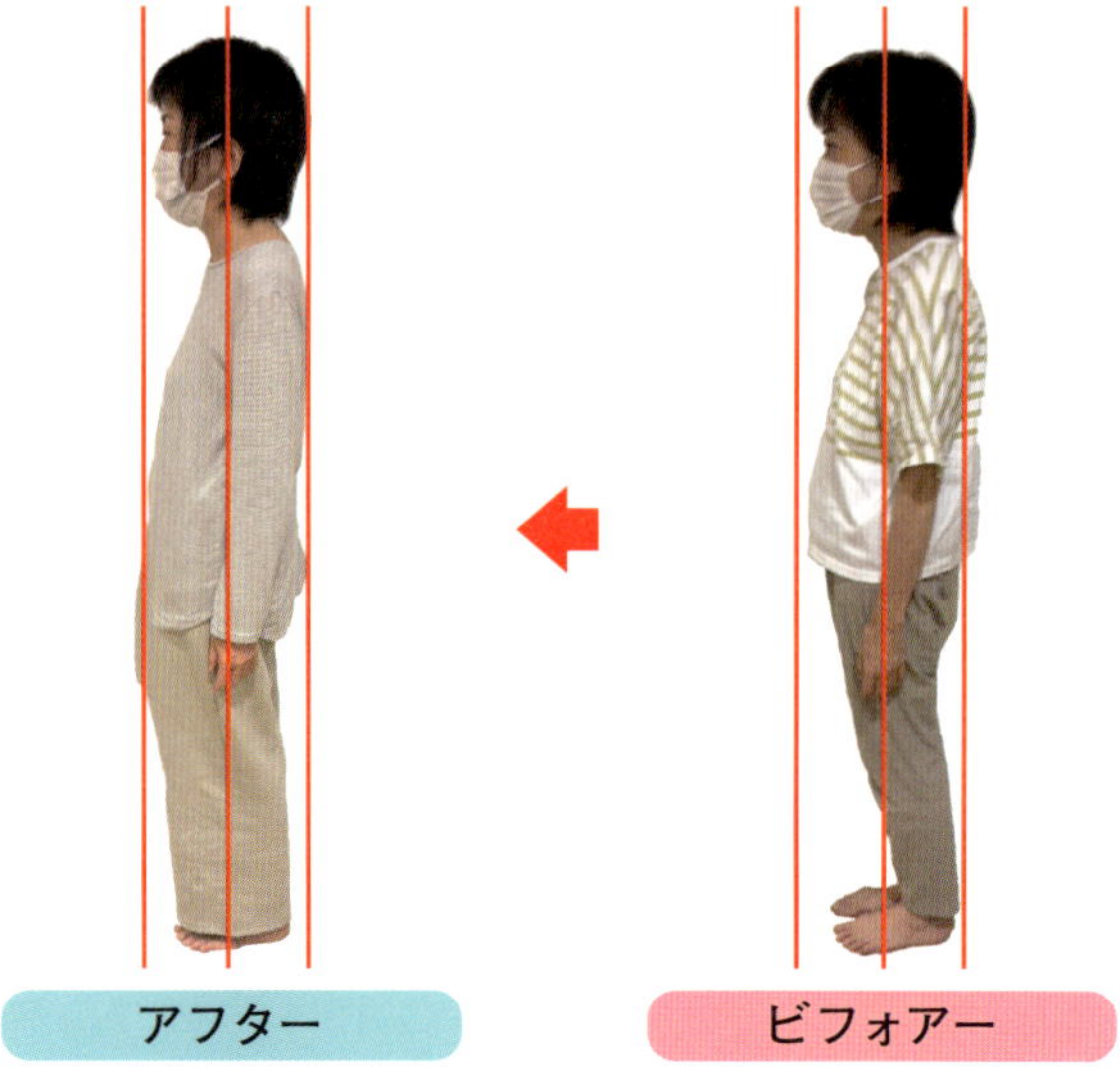

スウェイバック姿勢が改善。
重心のバランスが改善

腰と背中に痛みがあり、体を動かすたびに腰部・背部をかばってこわごわ動いている状態でした。毎朝、起き上がる際に痛みと動きづらさがありました。

足はむくみ、扁平足となって、姿勢もスウェイバック（反り腰＋猫背）でした。

●足指ほぐしで扁平足が改善

それが毎日の足指ほぐしと、補助道具・足指ほぐし三兄弟トレーニングで土踏まずが回復。むくみがとれて姿勢も変わり、

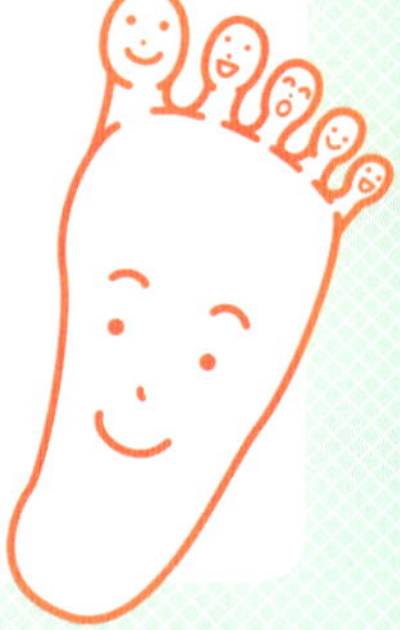

体験者の生の声

足の変化

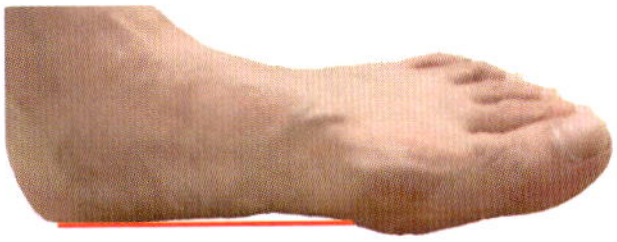

ビフォアー

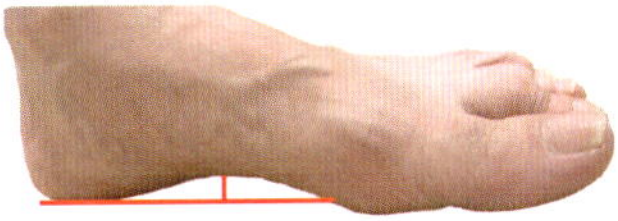

アフター

扁平足が改善

姿勢の変化

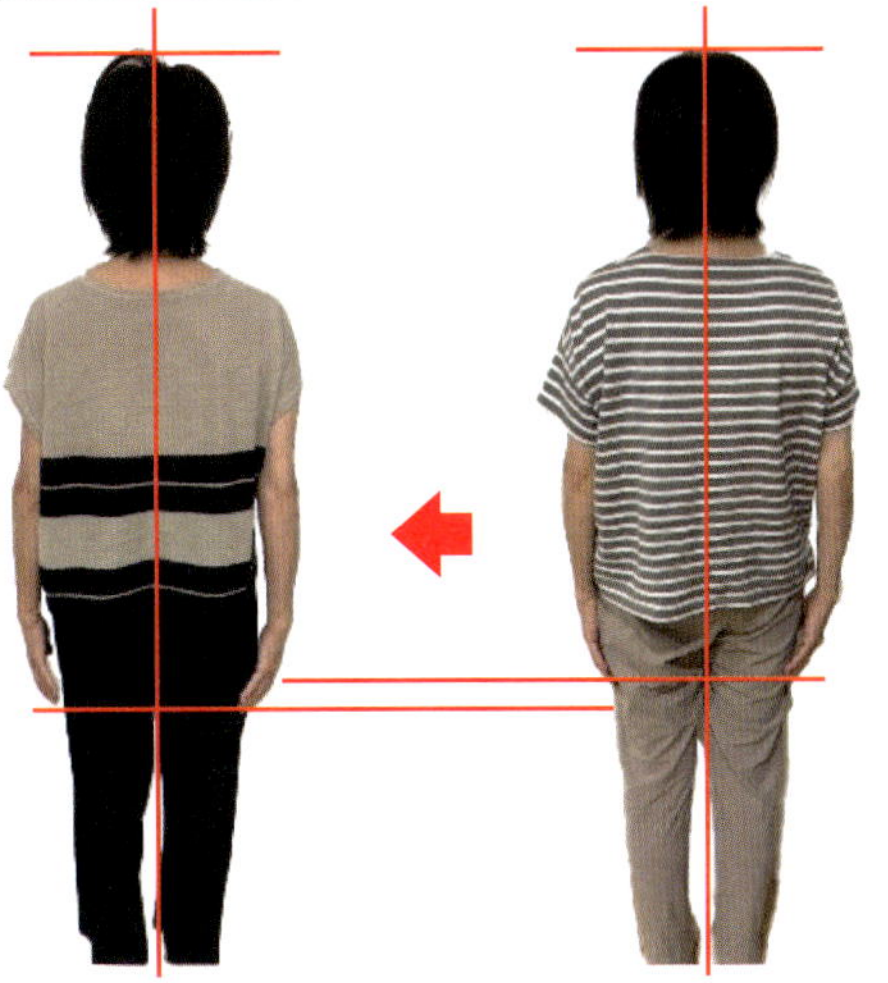

アフター　ビフォアー

手の位置が伸びて、後ろ姿もスッキリ

脚の変化

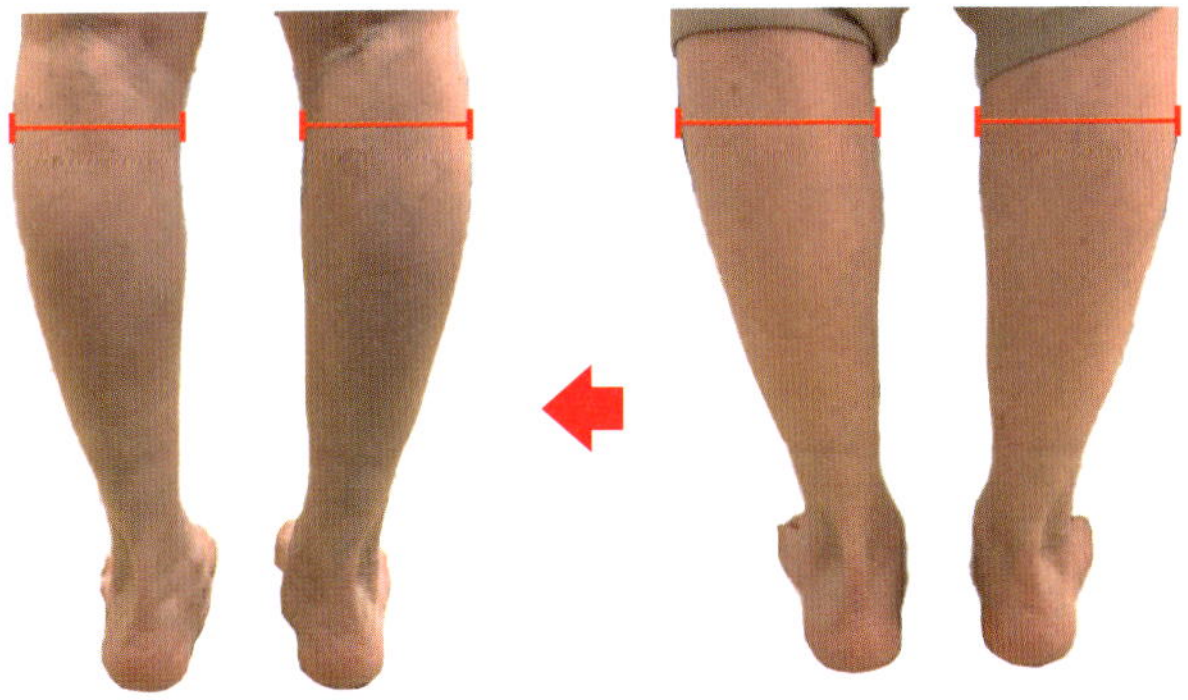

アフター　ビフォアー

脚部のむくみが改善して
ひと回りスッキリした

起床時の痛みもかなり緩和しました。恐る恐る動かなくてもよくなり、全身が楽になりました。

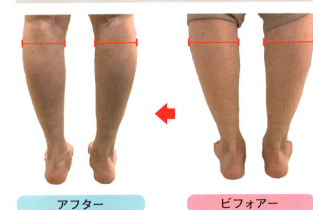

体験者インタビュー　腰痛が改善　（男性・45歳）

私の人生を変えた足指ほぐし。32歳のころから13年間苦しんできた腰痛が足指ほぐしで改善。1カ月でコルセット不要に！私の体験が、同じ悩みをもつ方々の励みになることを願っています。

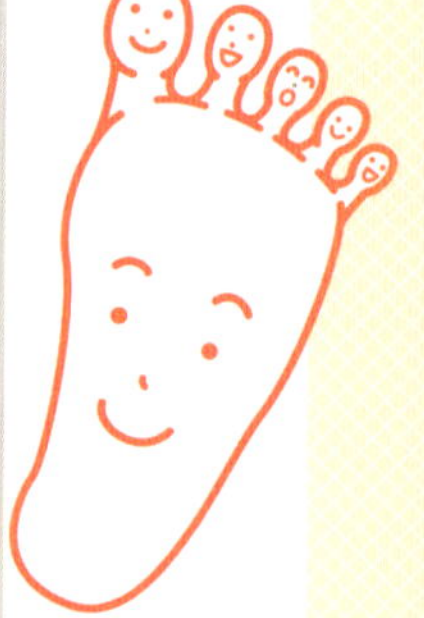

――初来院から半年ほどになりますね。その前のお体の状態は？（著者）

飲食店経営を始めた32歳のときに「ぎっくり腰」になり、それ以降の13年間は慢性的な腰痛に悩み続けてきました。マッサージや鍼、さらにはサプリメントまで、さまざまな方法を試したものの、根本的な改善には至りませんでした。（体験者）

姿勢の変化

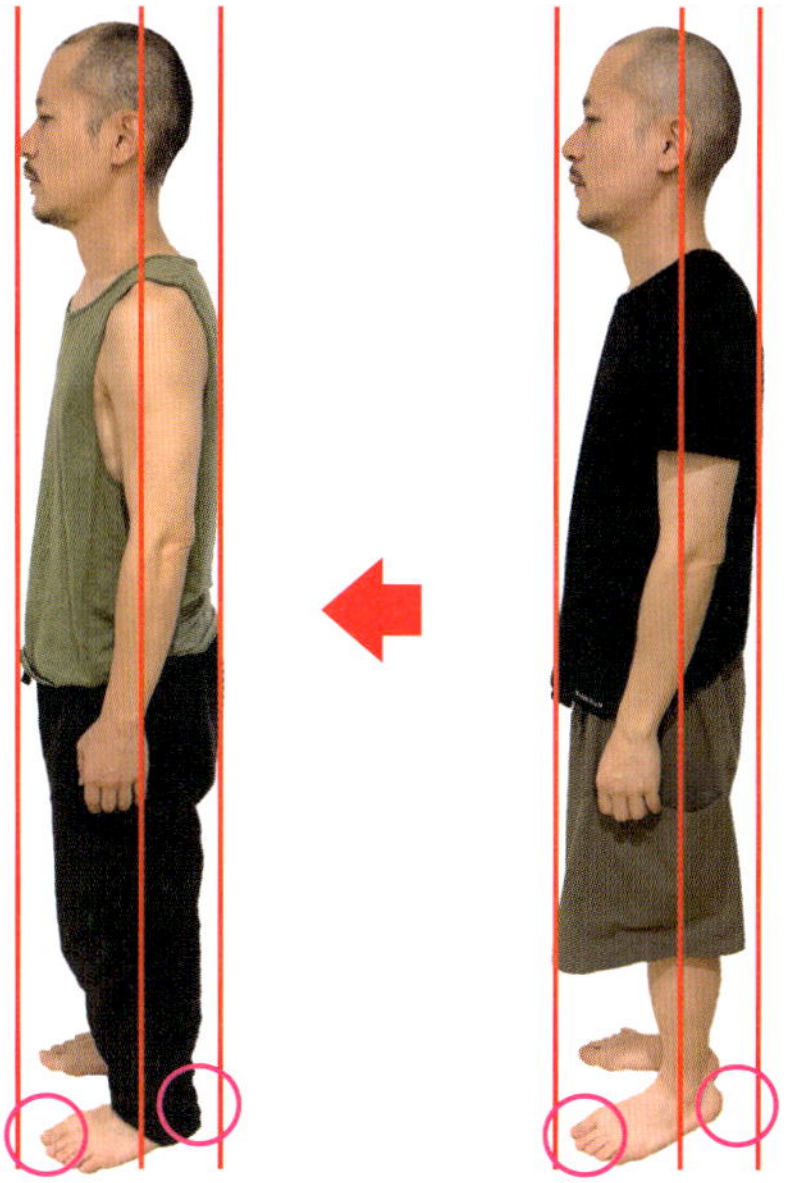

ビフォアー

重心が後方にあり、ストレートネック気味

アフター

肩・腰・足の重心のバランスが改善。重心が正しい位置にあり、ストレートネックが改善

――腰痛が改善しなかったのですね。

はい。これまで受けてきた施術では3日から1週間は痛みが軽くなりますが、その後は必ず痛みが戻りました。仕事中はコルセットをつけざるをえず、家事や身支度にも大きな苦労が伴いました。この生活が一生続くのだろうかと、ずっと悩んでいました。そんなとき、本田先生の「足指ほぐし」にたどり着きました。

――最初の1週間の変化はいかがだったでしょうか。

本田先生のアドバイスどおり、ちょこちょこと足指ほぐしを続けました。すると1週間で可動域の広がりを感じ始め、1カ月で痛み止めやコルセットを使用することがなくなりま

足の変化

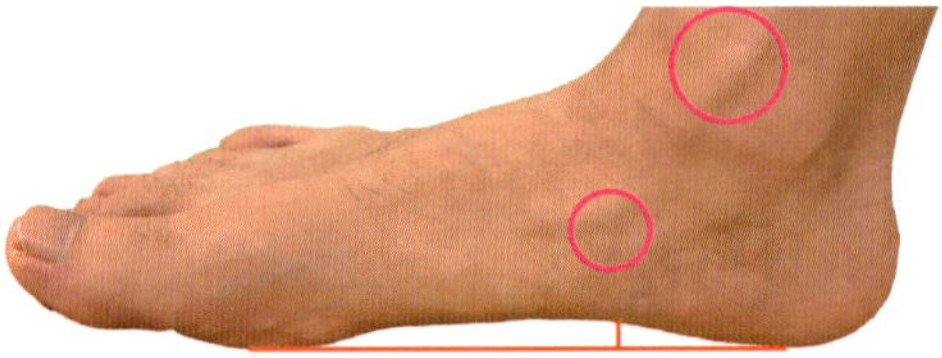

ビフォアー

土踏まずが少なく扁平足。足の血管の浮き（○印）が目立つ

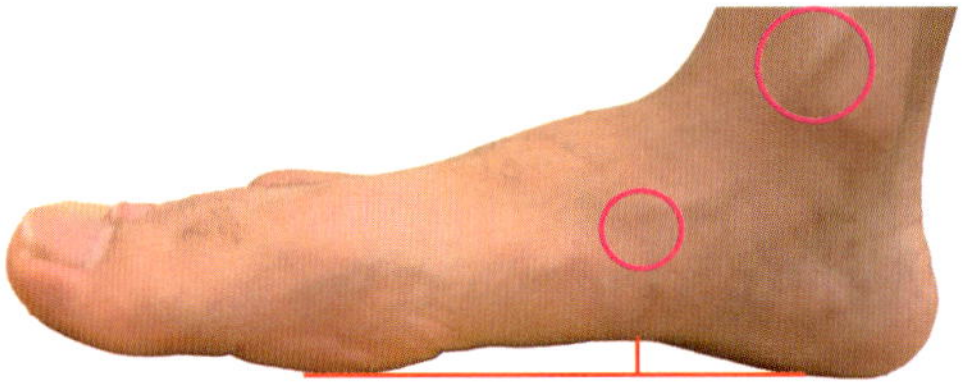

アフター

土踏まずが形成されて扁平足が改善。足の血管の浮き（○印）が改善

した。うれしかったですね。腰痛の恐怖心が軽減して安心して暮らせるようになりました。

——毎日、足指のケアを続けていらっしゃるのですね。

はい。実は、忙しさからケアを怠ったとき、痛みの再発を経験しまして……。今では足のケアをとにかく最優先する生活を送っています。私は長年にわたって腰痛と格闘するなかで、腰痛の改善には足のケアが重要だと確信しました。腰痛に悩む皆さんには、足指ほぐしをご自分で試されることをおすすめします。私はこれからもサボらずに足指ほぐしを続けます。

——貴重なお話をありがとうございました。

体験者インタビュー　タコが改善
（女性・70歳代）

歩くと痛い、とにかく痛い。痛くて動けない……。30年間以上の頑固なタコが、4カ月の足指ほぐしでみるみる改善！おかげさまで歩くことに前向きになりました。足指ほぐし、サボらず朝昼晩必ずやっています！

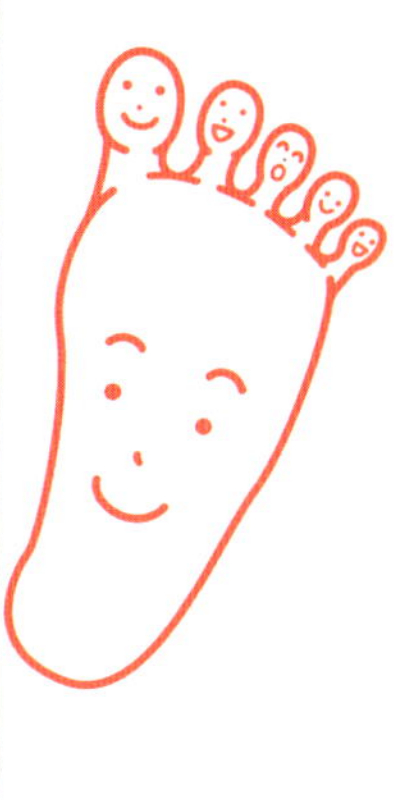

――ここに最初にいらしたのは4カ月前ですね。足の裏にタコがあり、歩くたびに痛んだと思います。それまではどのようにされていたのでしょう?　（著者）

それまでは、病院で何回もタコを削っていたのですが、私の場合、タコを削って1週間後にはもう、かたくなっていました。

タコは左足の親指の付け根と両足の小指の付け根。全部で3個ありました。それも、しっかりかたいものでした。

（体験者）

——今までどんなところへ通院されましたか？

　フットケアに行き、レーザーで焼きました。でも1カ月後にまた元に戻ってカチカチで……。あとは自分で薬剤の絆創膏を貼っていましたが、改善しませんでした。

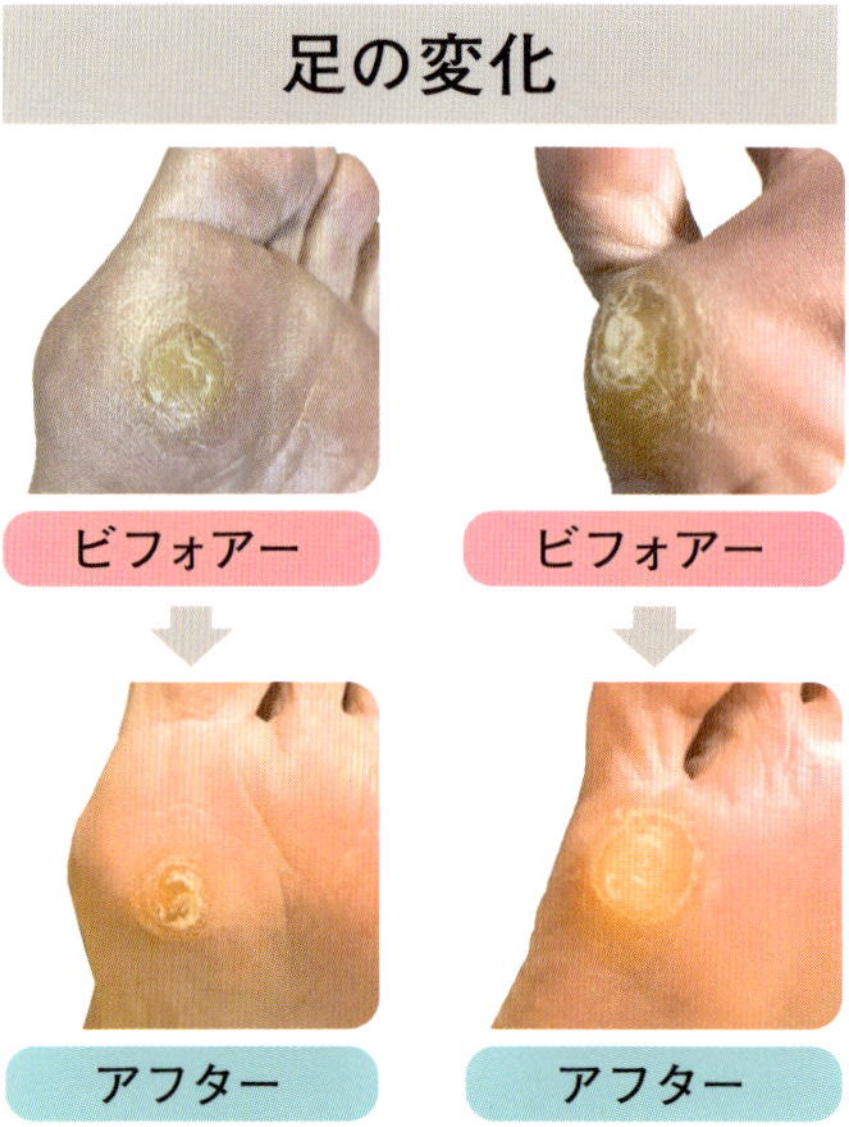
足の変化
ビフォアー
ビフォアー
アフター
アフター

頑固なタコが改善。
足の色も明るくなった

33年間ずっと、そのくり返しで、どこに行ってもやはり治るのは難しいという感じでした。
　そのころは歩くと痛い。とにかく痛い。何をしても、痛くて動けない……。それで本田先生の動画を見てここに来ました。

——実際ここで施術して、足指ほぐしの補助道具をご購入いただいて、それで毎日ケアするようになったそうですね。なぜここで施術を受けてみようと思われたのですか？

　先生の動画のなかで、「親指と小指の手術をしなくも、こういう施術法がありますよ」という足指ほぐし法を見まして。それで先生のところに来る前に1カ月間、自分でやってみました。そうしたらいつもびっくりするほど周りがカチカチのタコが、カチカチにならなかったのです。

自分なりに続けてみたところ、やはりこれは効能があると強く思いました。

――施術のあとで、ご自宅でのセルフケアをお伝えしましたね。今現在は？

天国です（笑）。歩いて来られます。普通のスニーカーを履けるようになりました。

――ここの床を最初に歩いたとき、痛そうでしたね。

もう本当に。今は全然痛くありません。ここに来てまだ4カ月ぐらいです。4カ月ぐらいでこんなに変わるのかなって。教えていただいた足指ほぐしを朝昼晩必ずやるようにしました。

だいぶ生活も変わりました。歩くことに前向きになって。ちょっとウォーキングをしてみようかなという気持ちになりました。

――腰痛も軽くなったそうですね。

はい。私は元々腰痛症だったのですが、先生に教わった足指ほぐしをしていると、その腰痛が消えてしまって素晴らしいですね、痛くない。以前は、朝起きたらいつも腰が痛むという感じだったのですが、それも今はまったくないです。

それと補助道具はものすごく助かります。あれがなかったら、私は上手にセルフケアできませんでした。ここまで1人で通院できるようになったのを見て、主人もびっくりしています。

――今日はお話できてよかったです。ありがとうございました。

実技ページの見方

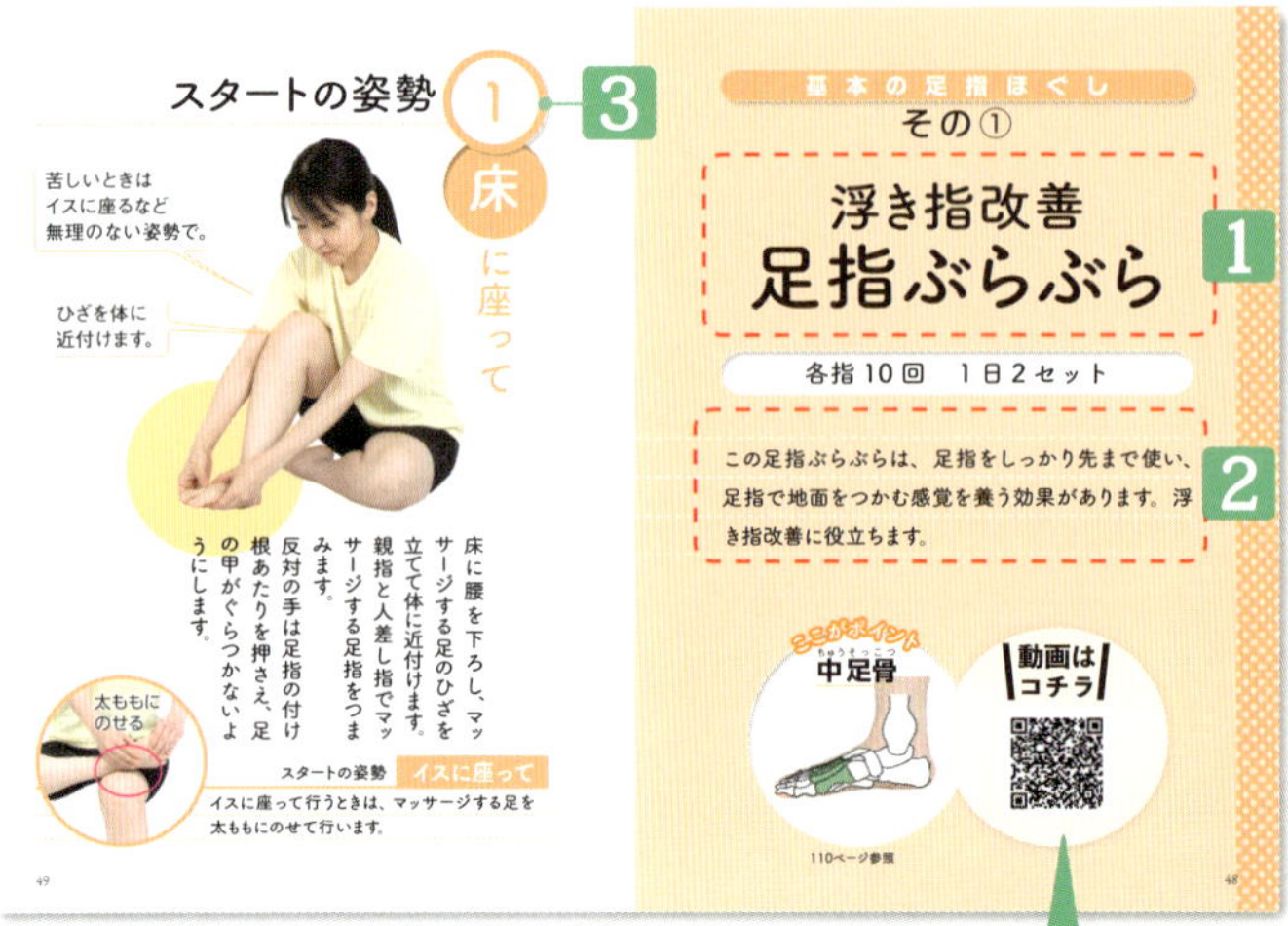

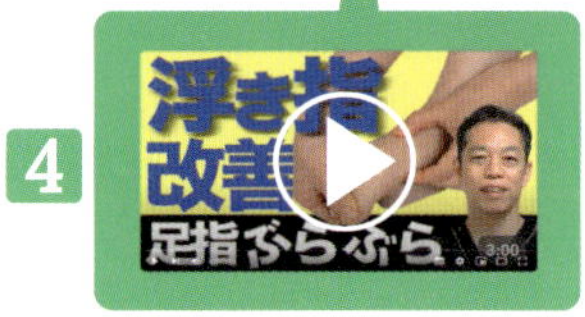

1 実技のタイトル

実技の名前です。

2 実技の解説

その実技の特徴や概要、目的や注意点などを解説しています。

3 動作の解説

①から実技が始まります。写真ごとに、どのような動きをするかを解説しています。

4 動画

YouTube動画にリンクする二次元コードです。動作を細かく確認できます。

※ご利用の端末や通信環境によっては、サービスの利用ができない場合があります。また、特定の動画や機能については、別途料金が発生することがありますので、その点についても予めご理解いただけますようお願いいたします。ご利用に際しては、ご契約の料金プランやデータ通信量の制限にもご注意ください。快適な視聴を行うために、安定したインターネット環境を整えることを推奨いたします。

注意：本書で紹介している内容は、ゆるい動作がほとんどですが、けがのリスクはゼロではありません。ご自分の体調に合わせて行いましょう。持病のある方は必ず主治医にご相談のうえ、無理のない範囲で取り組んでください。イスは安定したものを、各種器具は安全なものを選び、転倒や落下に注意してください。本書で紹介した内容は効果を必ずしも保証するものではありません。本書で紹介した内容を実践して生じた事故や障害（傷害）等について、著者、発行者、本書に関連する会社、団体、個人等は責任を負いません。

3章

さあ始めましょう！
足指ほぐし健康法

足指ほぐしの方法と、そのポイントを紹介します。

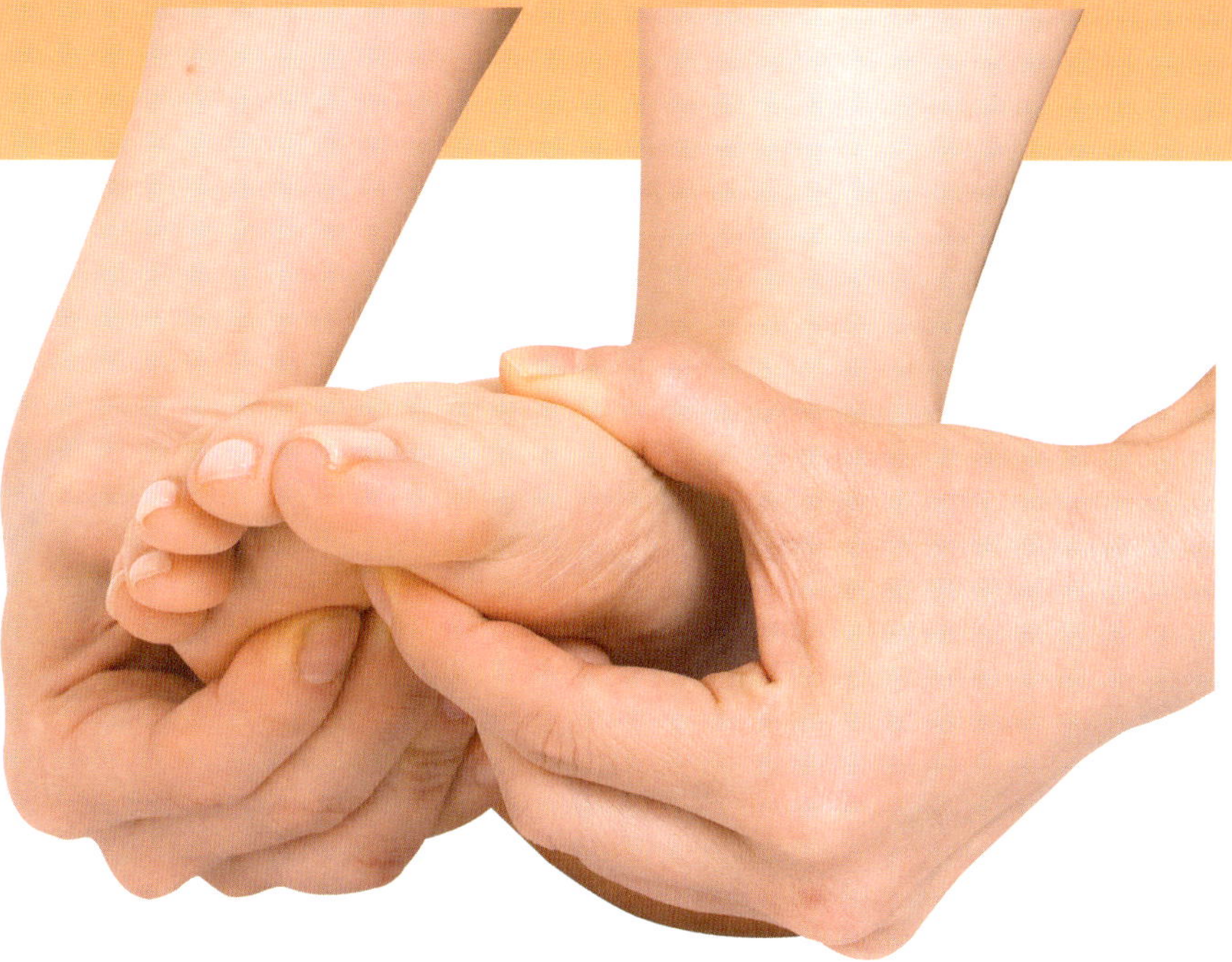

基本の足指ほぐし

その①

浮き指改善
足指ぶらぶら

各指10回　1日2セット

この足指ぶらぶらは、足指をしっかり先まで使い、足指で地面をつかむ感覚を養う効果があります。浮き指改善に役立ちます。

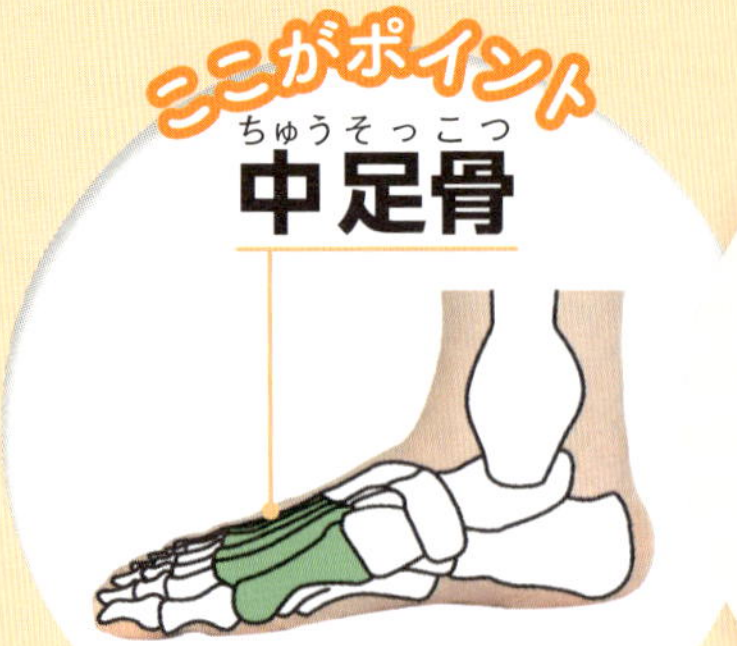

動画は
コチラ

スタートの姿勢 1

床に座って

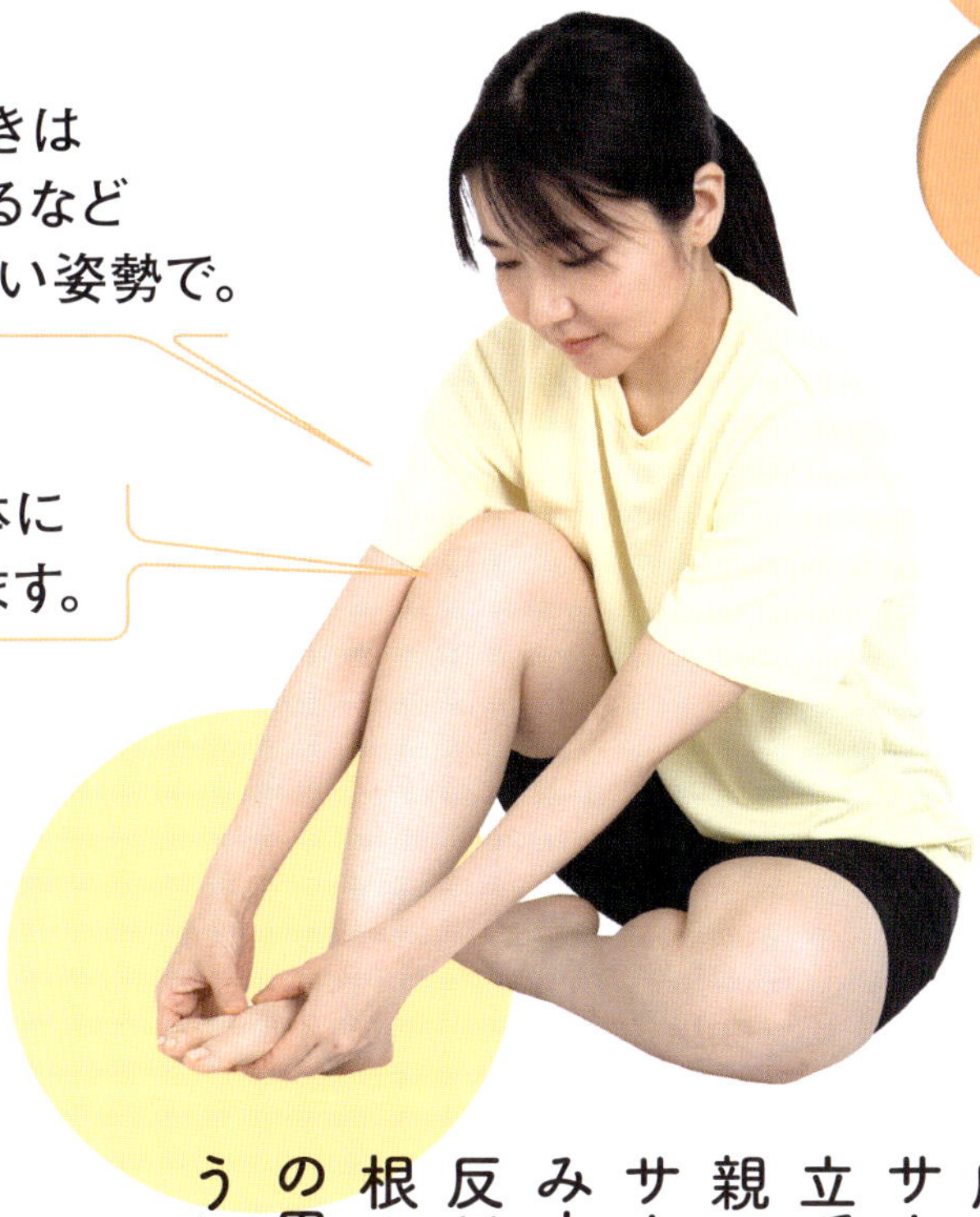

苦しいときは
イスに座るなど
無理のない姿勢で。

ひざを体に
近付けます。

床に腰を下ろし、マッサージする足のひざを立てて体に近付けます。親指と人差し指でマッサージする足指をつまみます。

反対の手は足指の付け根あたりを押さえ、足の甲がぐらつかないようにします。

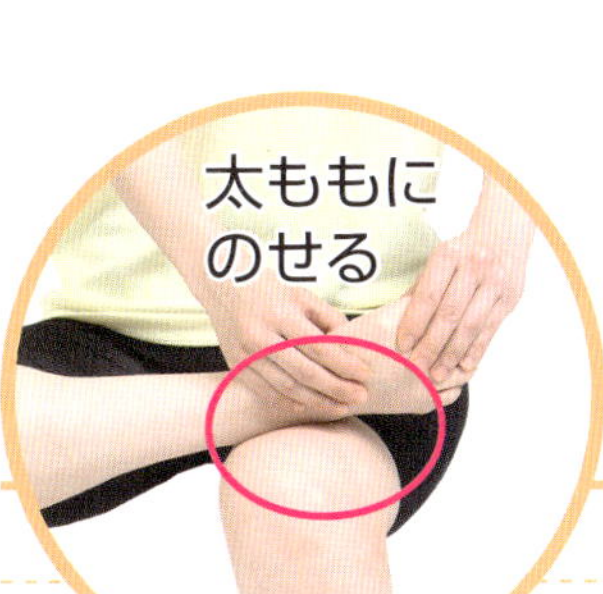

スタートの姿勢 イスに座って

イスに座って行うときは、マッサージする足を太ももにのせて行います。

足指ぶらぶら

②

足指の付け根（中足骨）を片手で押さえます。もう一方の手で足指を持ち、下向きに10回動かします。

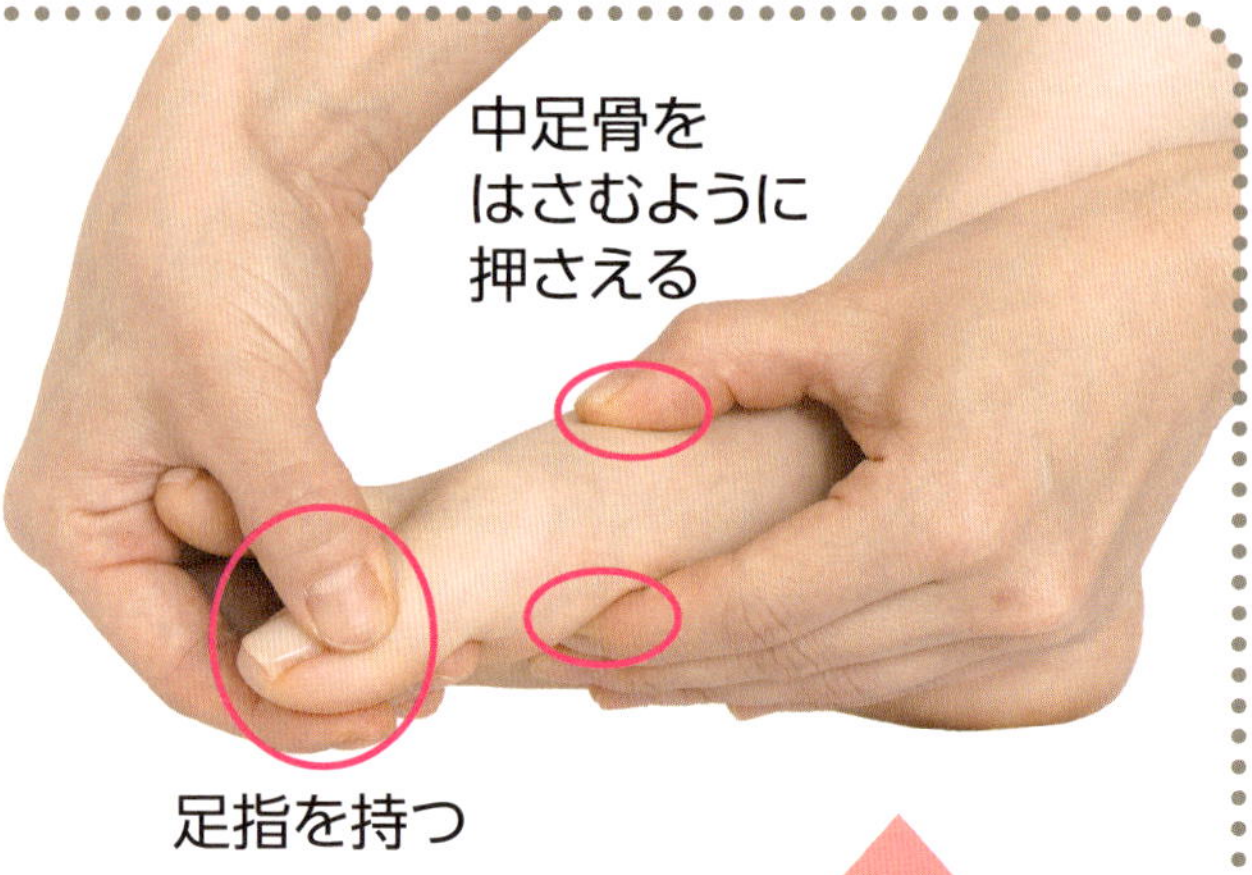
中足骨を
はさむように
押さえる
足指を持つ

10回

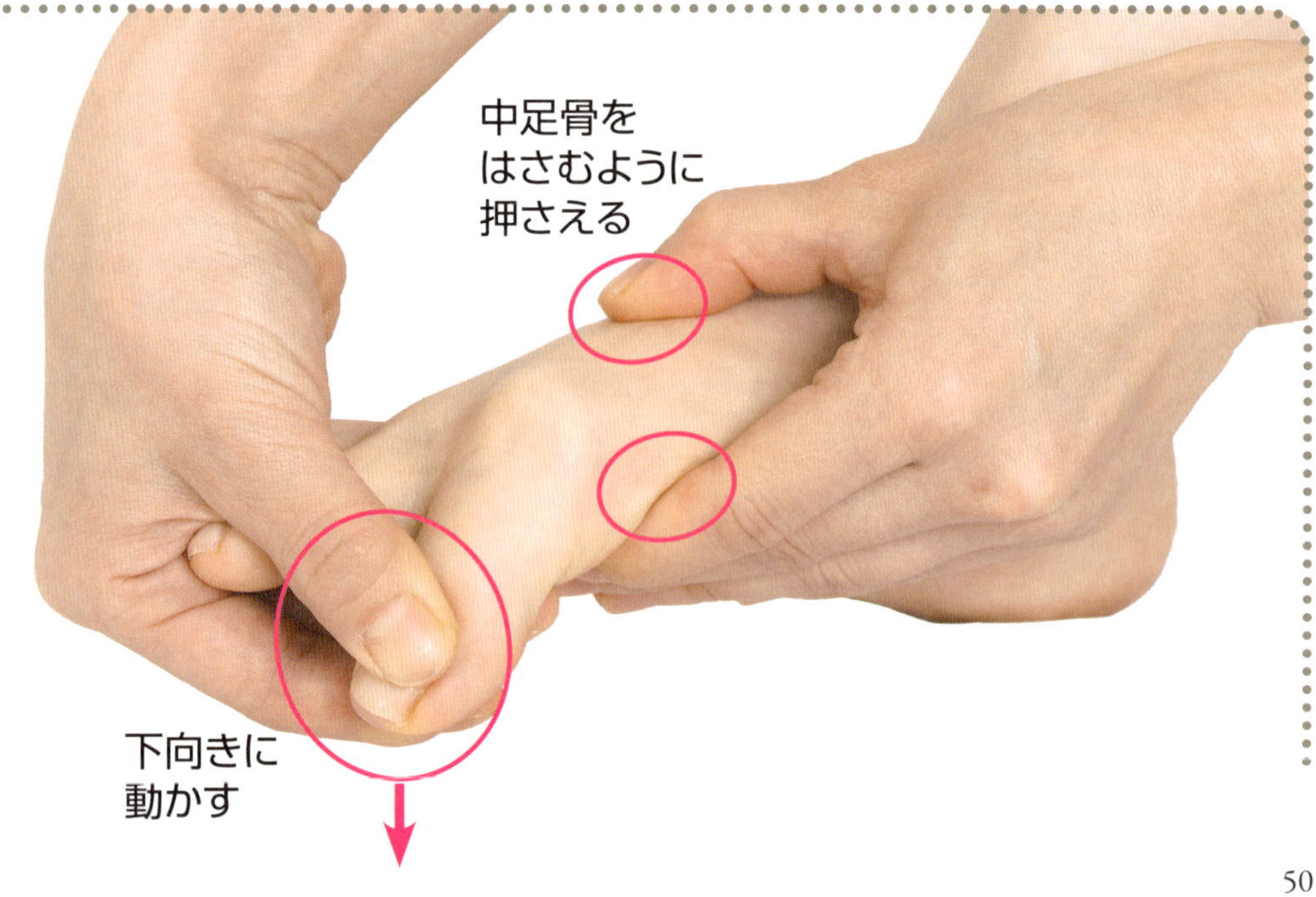
中足骨を
はさむように
押さえる
下向きに
動かす

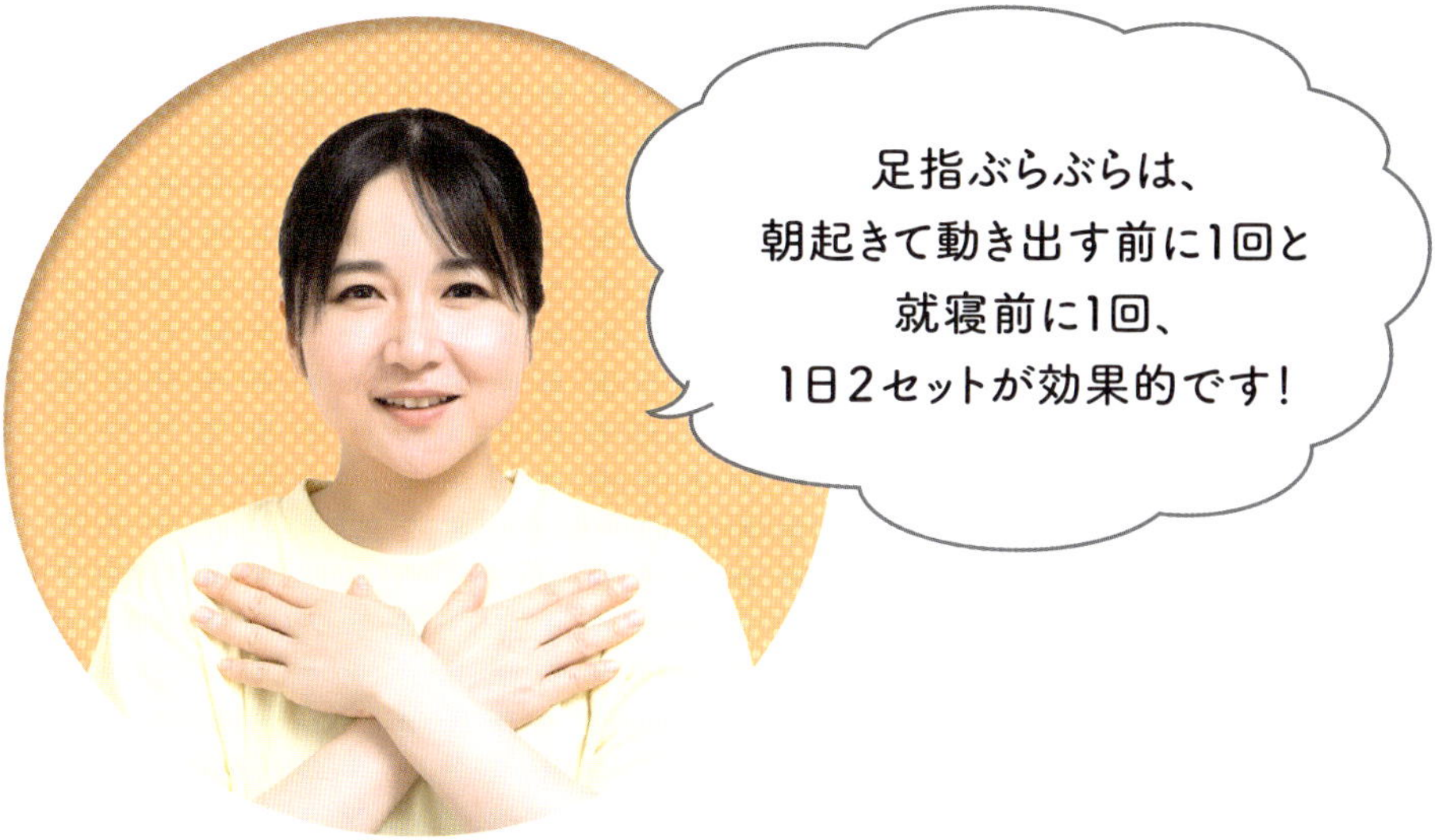
足指ぶらぶらは、
朝起きて動き出す前に1回と
就寝前に1回、
1日2セットが効果的です！

3

親指が終わったら人差し指へ。
すべての足指を同様に10回ずつ
動かしましょう。

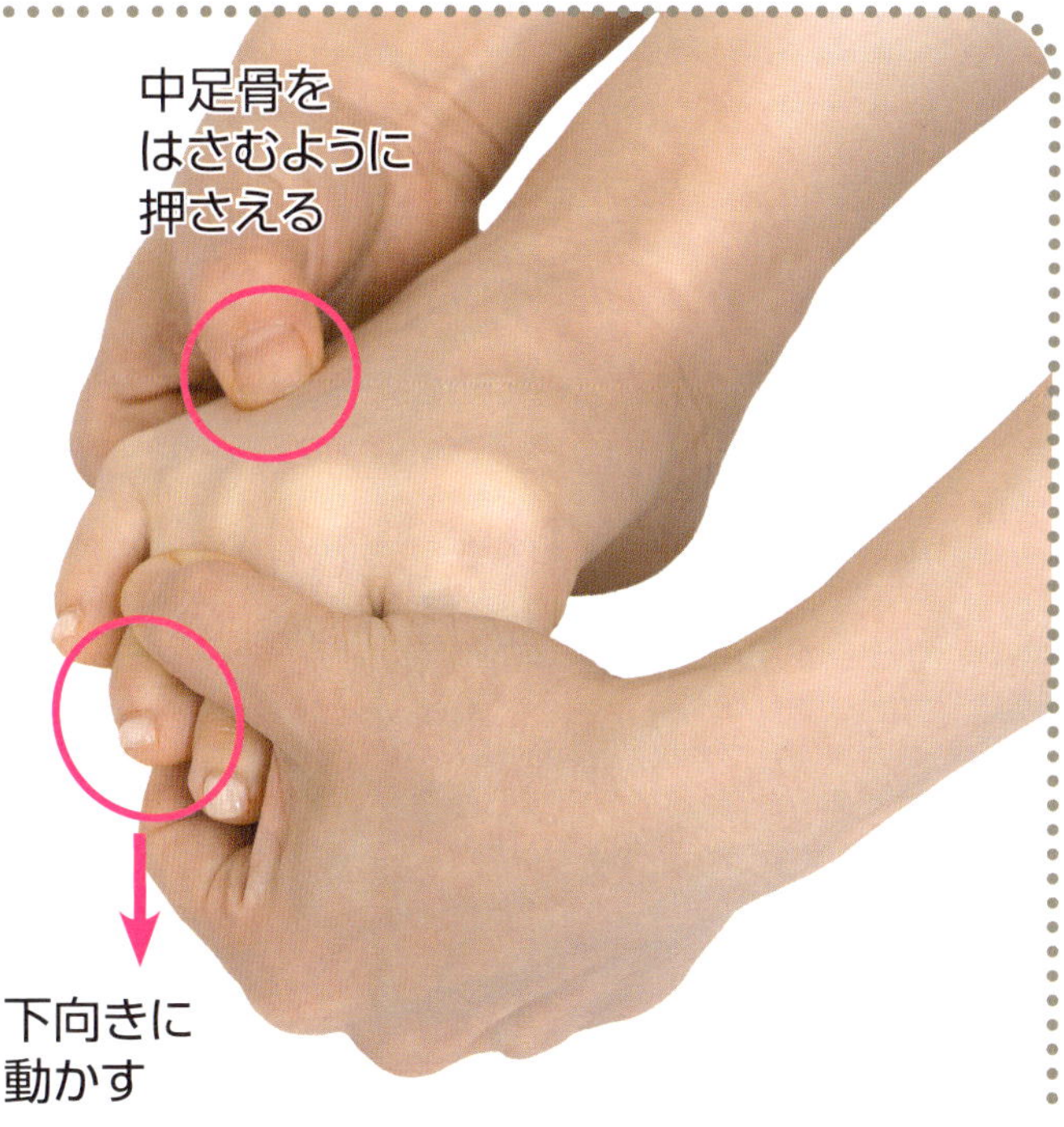
中足骨を
はさむように
押さえる
下向きに
動かす

足指ぶらぶら

ぽん先生のワンポイントアドバイス

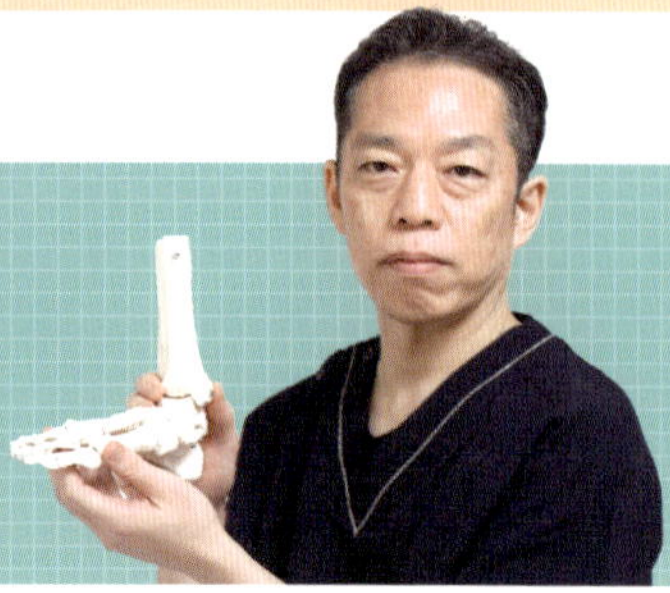

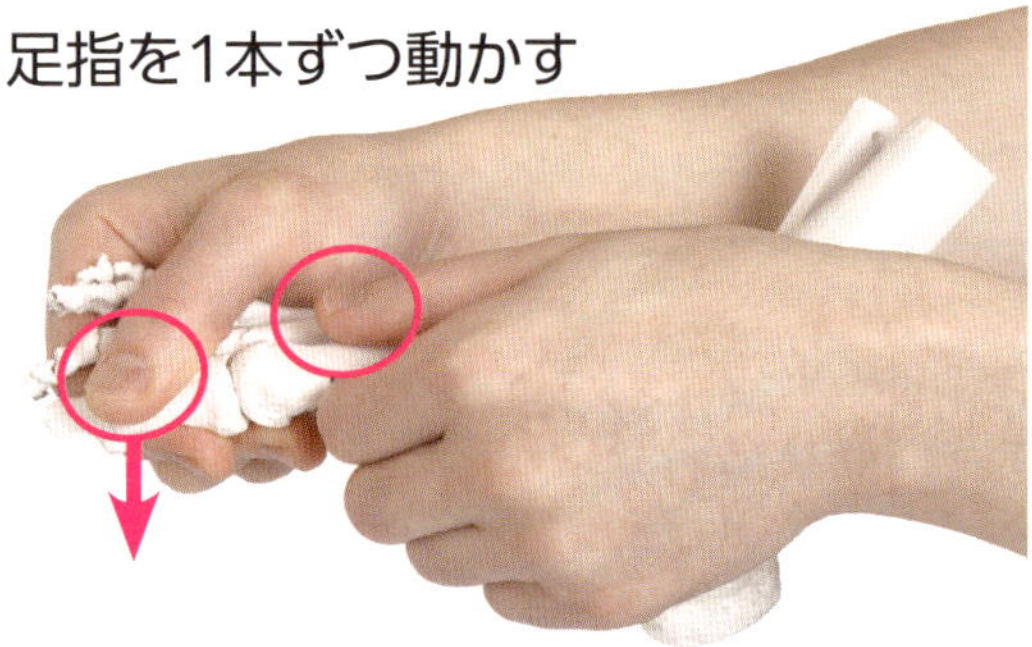
足指を1本ずつ動かす

指全体を、根元のほうから動かす意識で行いましょう。

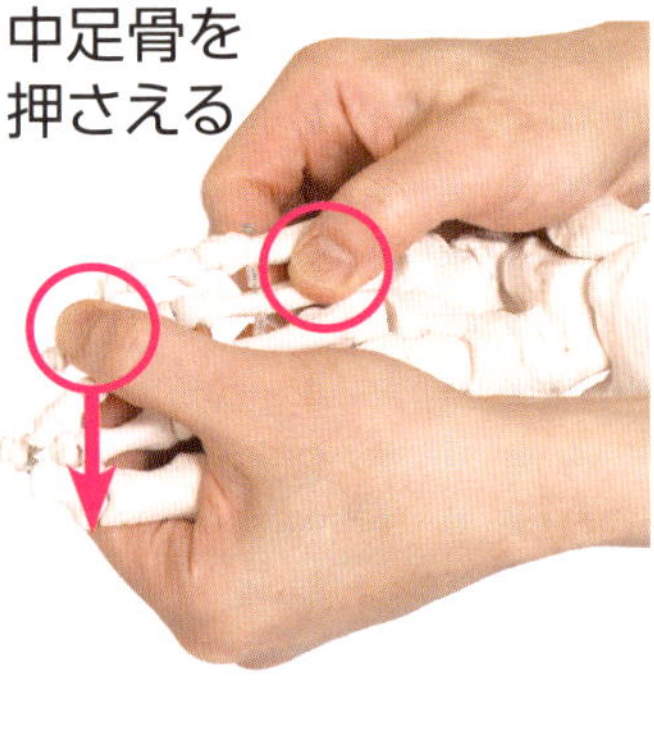
中足骨を
押さえる

親指を10回ぶらぶらさせたら、すべての足指を同様に10回ずつ動かしましょう。

ポイント

- 浮き指を改善する効果があります。
- 手で押さえるのは足の甲ではなく、足指の付け根の中足骨（110ページ参照）です。
- 中足骨の根元から指全体を動かしましょう。指は左右ではなく、下に動かしましょう。

補助道具を使った足指ぶらぶら

足指ほぐし三兄弟の場合

セッティング

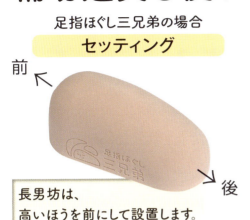

前

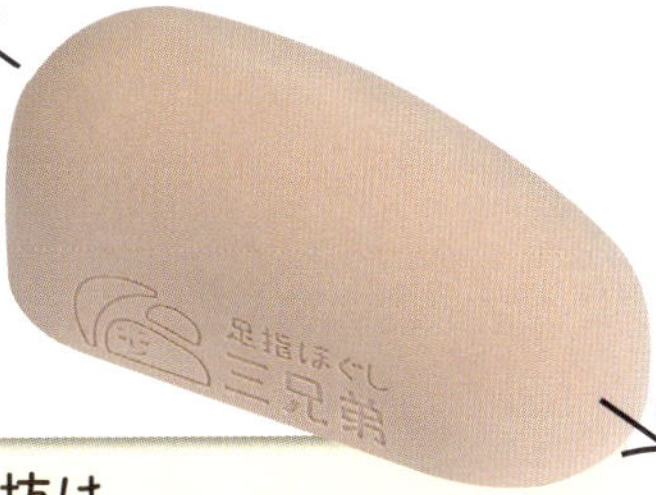

後

長男坊は、
高いほうを前にして設置します。

補助道具の例

- ゴルフボール
- 足指ほぐし三兄弟（78ペー
ジ参照）
- 直径2～4cmのボール など

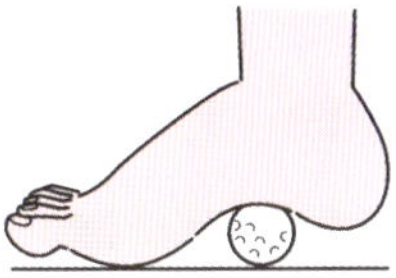

補助道具を踏む体勢で、足指を一本ずつ伸ばしながら、ぶらぶらさせます。

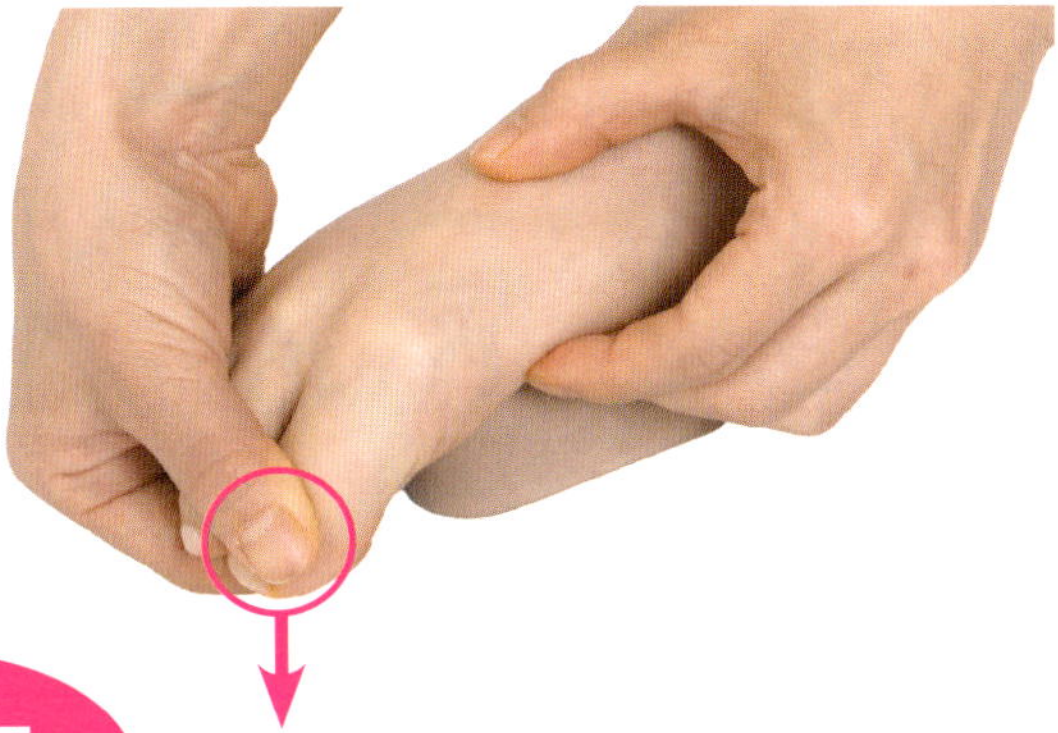

10回

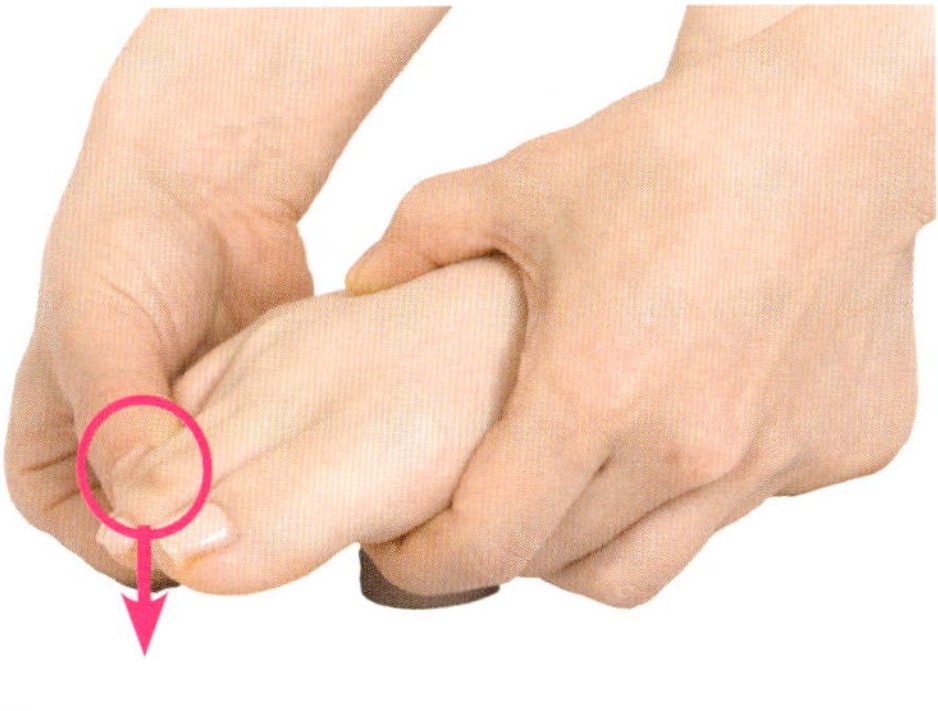

親指から始め、すべての足指を同様に10回ずつ動かしましょう。

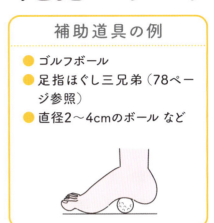

基本の足指ほぐし

その②

中足骨を動かす 足指ずらし

各指10回　1日2セット

この足指ずらしは、足指の動く範囲を広げる効果があります。中足骨から1本1本ていねいにほぐすイメージで行いましょう。

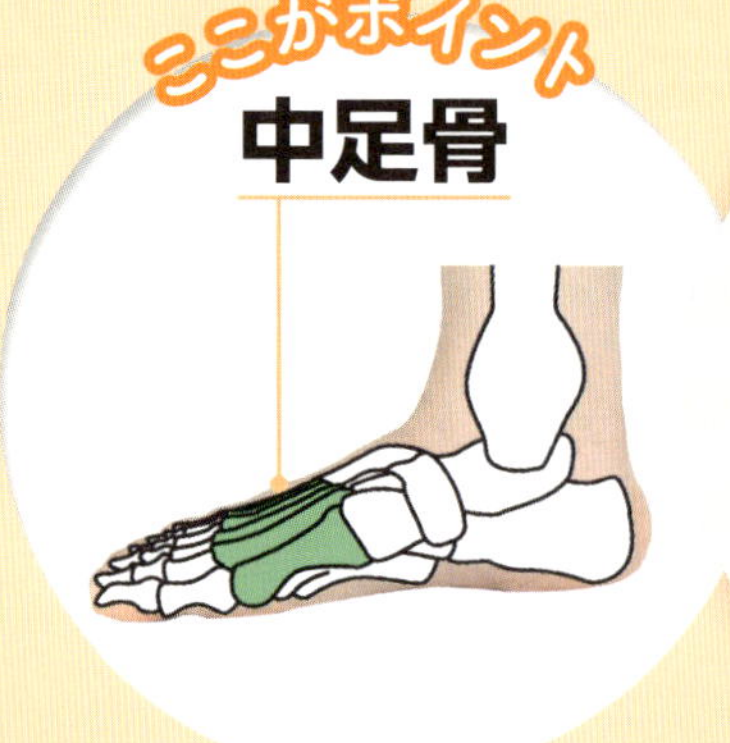

動画は
コチラ

スタートの姿勢 ① 床に座って

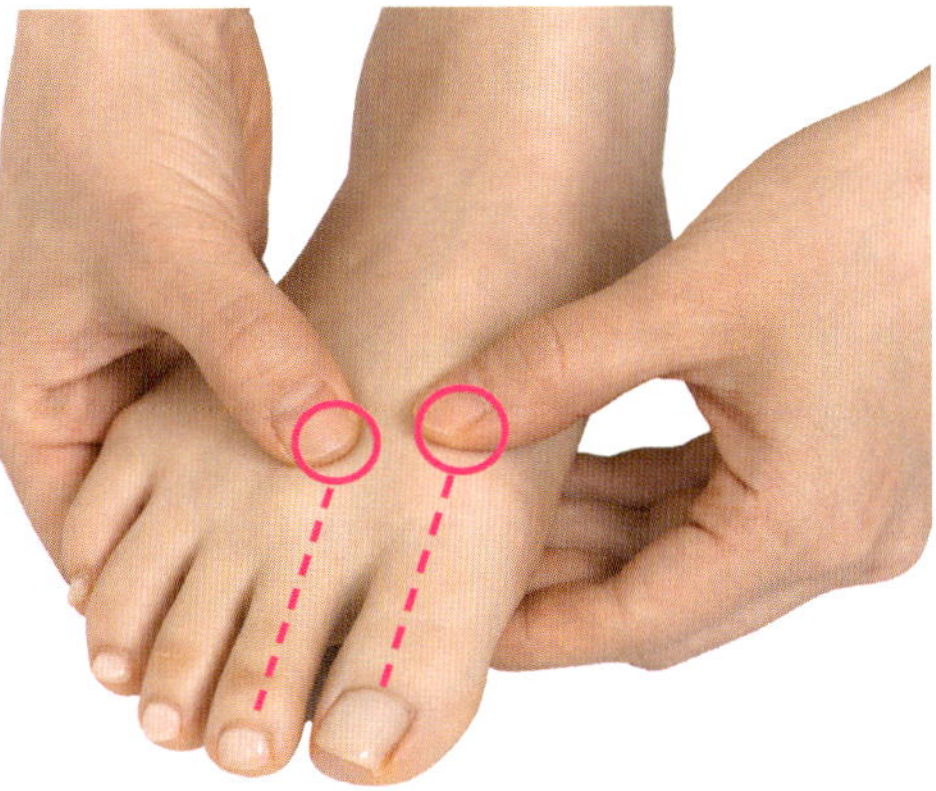

足指の付け根の中足骨の中心をつかみましょう。

苦しいときはイスで行いましょう

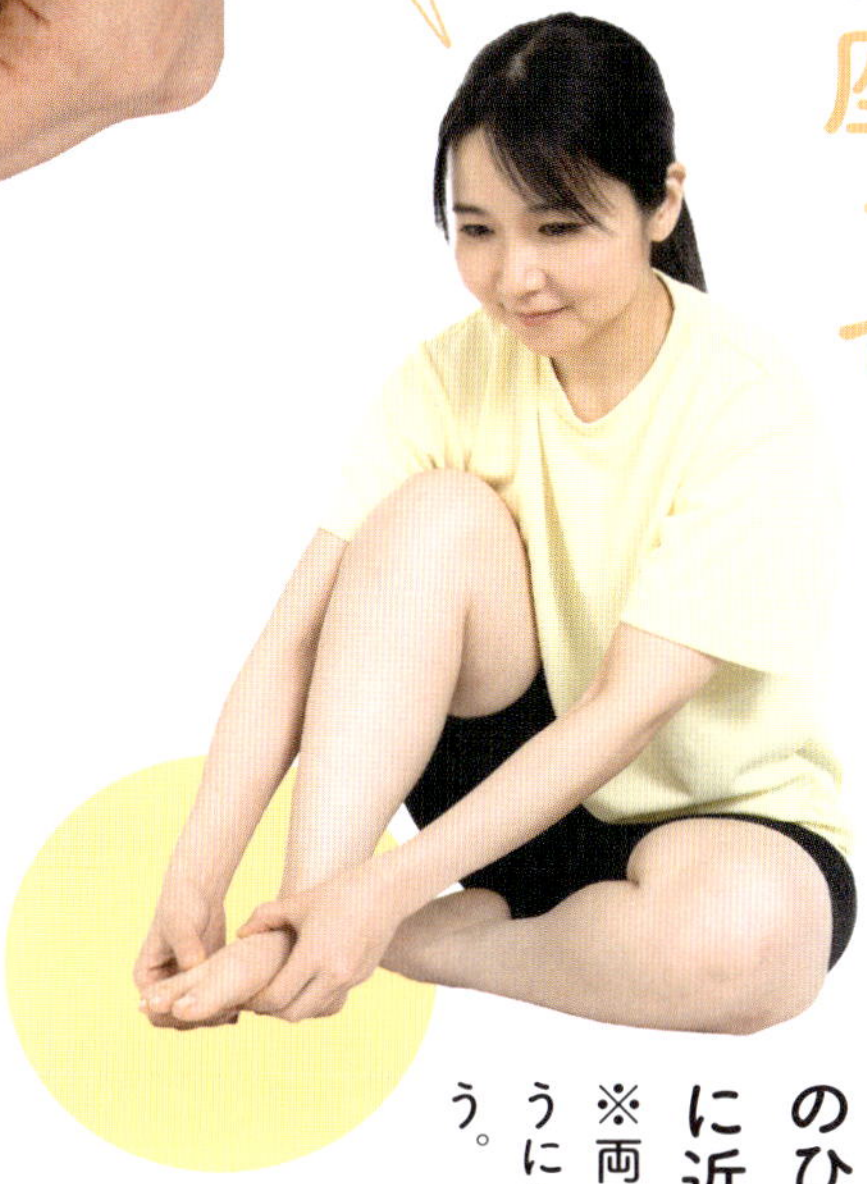

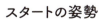

床に腰を下ろし、マッサージする足のひざを立て、体に近付けます。

※両手で足をはさむようにして、つかみましょう。

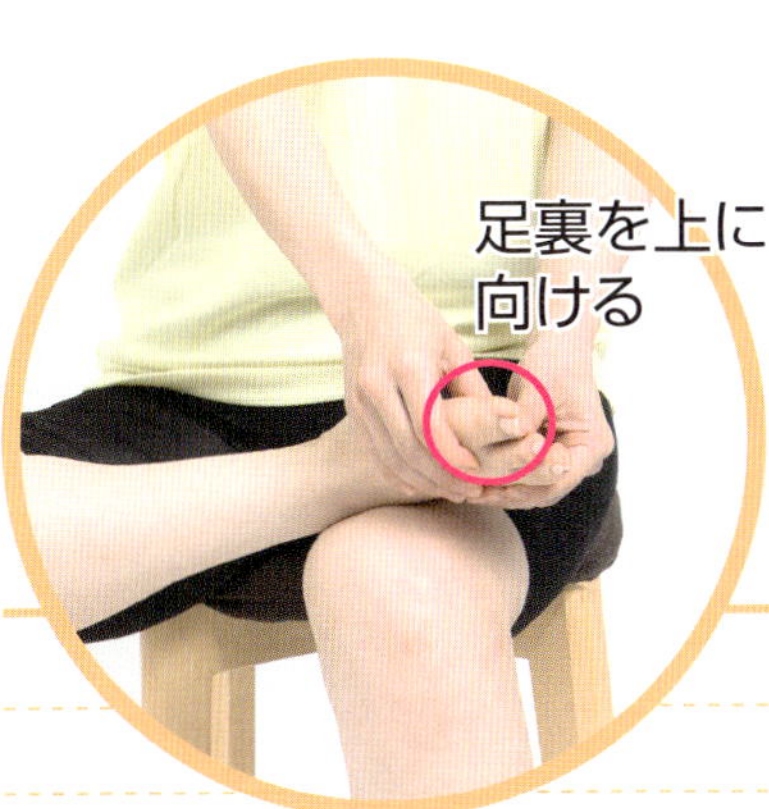

スタートの姿勢 イスに座って

イスに座って行う場合、足を太ももにのせ、足裏を上に向けます。

足指ずらし

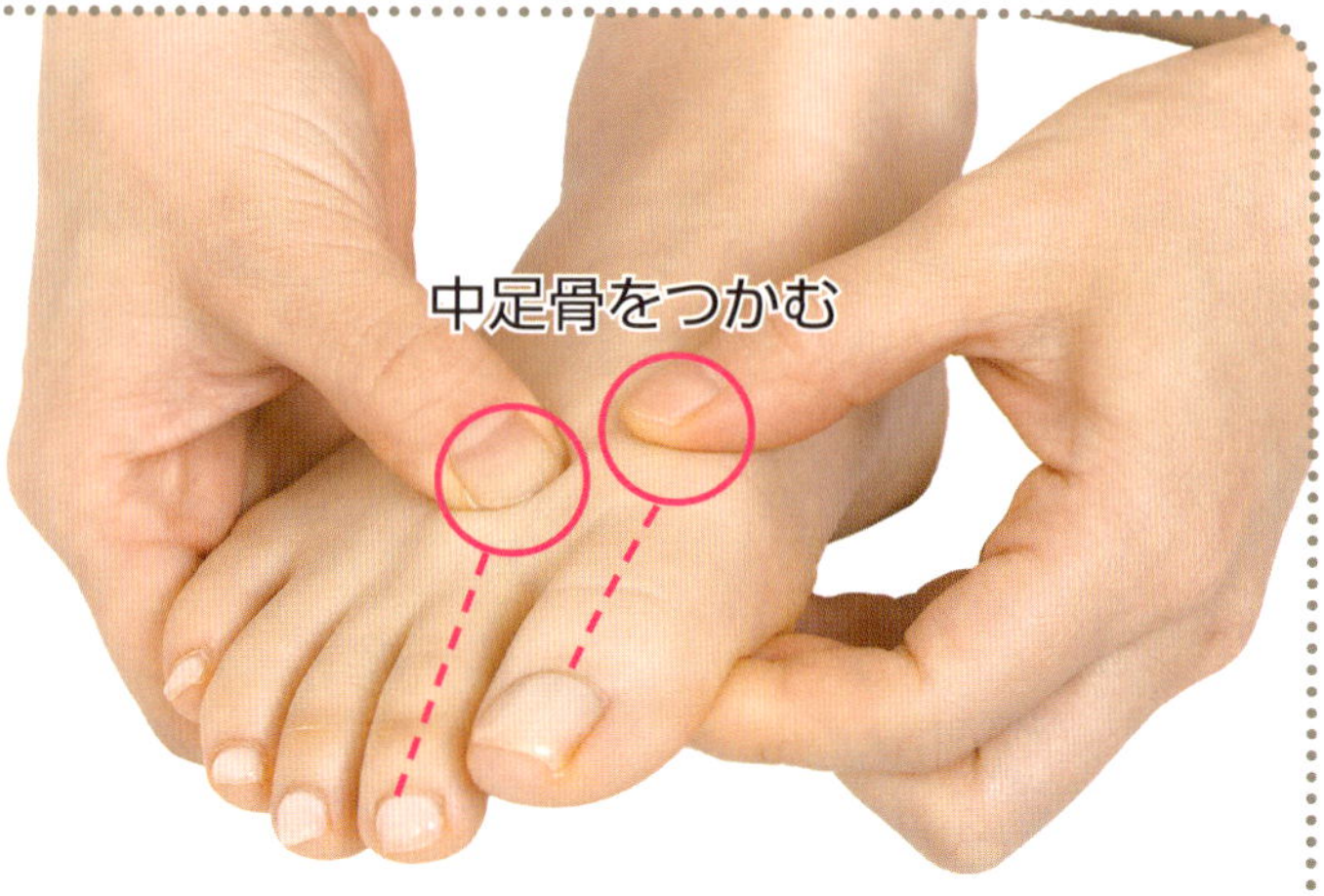
中足骨をつかむ

②

親指と人差し指の骨をつかみます。足指の付け根から2㎝足首よりに両手の親指をあてましょう。

10回

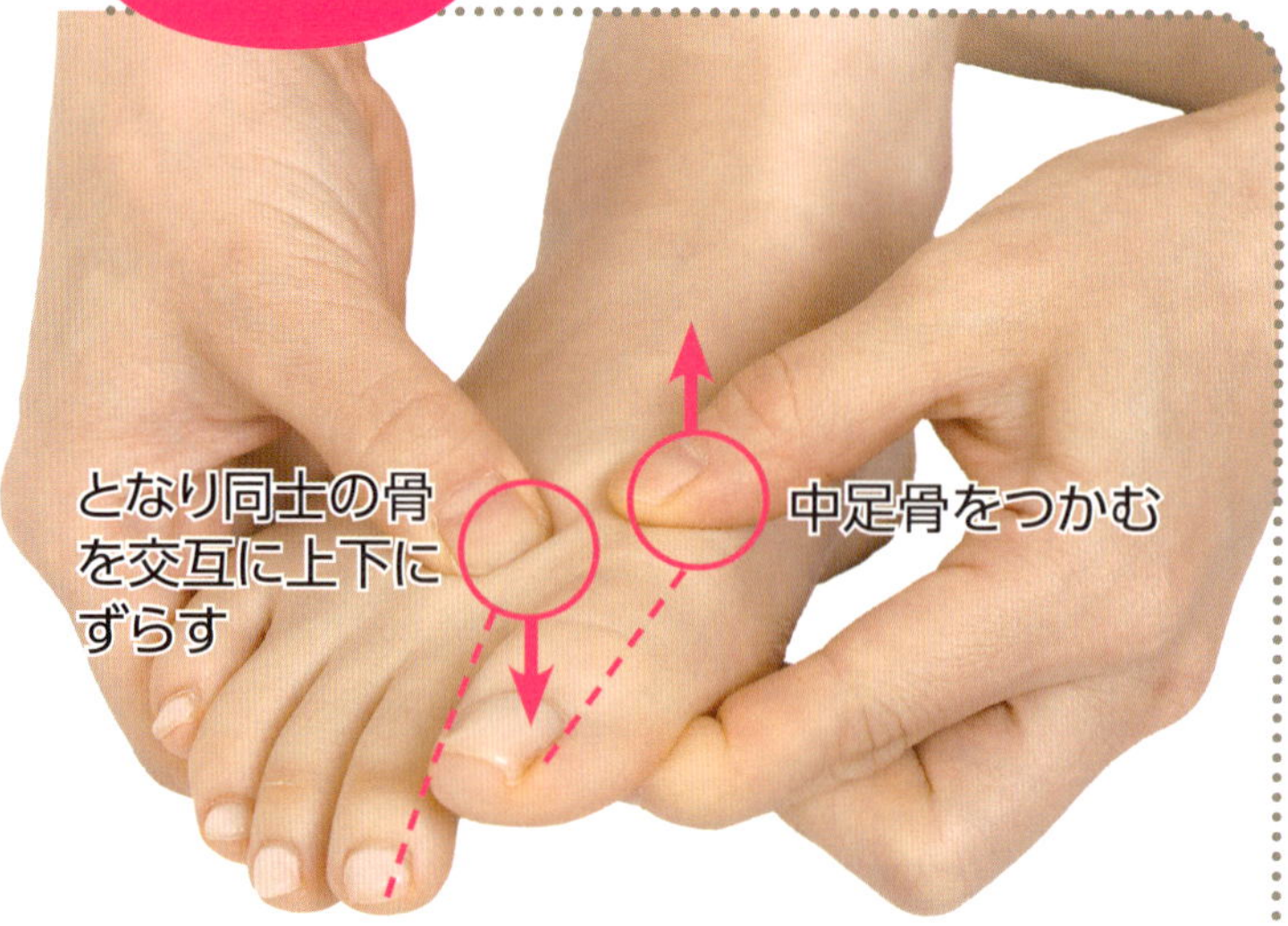
となり同士の骨を交互に上下にずらす
中足骨をつかむ

③

つかんだ位置で、足の親指と人差し指の骨を交互に10回、上下にずらして動かします。

④ 残りの指の間も同様に動かしましょう。

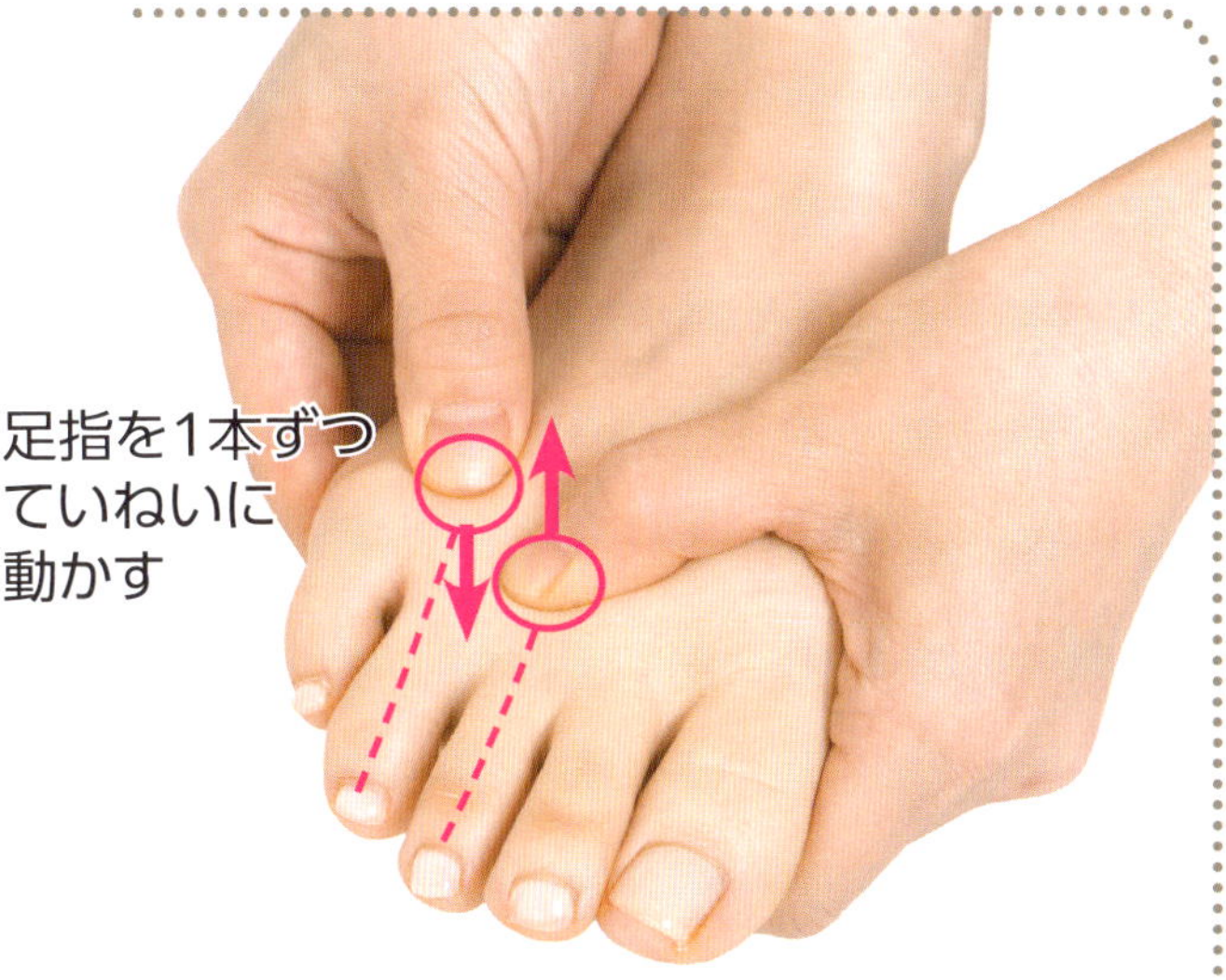
足指を1本ずつ
ていねいに
動かす

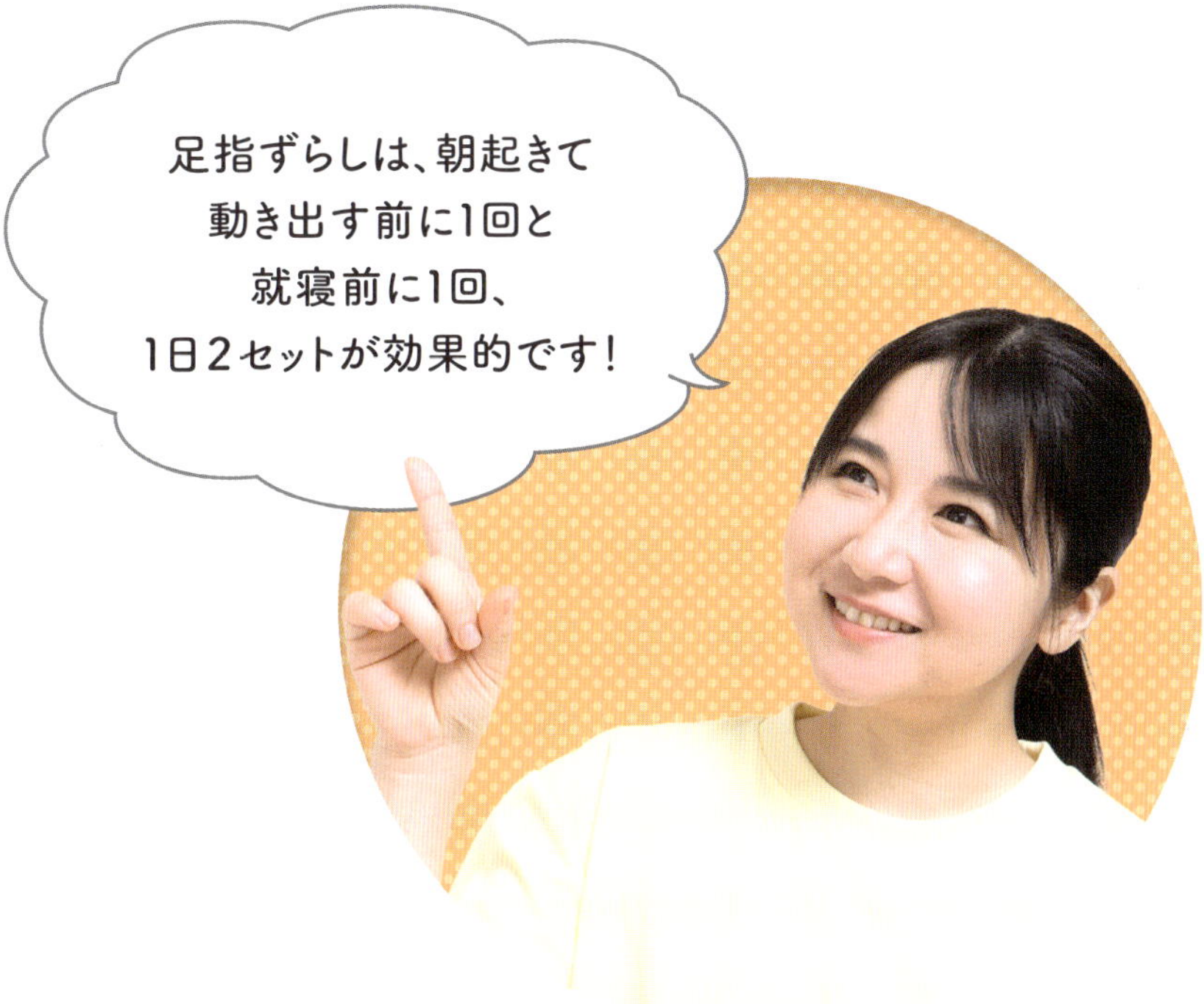
足指ずらしは、朝起きて
動き出す前に1回と
就寝前に1回、
1日2セットが効果的です！

基本の足指ほぐし

足指ずらし

ぽん先生の ワンポイントアドバイス

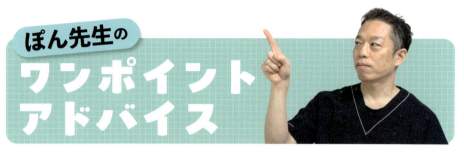

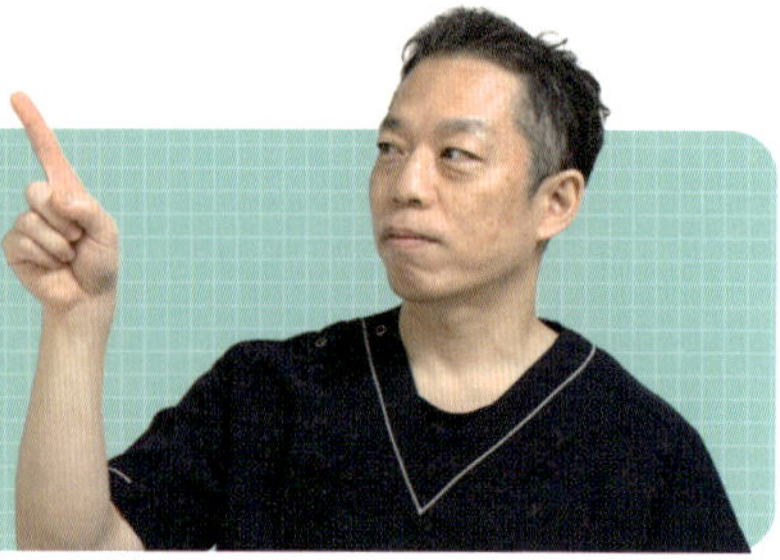

足指ずらしで中足骨を動かしましょう。

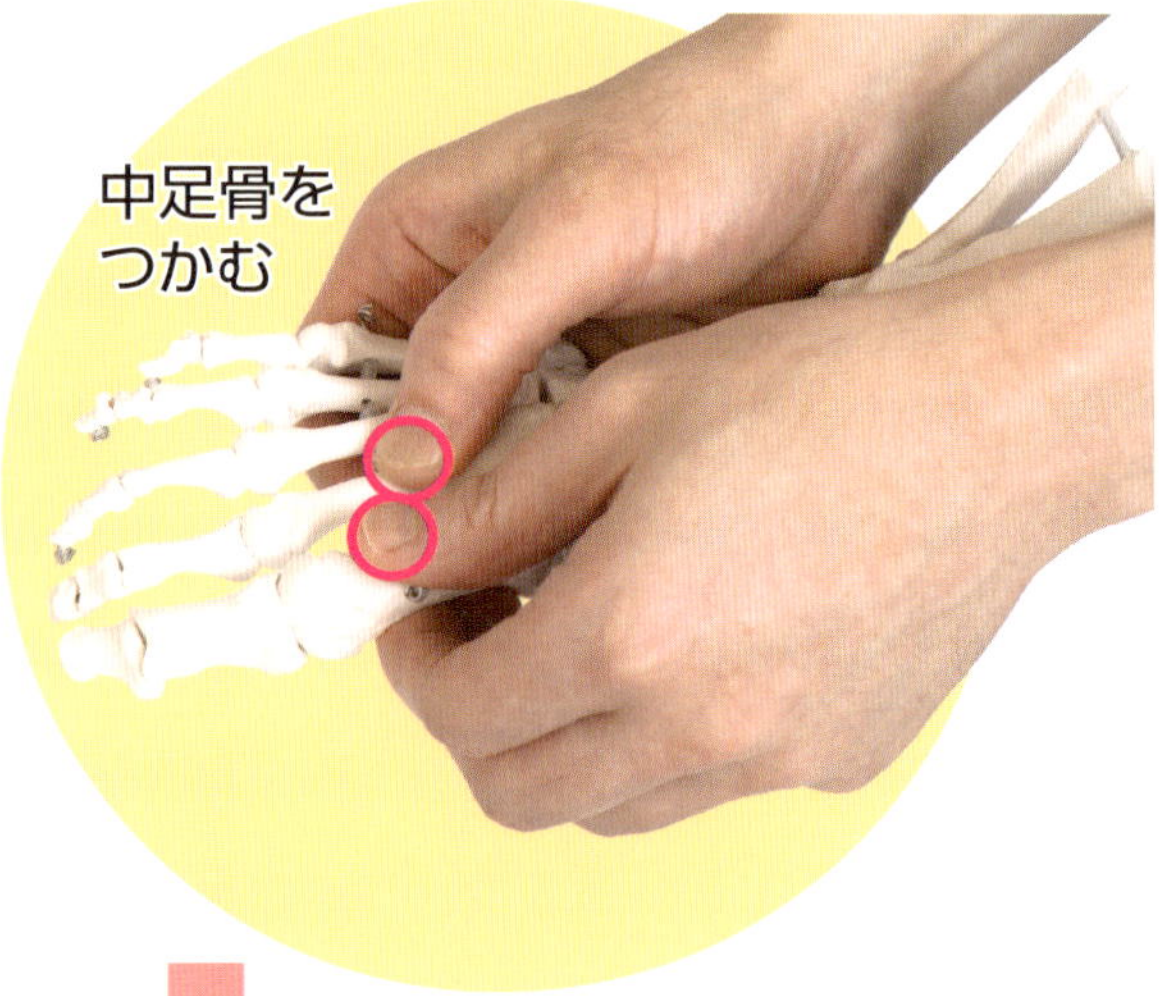

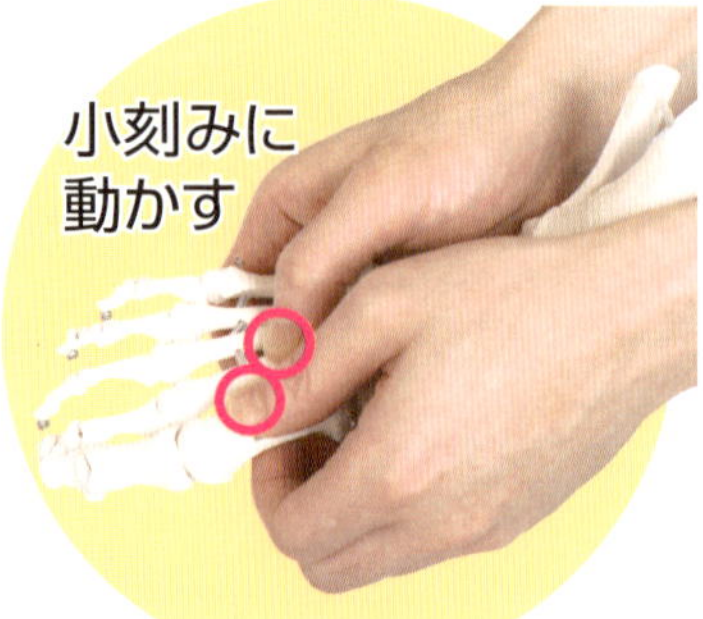

最初は親指と人差し指の骨を交互にずらし、次にすべての指の骨を動かしていきましょう。

ポイント

- 足先の力を抜き、中足骨の動きを感じましょう。
- 大きくは動かない部分なので、小刻みにぐりぐりと動かすイメージで。
- 左右の手で同じ位置の骨をつかみましょう。

補助道具を使った足指ずらし

足指ほぐし三兄弟の場合

セッティング

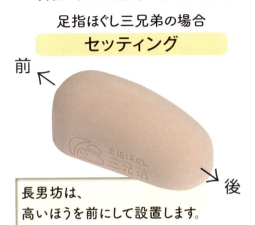

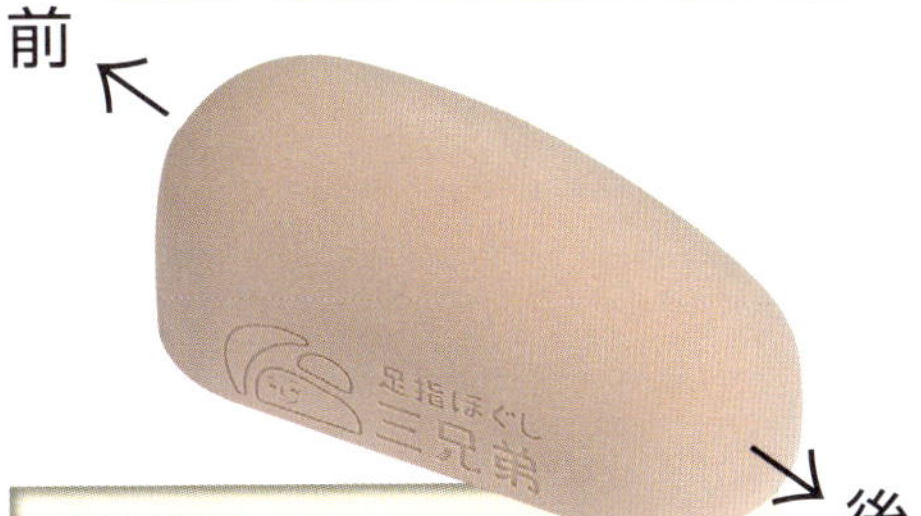

長男坊は、
高いほうを前にして設置します。

補助道具の例

- ゴルフボール
- 足指ほぐし三兄弟（78ページ参照）
- 直径2～4cmのボール など

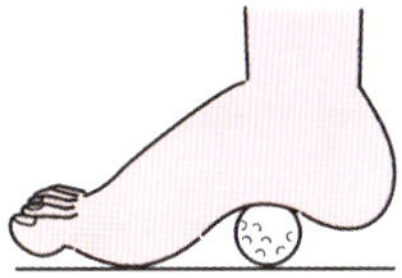

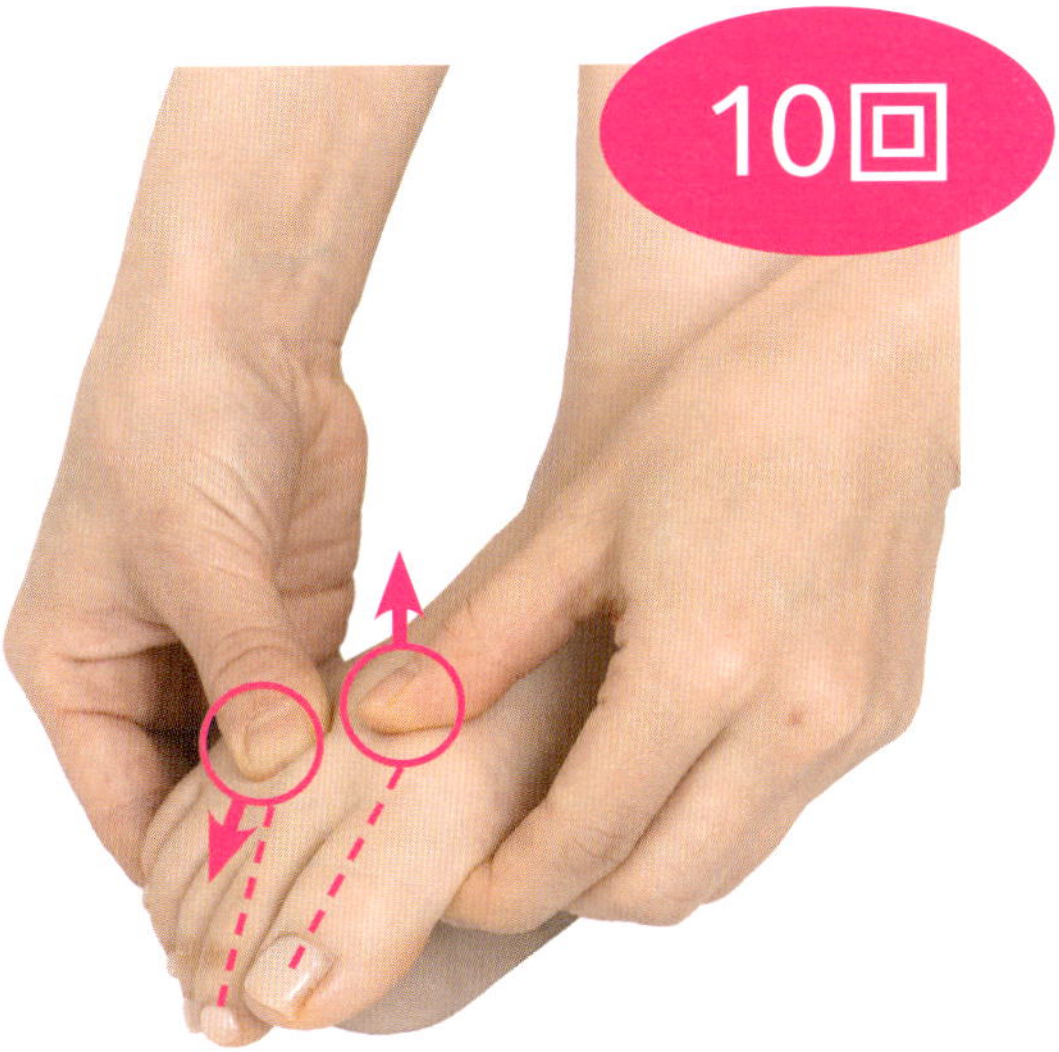

となり同士の足指の骨
を交互に上下にずらす

補助道具を踏む体勢で、足指の骨を上下にずらすように動かします。

親指と人差し指の間から始め、すべての足指の骨を同様に10回ずつぐりぐりとずらしましょう。

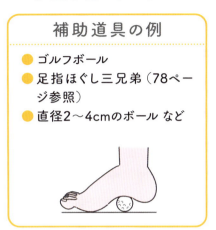

基本の足指ほぐし

その③

足の横アーチを取り戻す 足指ブリッジ

左右各１往復　１日２セット

この足指ブリッジは、足本来の正しい接地を取り戻す効果があります。足の親指から小指までの横のアーチを取り戻しましょう。

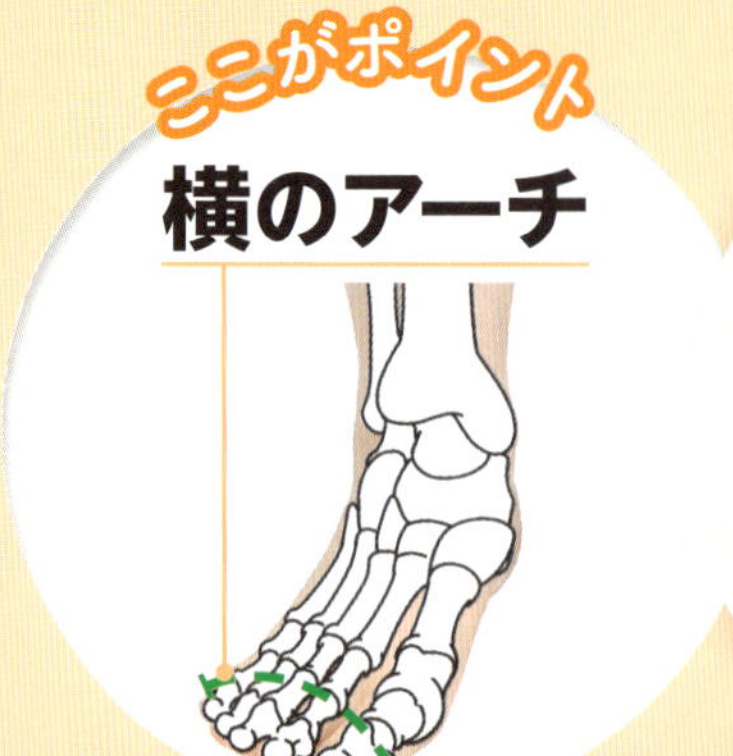

動画はコチラ

スタートの姿勢 ① 床に座って

両手の親指は足の親指と小指に沿わせて伸ばします。

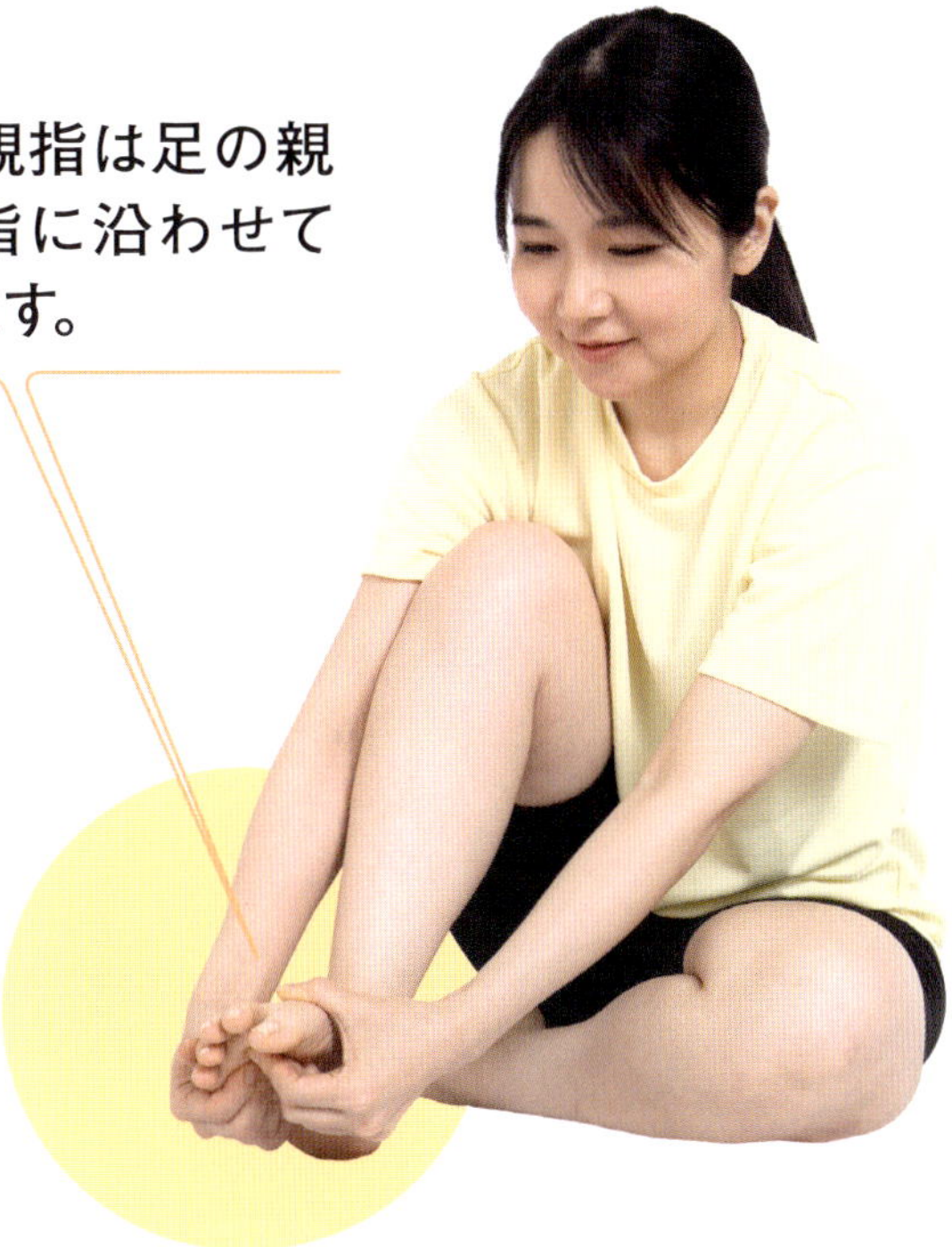

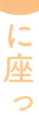

床に腰を下ろし、マッサージする足のひざを立て、体に近付けます。両方の手のひらで足を包むようにして、しっかりとつかみます。手の親指の付け根からしっかりと持ちます。親指以外で足裏の中心を押さえます。

足裏を上に向ける

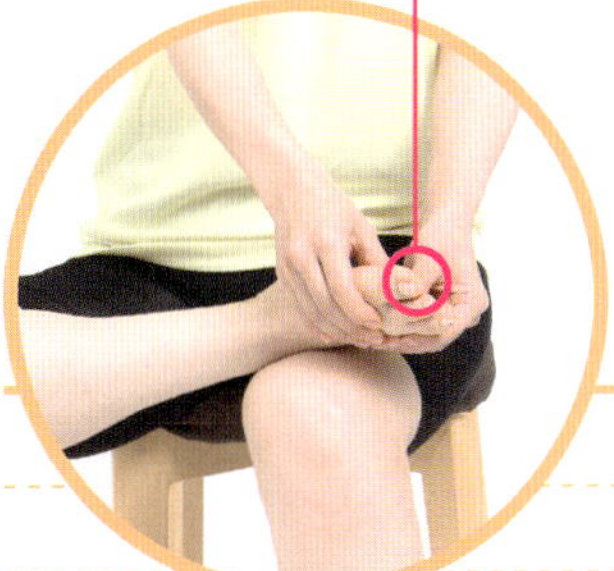

スタートの姿勢 イスに座って

イスに座って行う場合、足を太ももにのせ、足裏を上に向けます。

足指ブリッジ

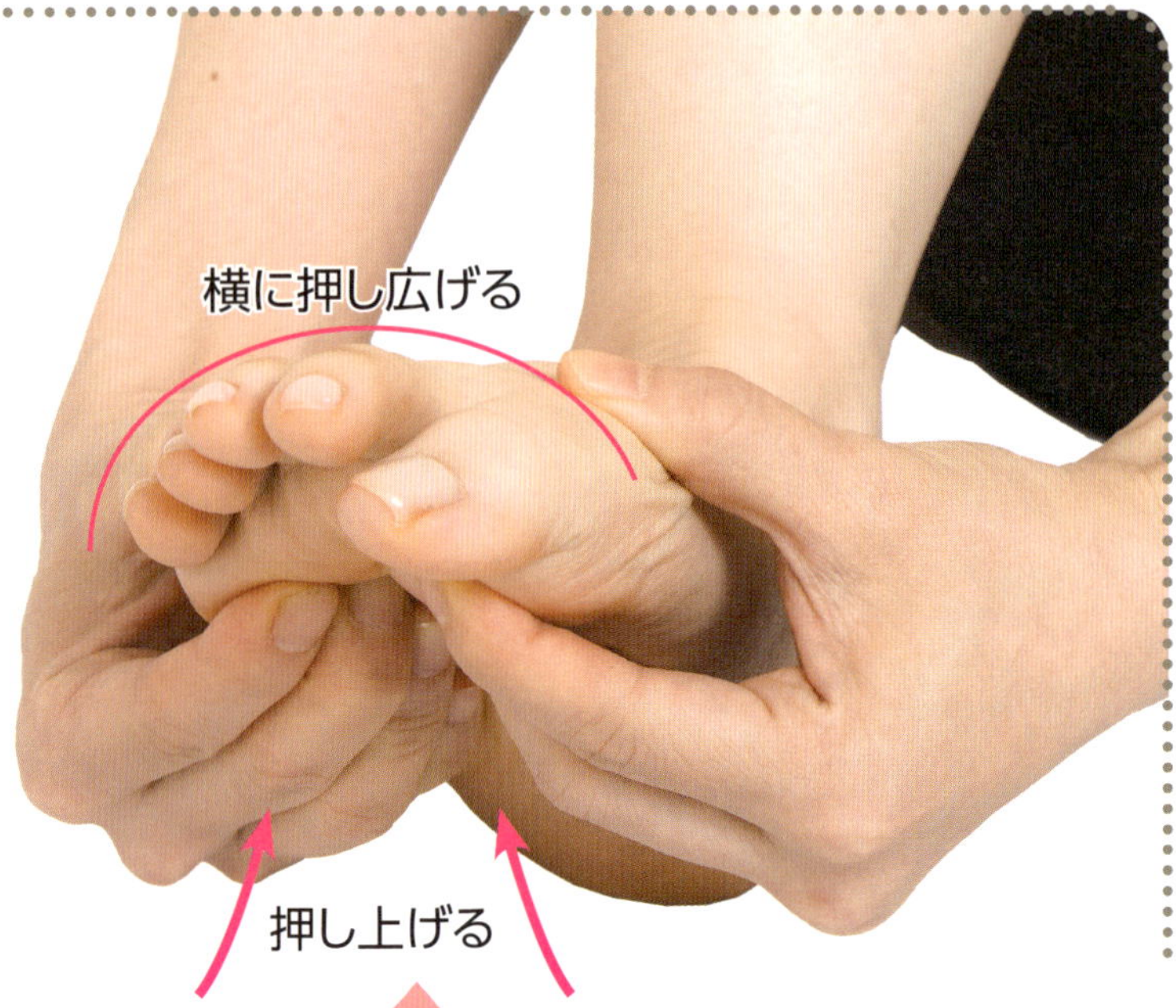

②

手のひらと指全体で足を横に押し広げます。親指以外の指は足裏の中心を押し上げます。

1往復

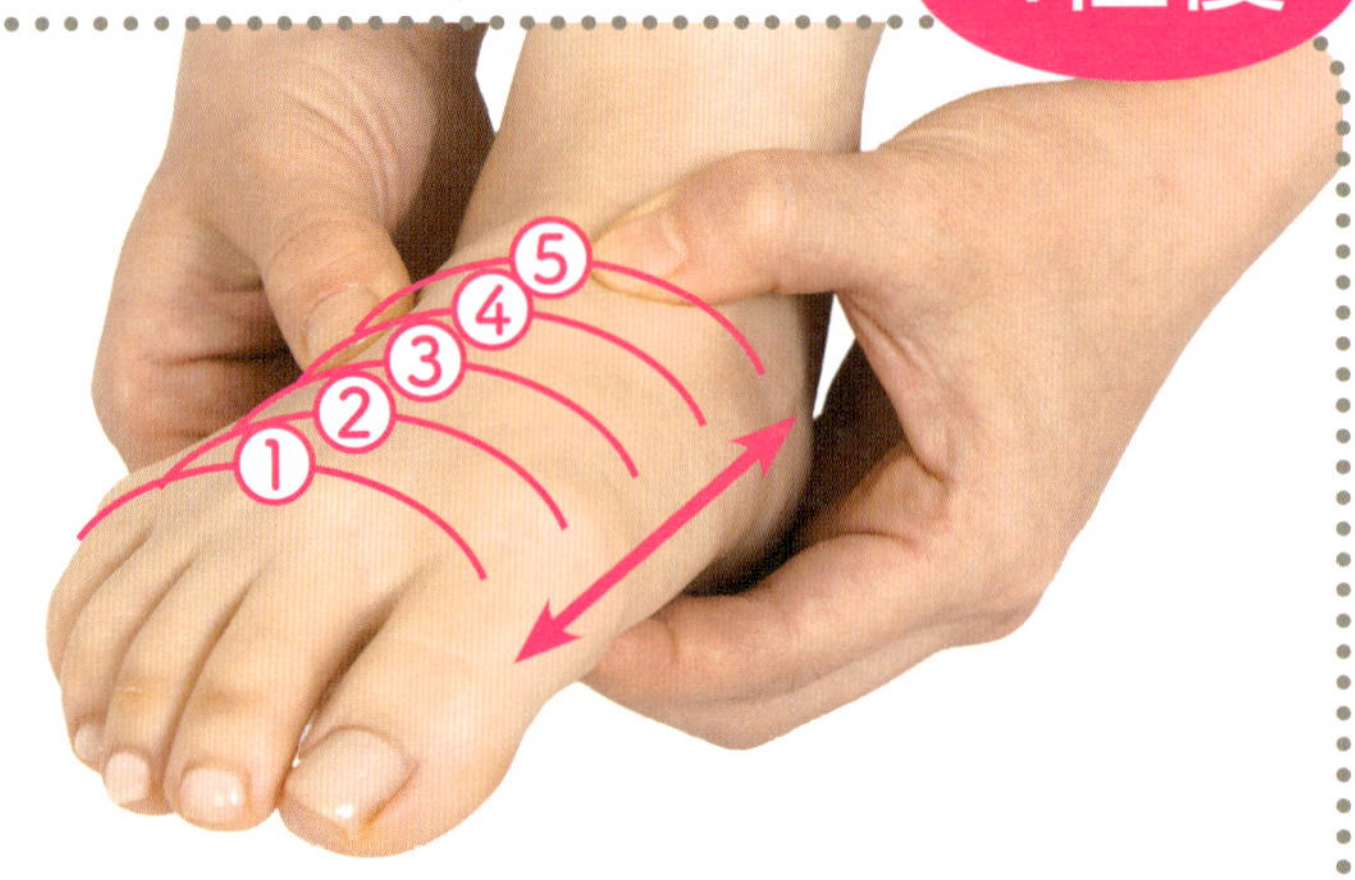

③

5回かけて手を少しずつかかとのほうへ動かします。5回かけてもう一度指先のほうへ戻します。

かかとの近くまで広げるつもりで行いましょう。

※かかとに近づくと動きは小さくなります。

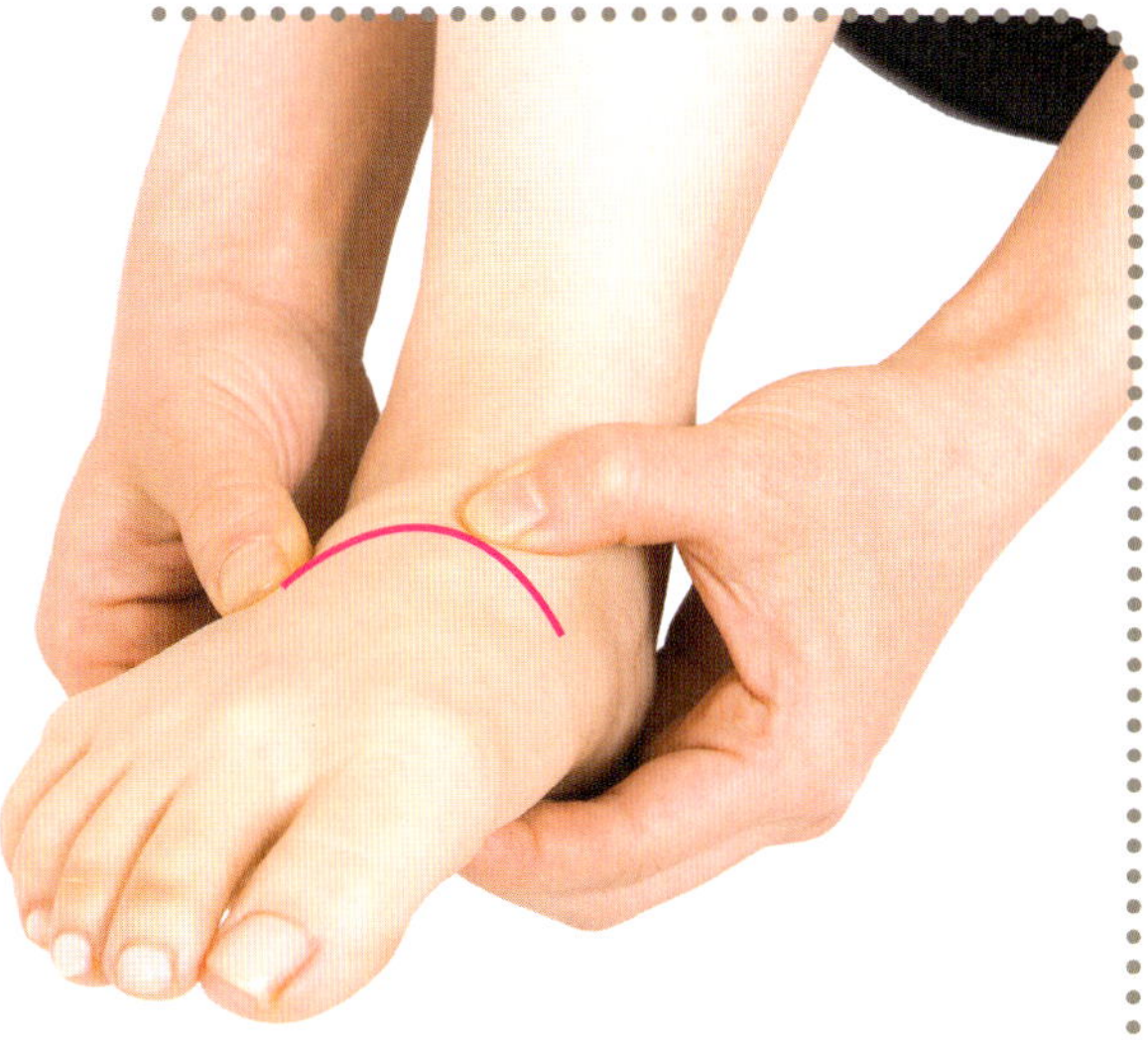

足指ブリッジで
足の横のアーチを取り戻しましょう。
朝起きて動き出す前に1回と就寝前に1回、
1日2セットが効果的です！

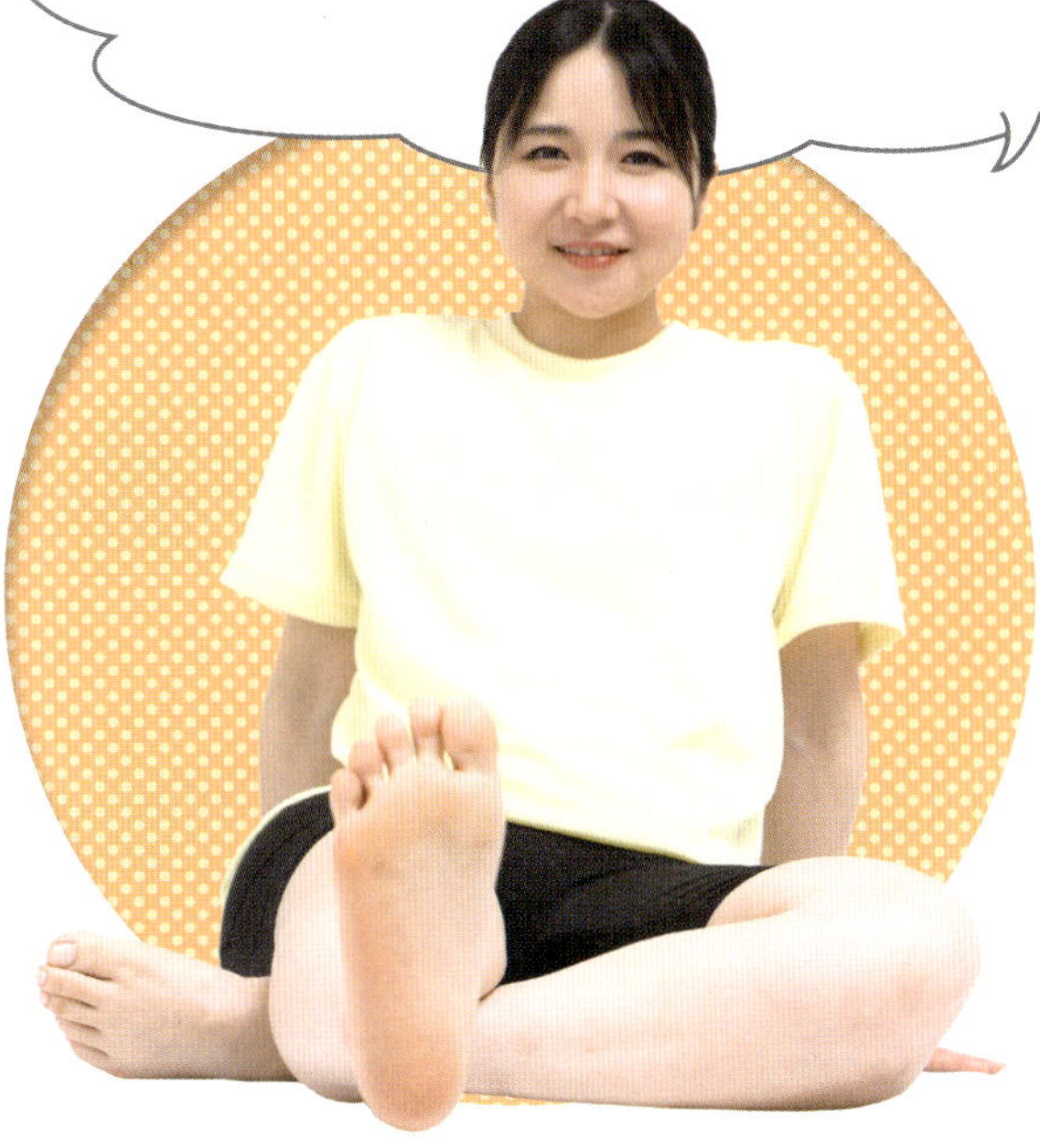

足指ブリッジ

ぽん先生のワンポイントアドバイス

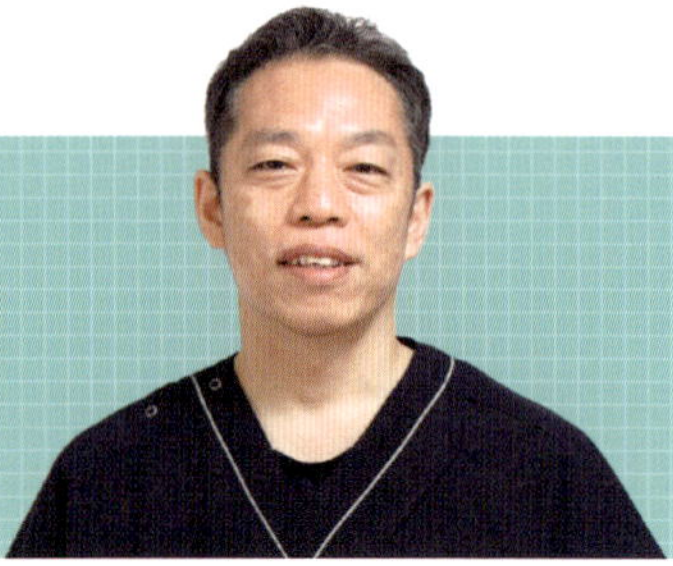

足指ブリッジは中足骨の骨と骨の間を広げるイメージで行います。
親指は足の甲側を横に広げ、残りの指は足裏の中心から押し上げます。

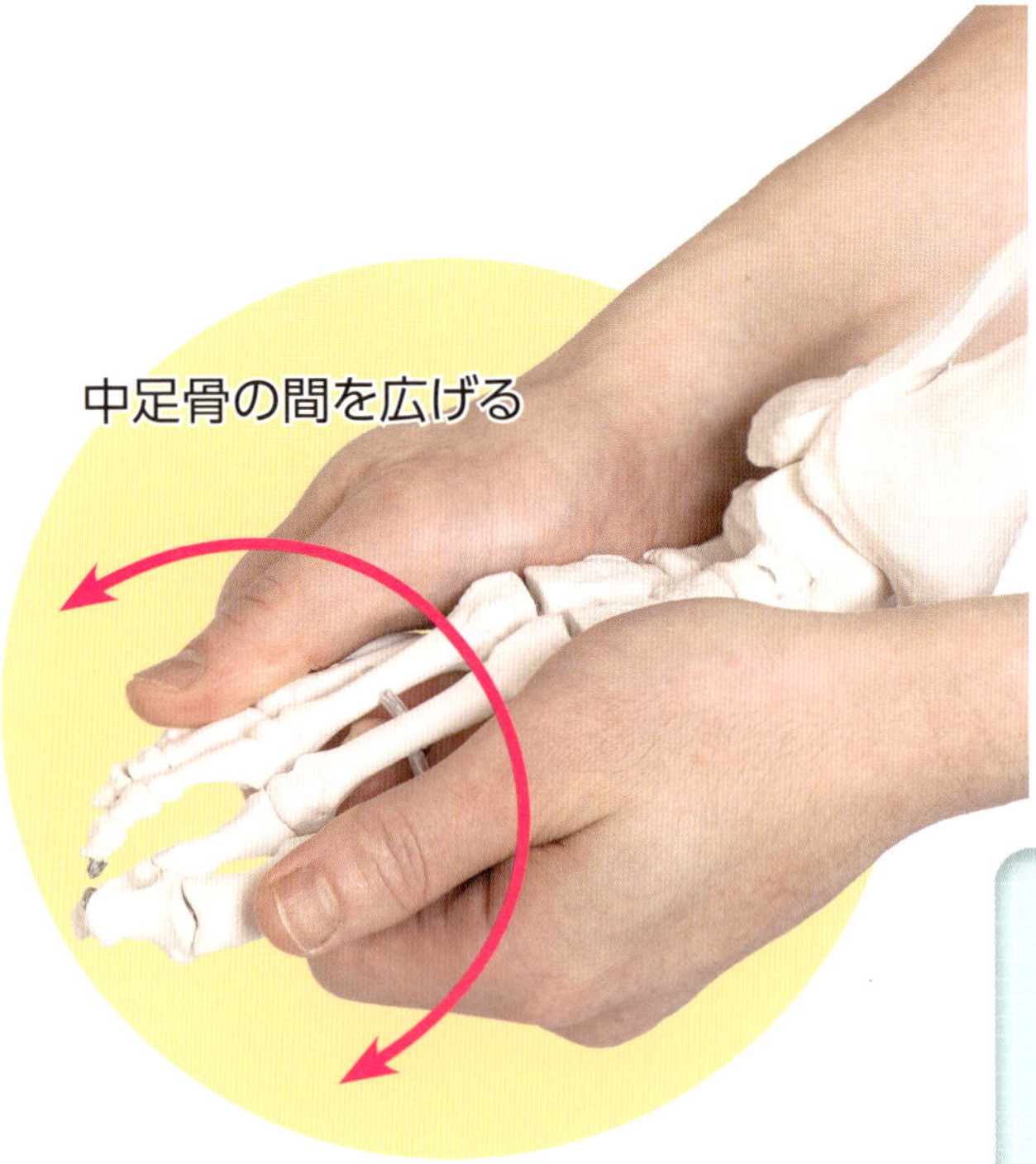

ポイント

- 親指と小指を基部にした横アーチの形をよみがえらせます。
- 足の裏側から足の中指を押し上げましょう。
- 足の骨と骨の間を広げるイメージで。

補助道具を使った足指ブリッジ

足指ほぐし三兄弟の場合

セッティング

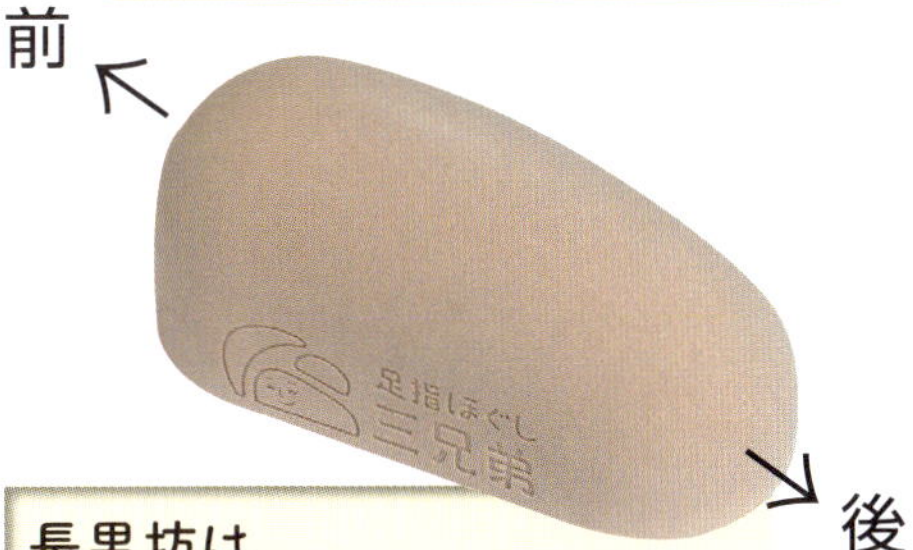

長男坊は、
高いほうを前にして設置します。

補助道具の例

- ゴルフボール
- 足指ほぐし三兄弟（78ページ参照）
- 直径2～4cmのボール など

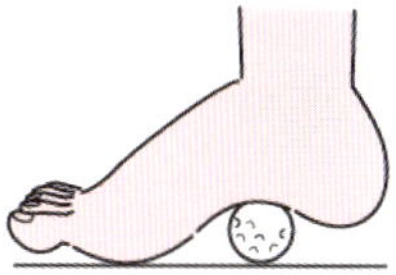

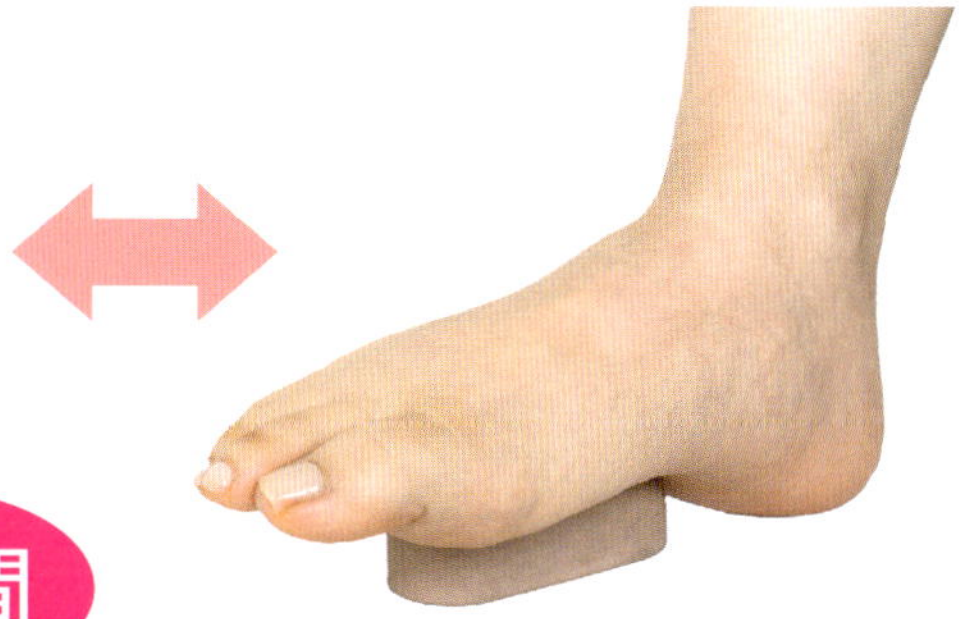

補助道具を足裏に置き、そのまま踏みつけた状態で足指全体を曲げて握ります。

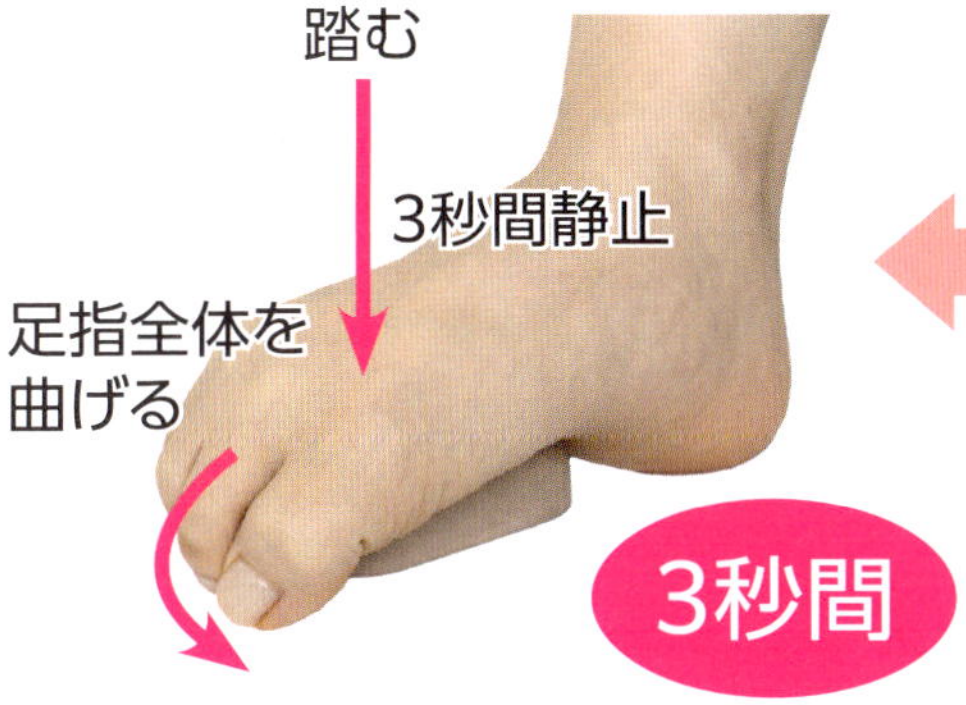

3秒間静止して戻します。これを5回繰り返しましょう。

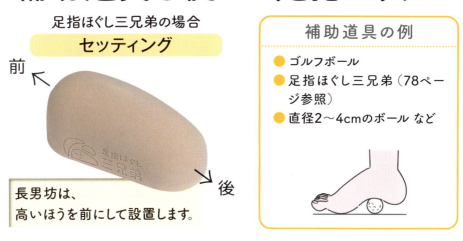

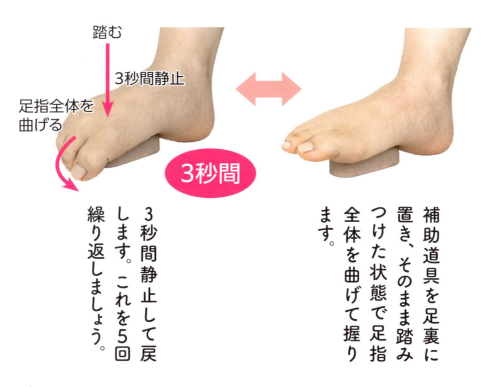

基本の足指ほぐし

その④

足底筋を刺激する足指つかみ

左右各20秒間　1日2セット

この足指つかみは、足底筋を刺激し、重心を整える効果があります。足の甲を押して、足裏の縦のアーチをつくるイメージで行いましょう。

ここがポイント

縦のアーチ

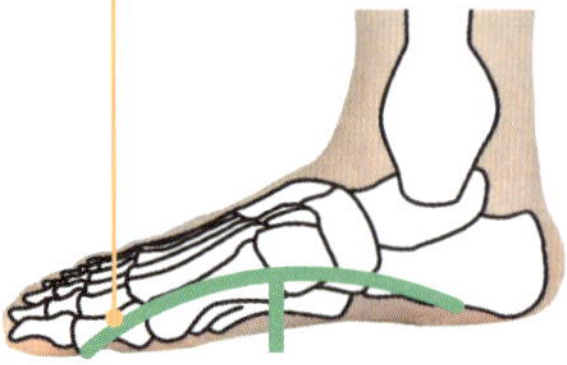

動画はコチラ

スタートの姿勢 1 床に座って

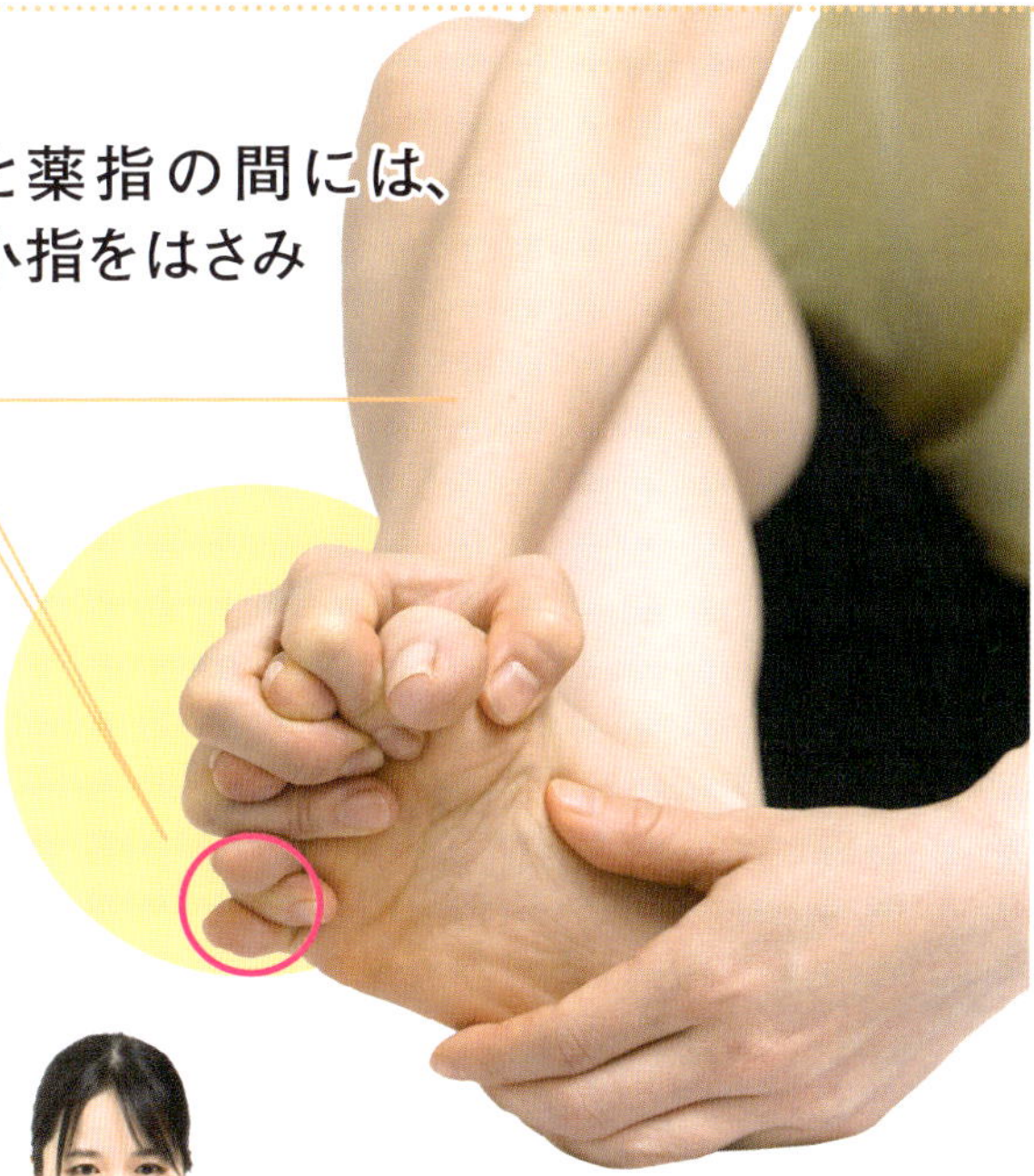
小指と薬指の間には、手の小指をはさみます。

床に座り、マッサージする足のひざを立て、体に近付けます。足指の間に同じ側の手の小指から人差し指までをはさみます。

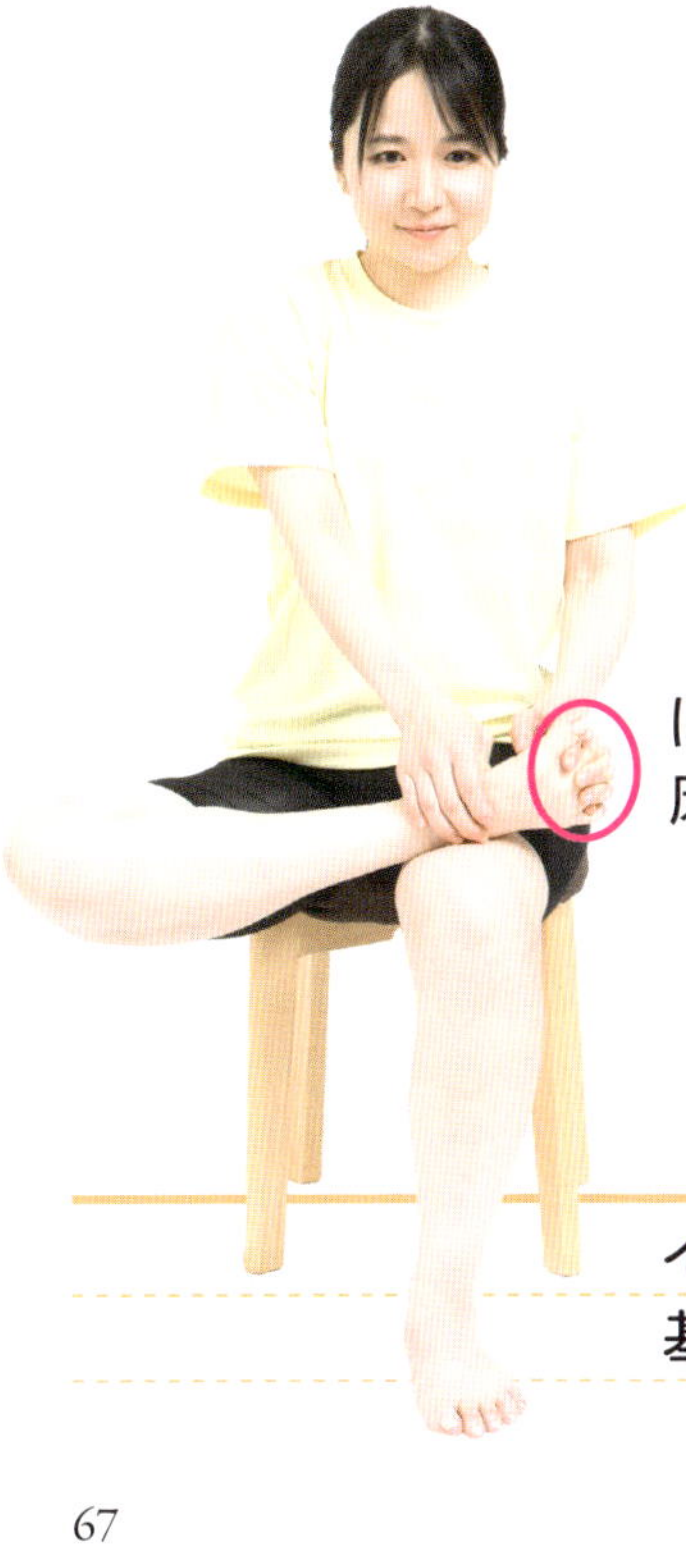
はさむ手が床と逆になる

スタートの姿勢 イスに座って

イスに座って行う場合、足を太ももにのせ、基本姿勢とは逆の手の指を足指にはさみます。

足指つかみ

②

足指の間に手の指を浅くはさみます。

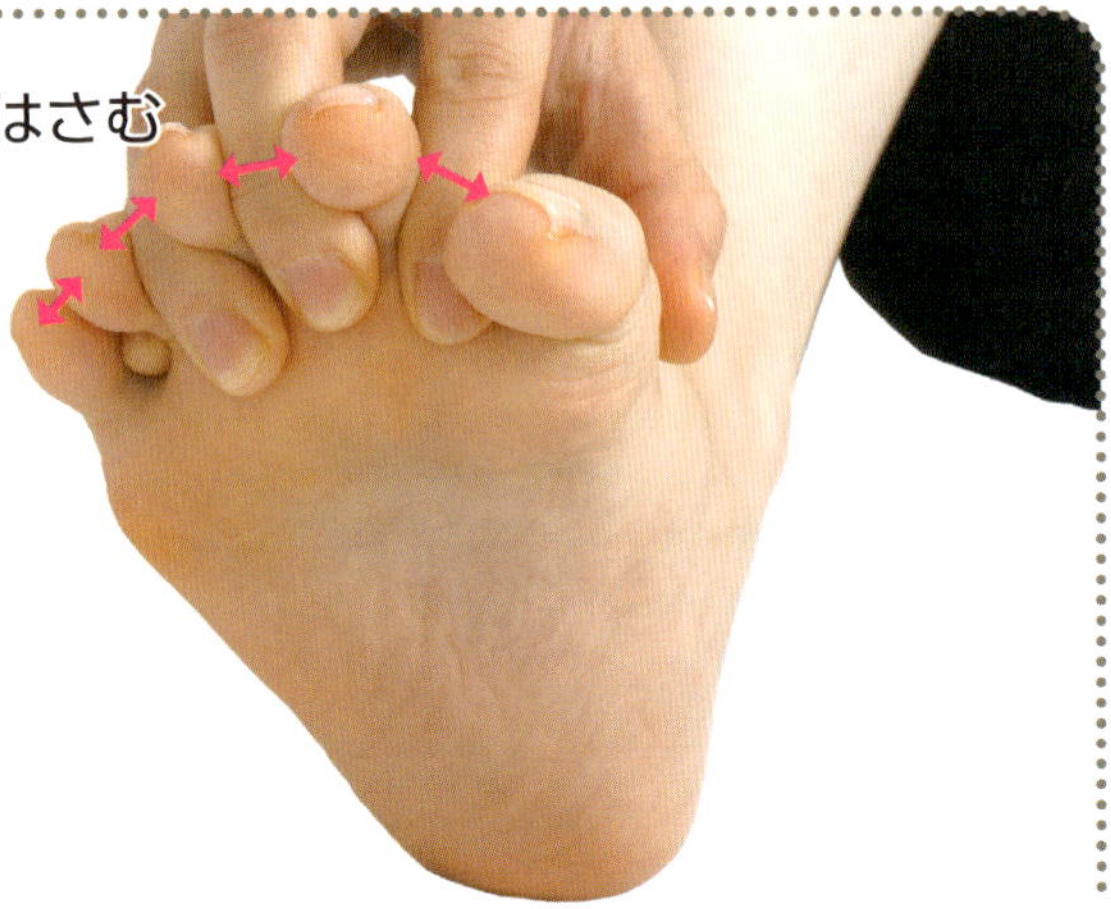

20秒間

足指と甲を伸ばします。逆側の手を添えて上から押します。20秒間キープしましょう。

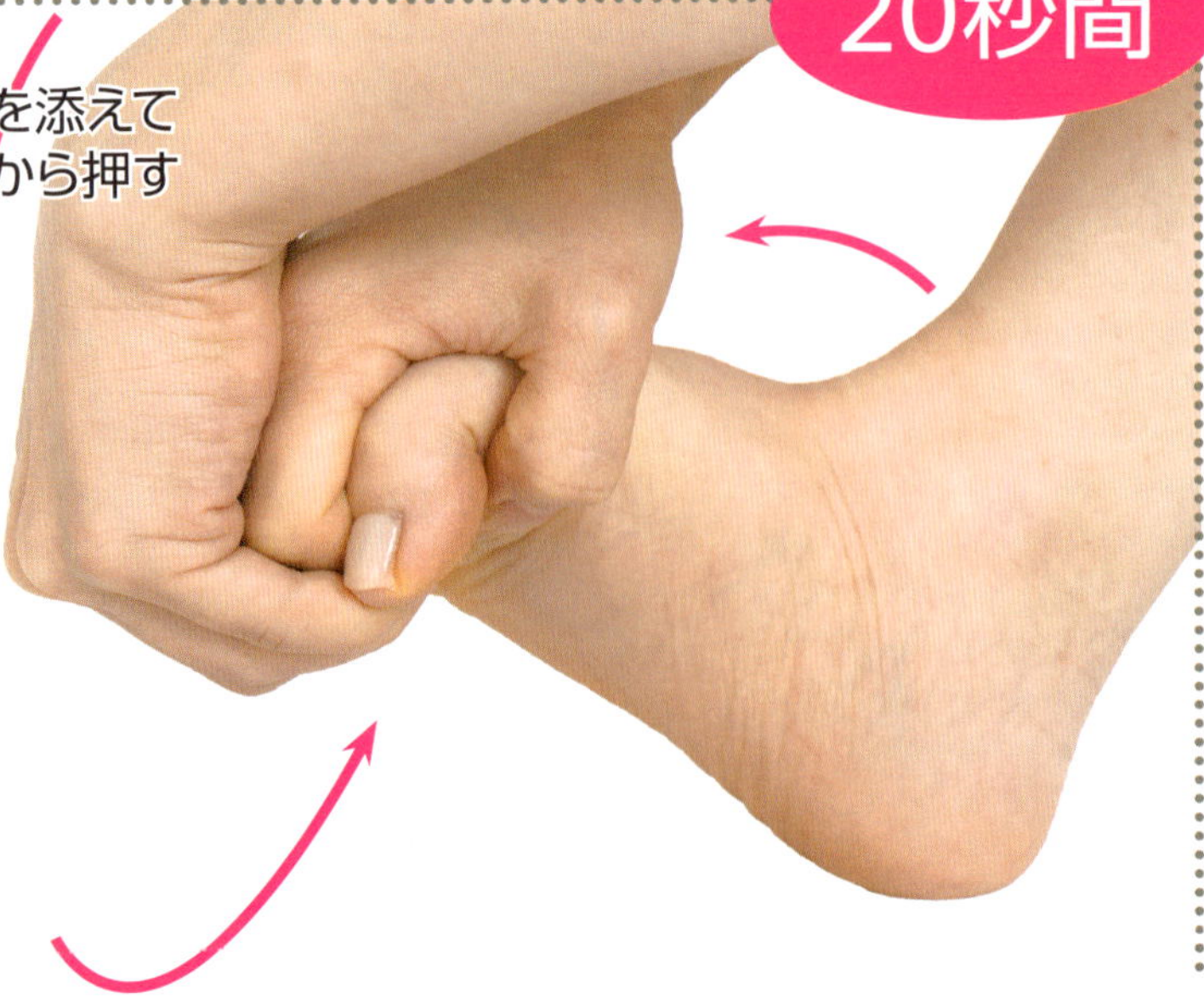

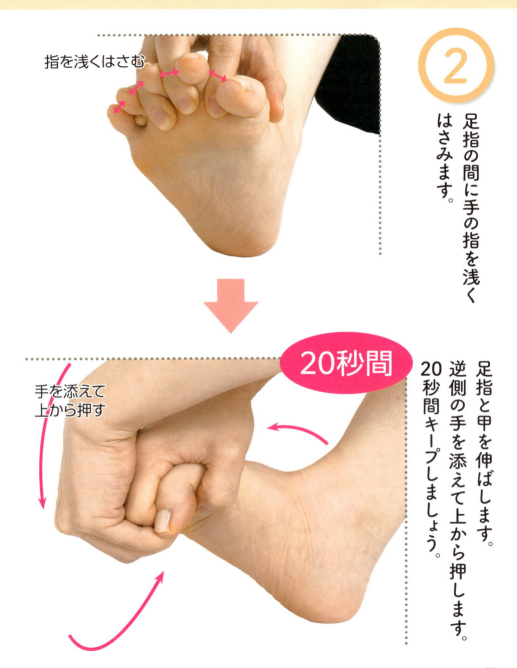

3

手の指をはさむと痛い場合は、無理にすべての足指の間にはさまず、手のひらで足指全体を包むようにしましょう。

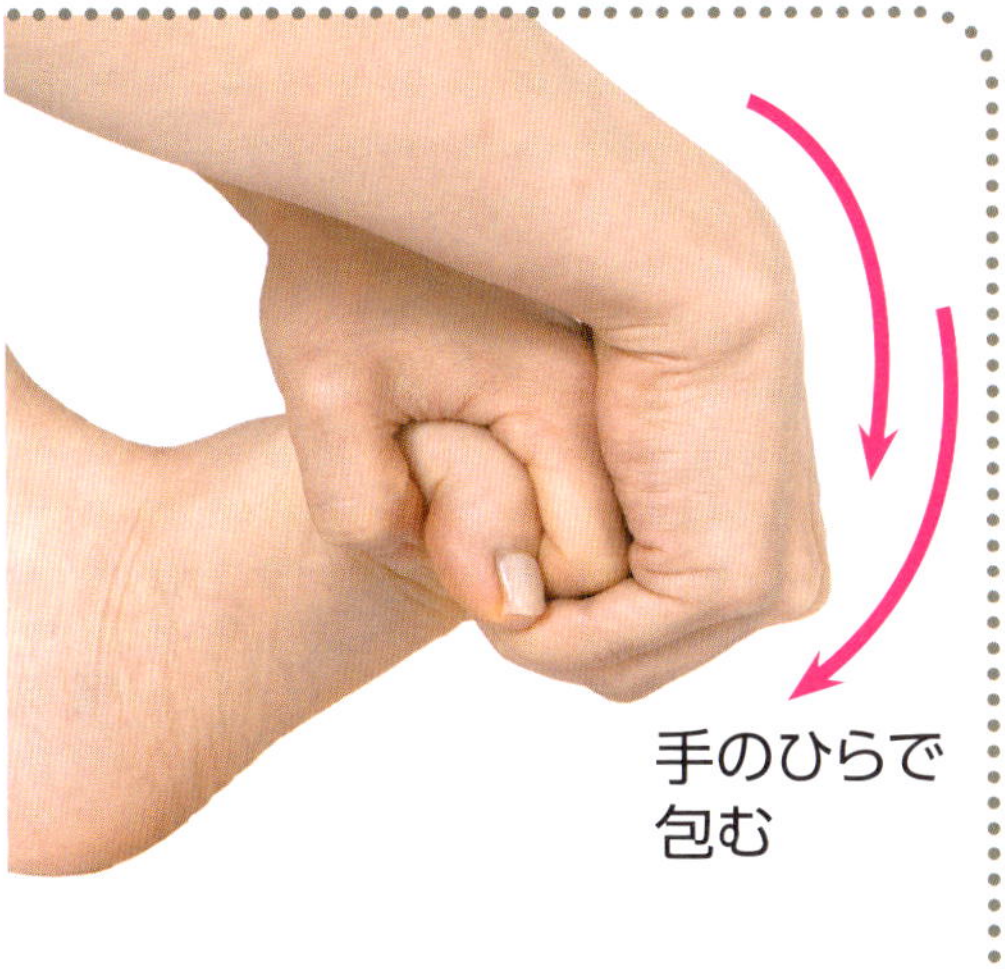
手のひらで
包む

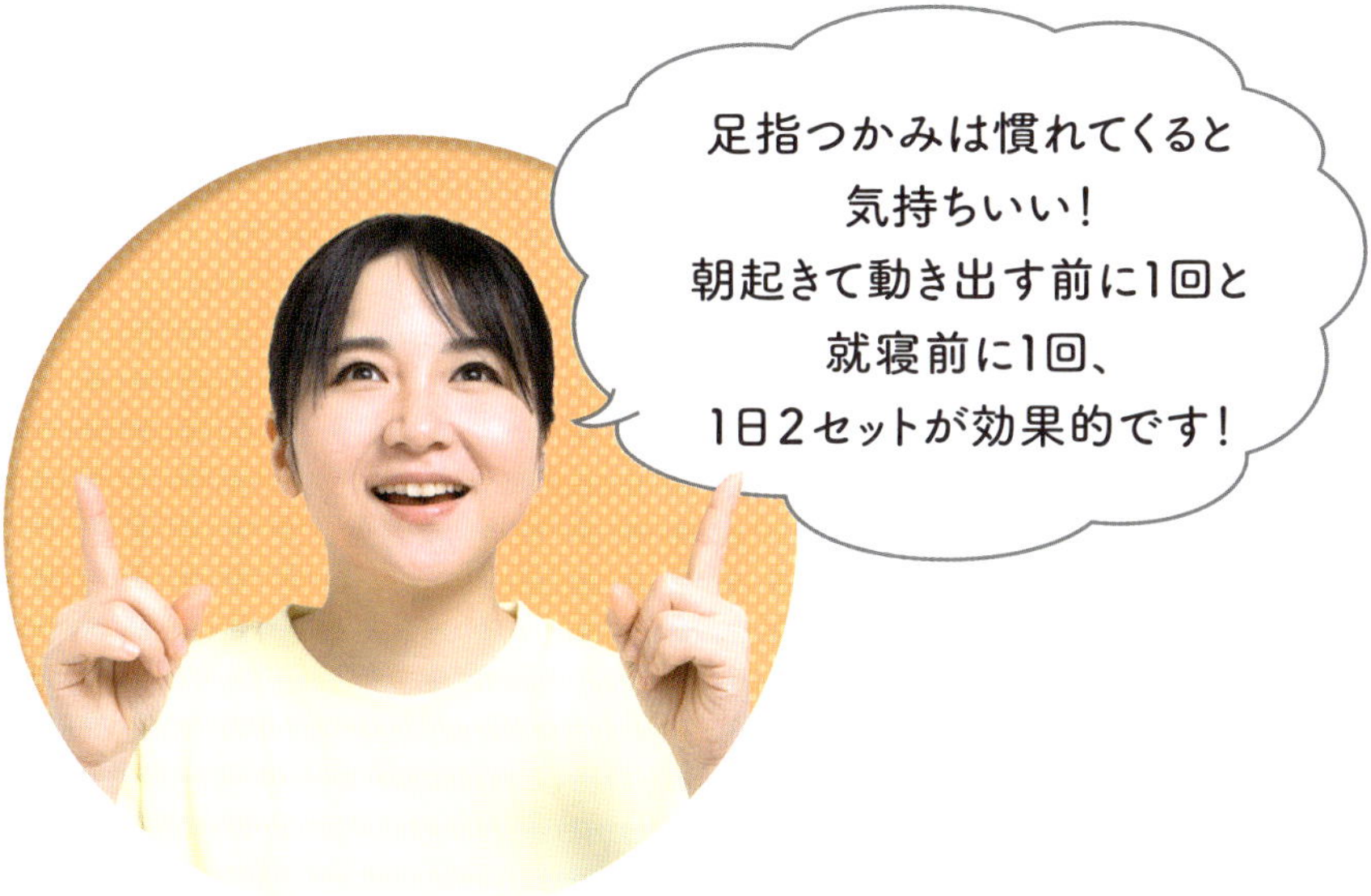
足指つかみは慣れてくると
気持ちいい！
朝起きて動き出す前に1回と
就寝前に1回、
1日2セットが効果的です！

足指つかみ

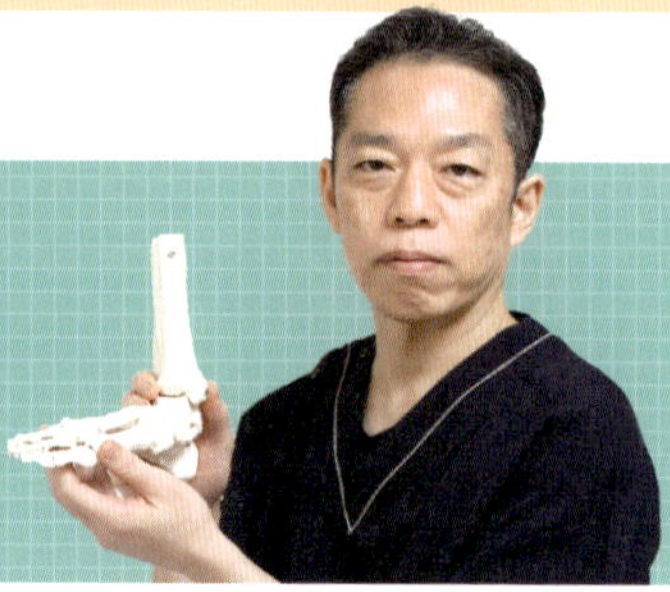

ぽん先生の ワンポイントアドバイス

足裏側から手を回す方法

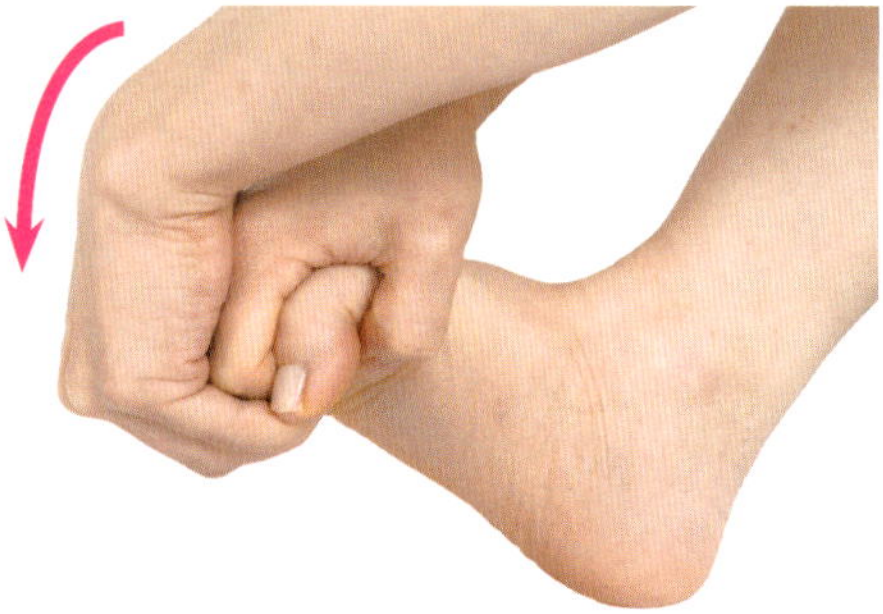

足指つかみで足裏にある足底筋を刺激します。足指をつかんだまま、もう一方の手のひらで足の甲を押しましょう。

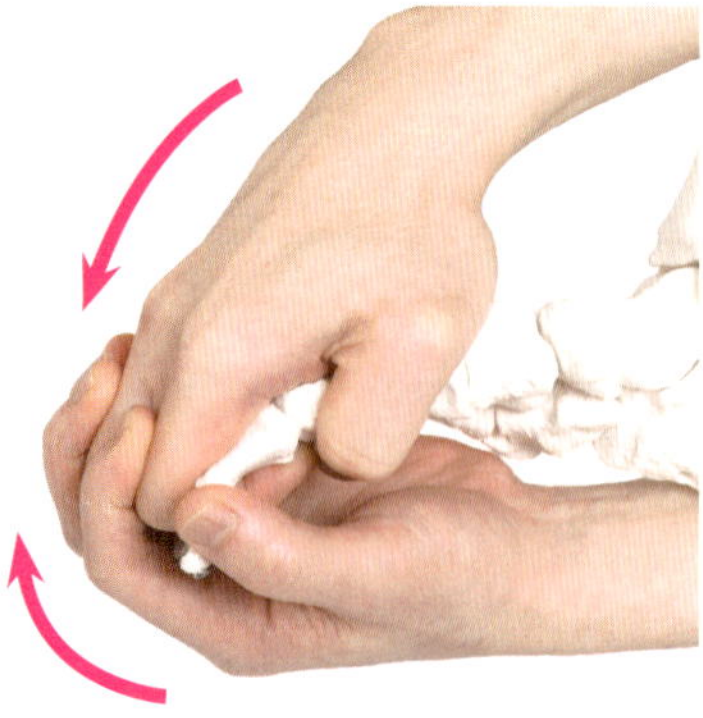

足の甲の押し方には左の写真のように、もう一方の手を足裏の側から回して、上の手をサポートする方法もあります。

ポイント

- 足指の先とかかとでアーチをつくるイメージ。
- 手のひらで足の甲を押しましょう。

補助道具を使った足指つかみ

足指ほぐし三兄弟の場合

セッティング

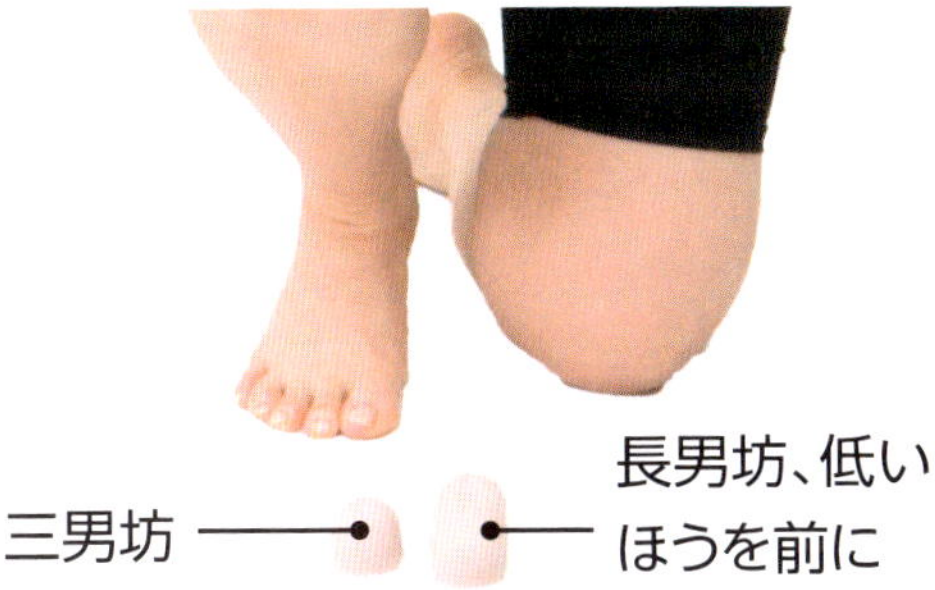

長男坊を内側に、三男坊を外側に設置します。 ※長男坊は前が低くなるように。

補助道具の例

- ゴルフボール
- 足指ほぐし三兄弟（78ページ参照）
- 直径2～4cmのボール など

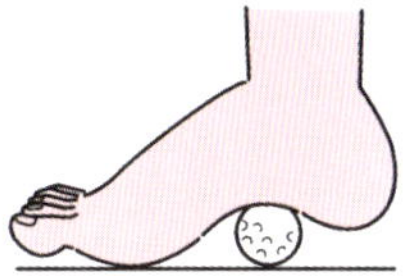

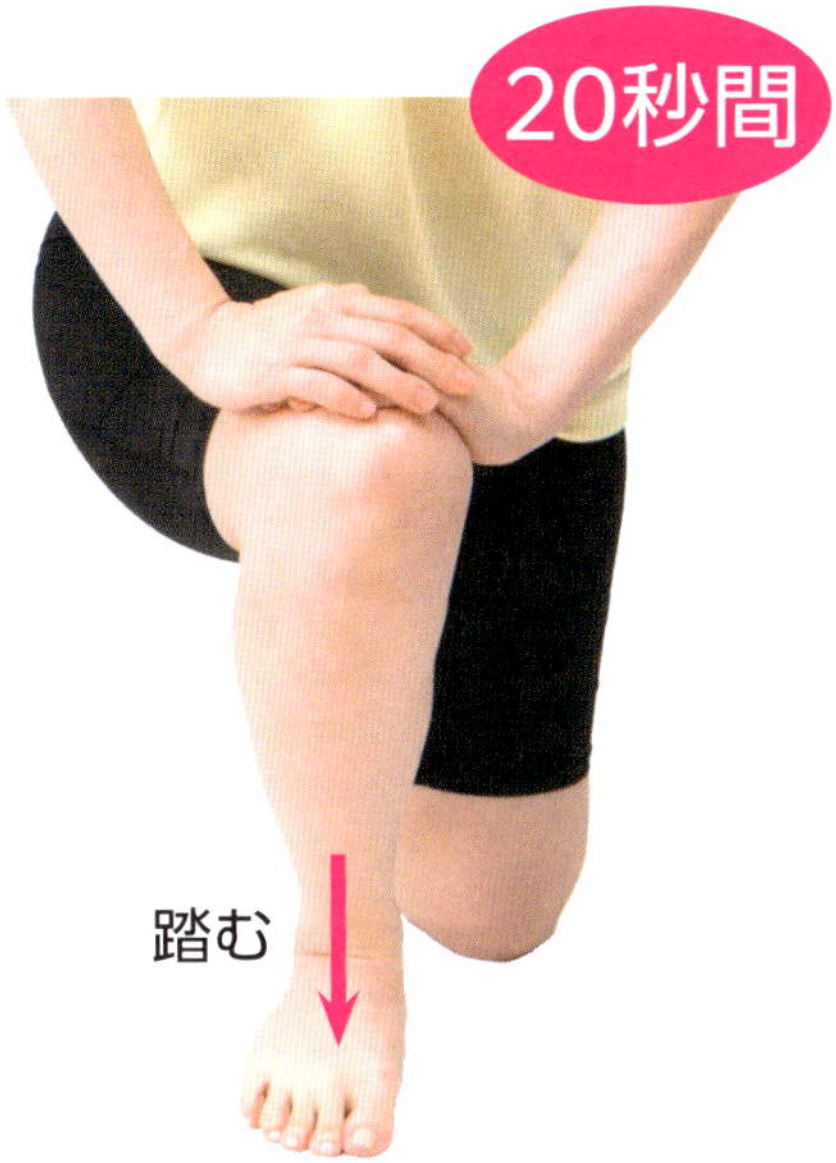

ゆっくり踏みつけて上下に重心をかけ、内側アーチと外側アーチをつくりましょう。

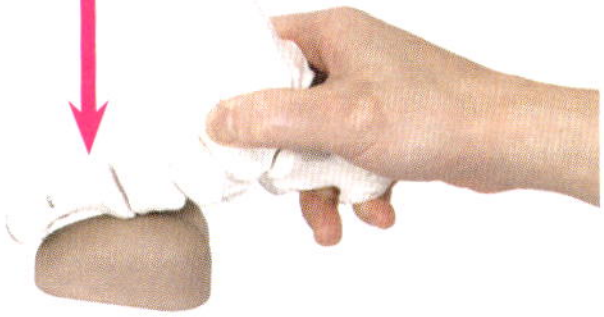

踏んでいるときの位置のイメージ

基本の足指ほぐし

その⑤

足底筋を鍛える足指スクワット

30秒間　1日2セット

この足指スクワットは、足底筋を鍛える効果があります。イスに座り、足指を伸ばして床につけ、かかとを上げることで、足の裏にある足底筋に負荷をかけることができます。

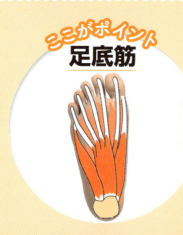

ここがポイント

足底筋

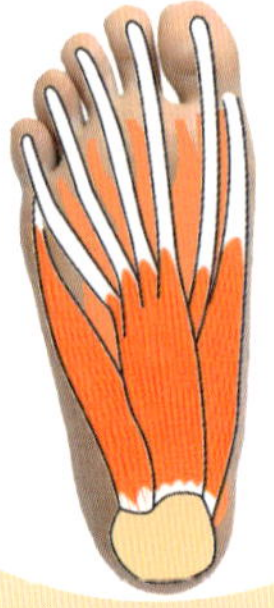

動画はコチラ

スタートの姿勢 1 イスに座って

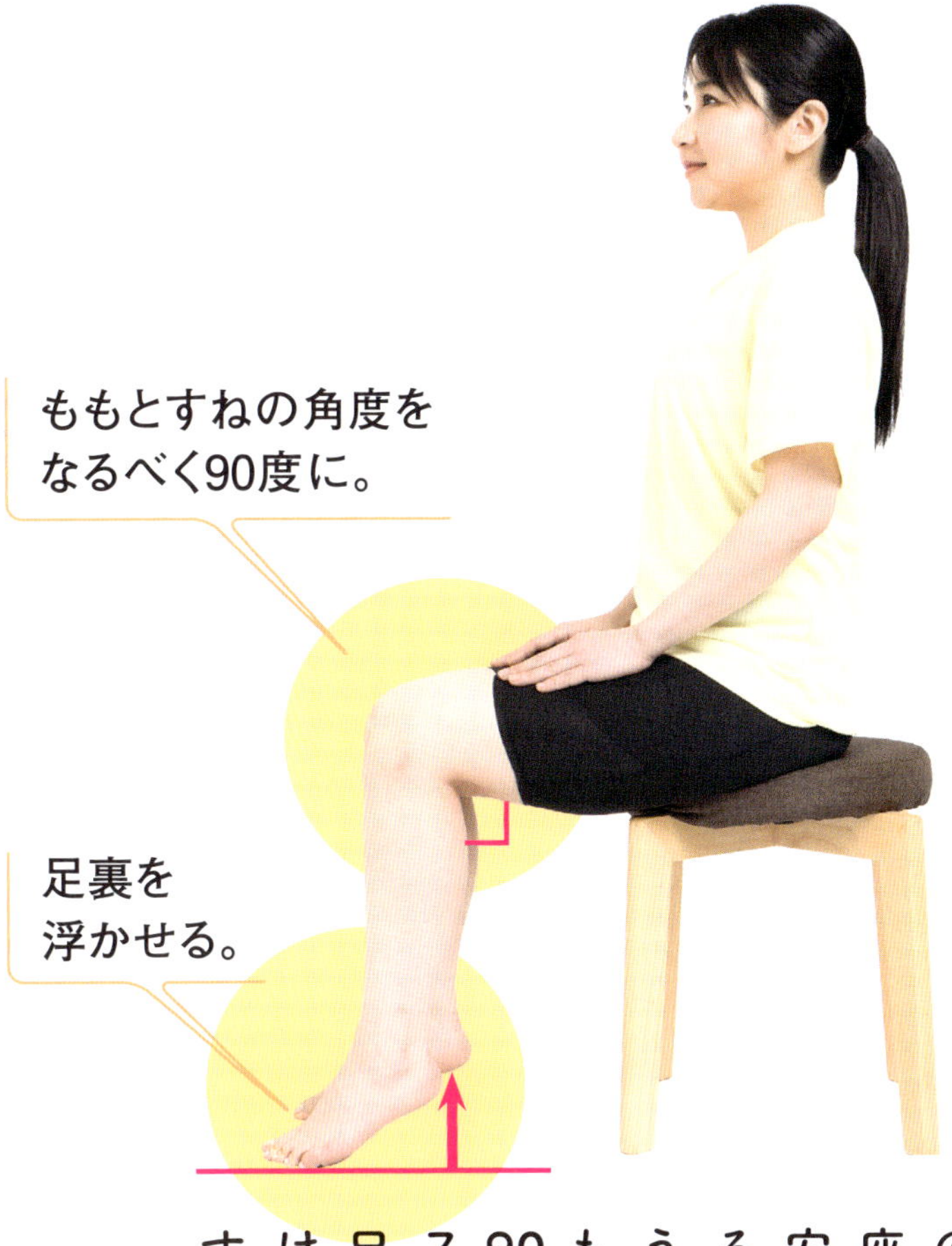
ももとすねの角度をなるべく90度に。
足裏を浮かせる。

足指スクワットは、床の上ではなくイスに座って行います。安定した姿勢で座れるものを選びましょう。

ももとすねがなるべく90度になるように、イスに座ります。

足裏を浮かせ、足指だけを床に接地させます。

足指スクワット

②

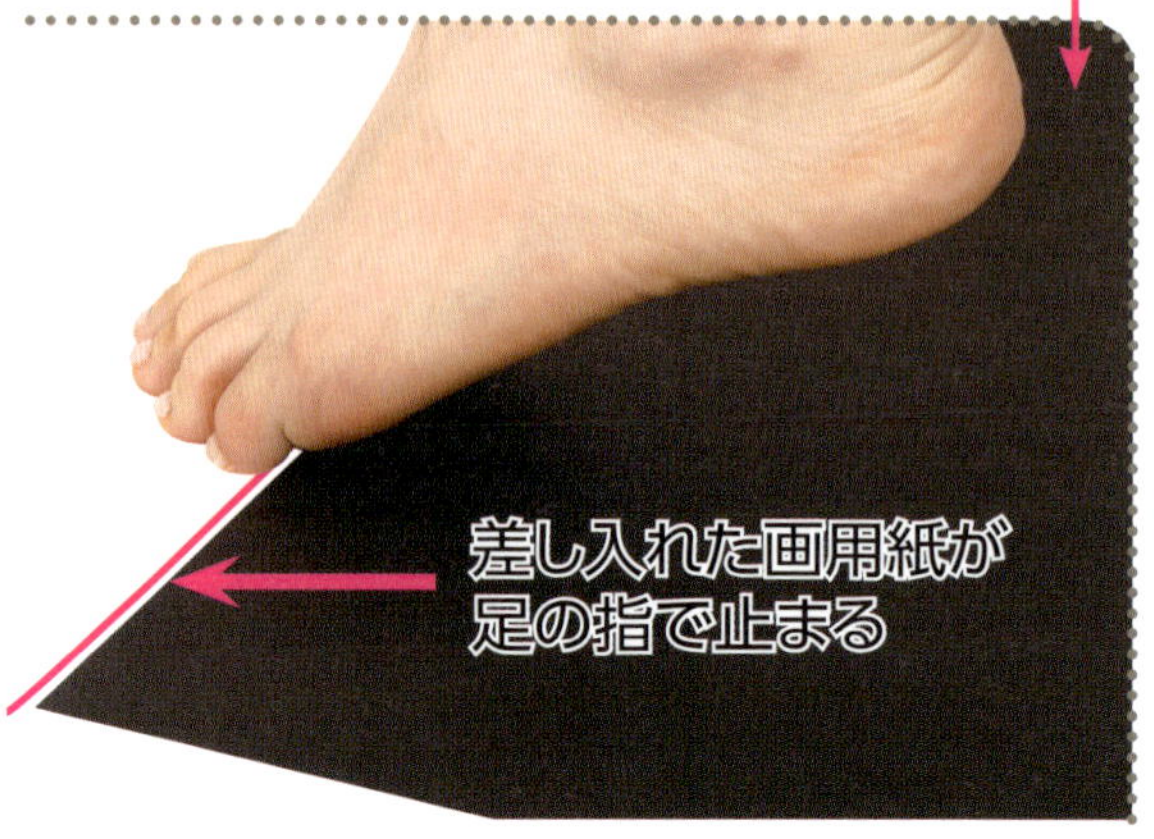
画用紙を差し入れる
差し入れた画用紙が
足の指で止まる

かかと側から、このように画用紙を通して、足の指で紙が止まる状態にしましょう。

※足の指のほうまで紙が入り込むときは、足指をしっかりと接地させ、紙が止まるようにしましょう。

③

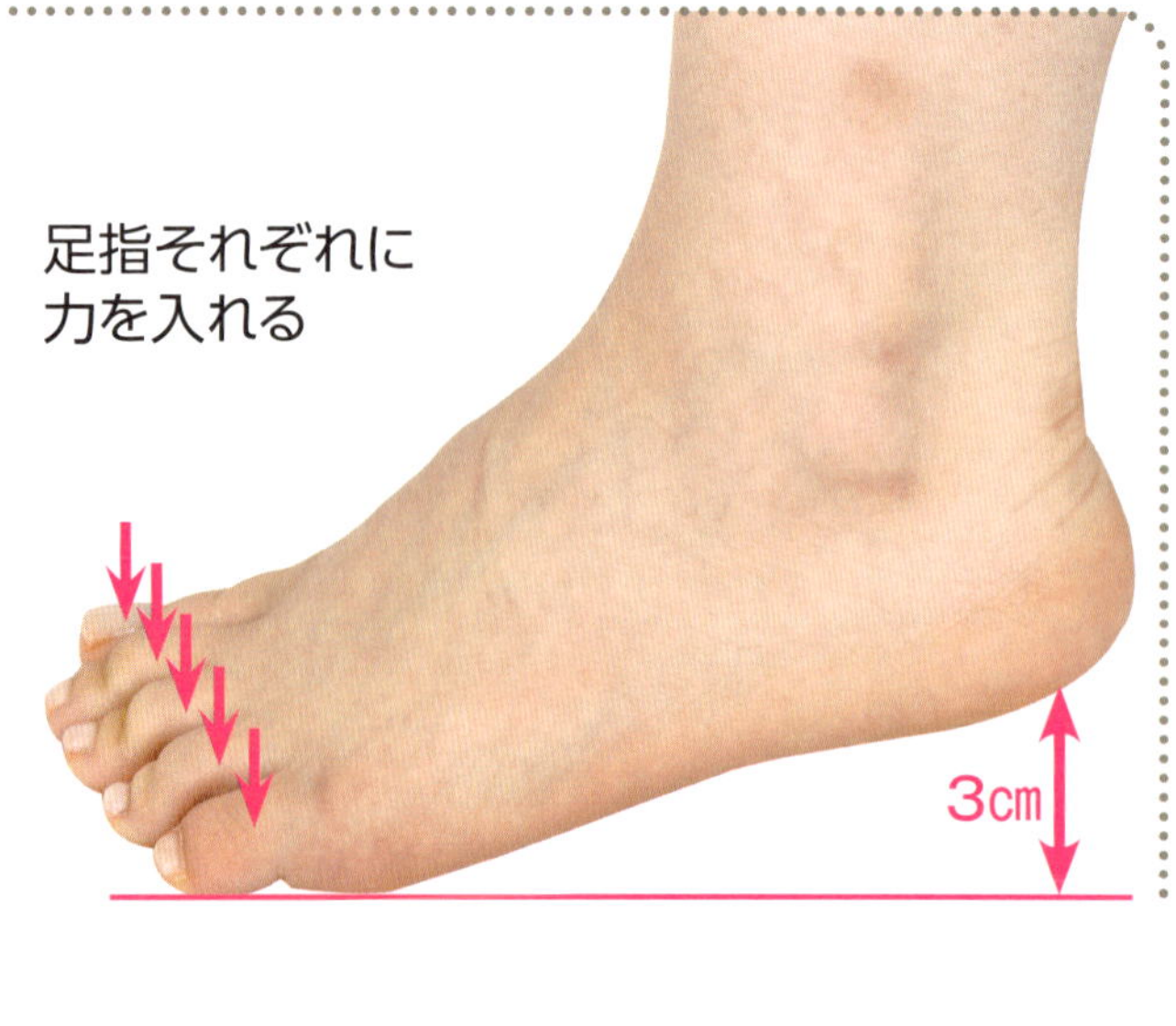
足指それぞれに
力を入れる
3㎝

足指を先までしっかり伸ばし、広げます。その状態で、かかとを3㎝ほど上げましょう。足指だけを床につけて、力を入れます。

30秒間

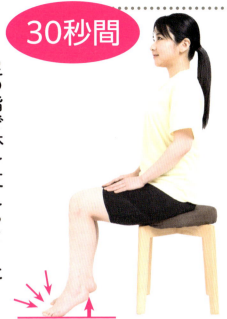

足の指で体を支えるように力を入れ続け、30秒間その姿勢をキープします。足底筋に負荷をかけ、鍛えることができます。足指の付け根が接地しやすいので、しっかり床から持ち上げましょう。

30秒間、お疲れさまでした！
足指スクワットは、
朝起きて動き出す前に1回と
就寝前に1回、1日2セットが効果的です。

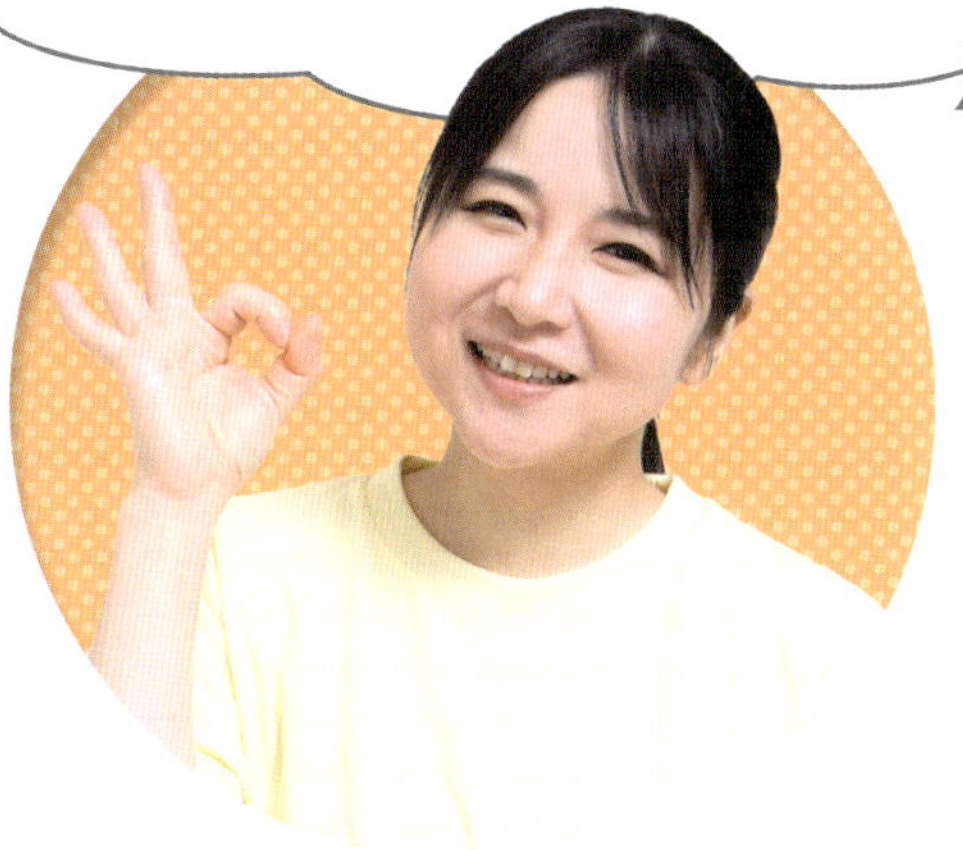

足指スクワット

ぽん先生の ワンポイントアドバイス

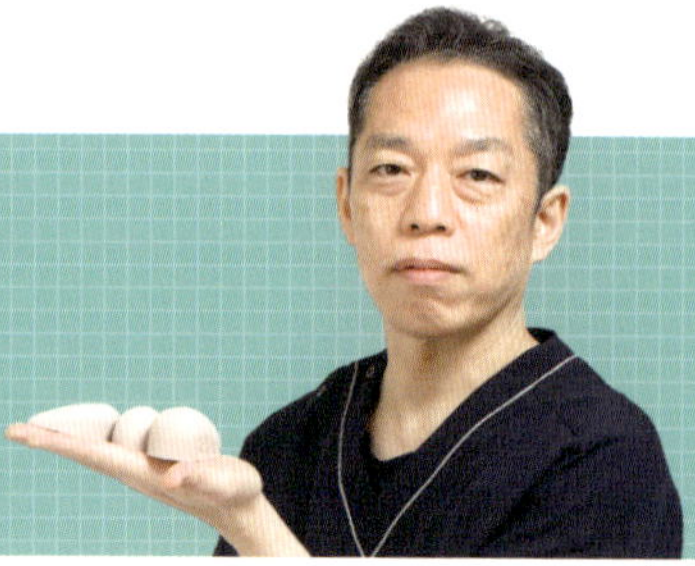

足指だけで、足の重さを感じながら足を持ち上げるのがポイントです。足指の付け根が床についたままでかかとを持ち上げていませんか？ 特に小指側は接地しやすいので、しっかりと浮かせる意識をもちましょう。

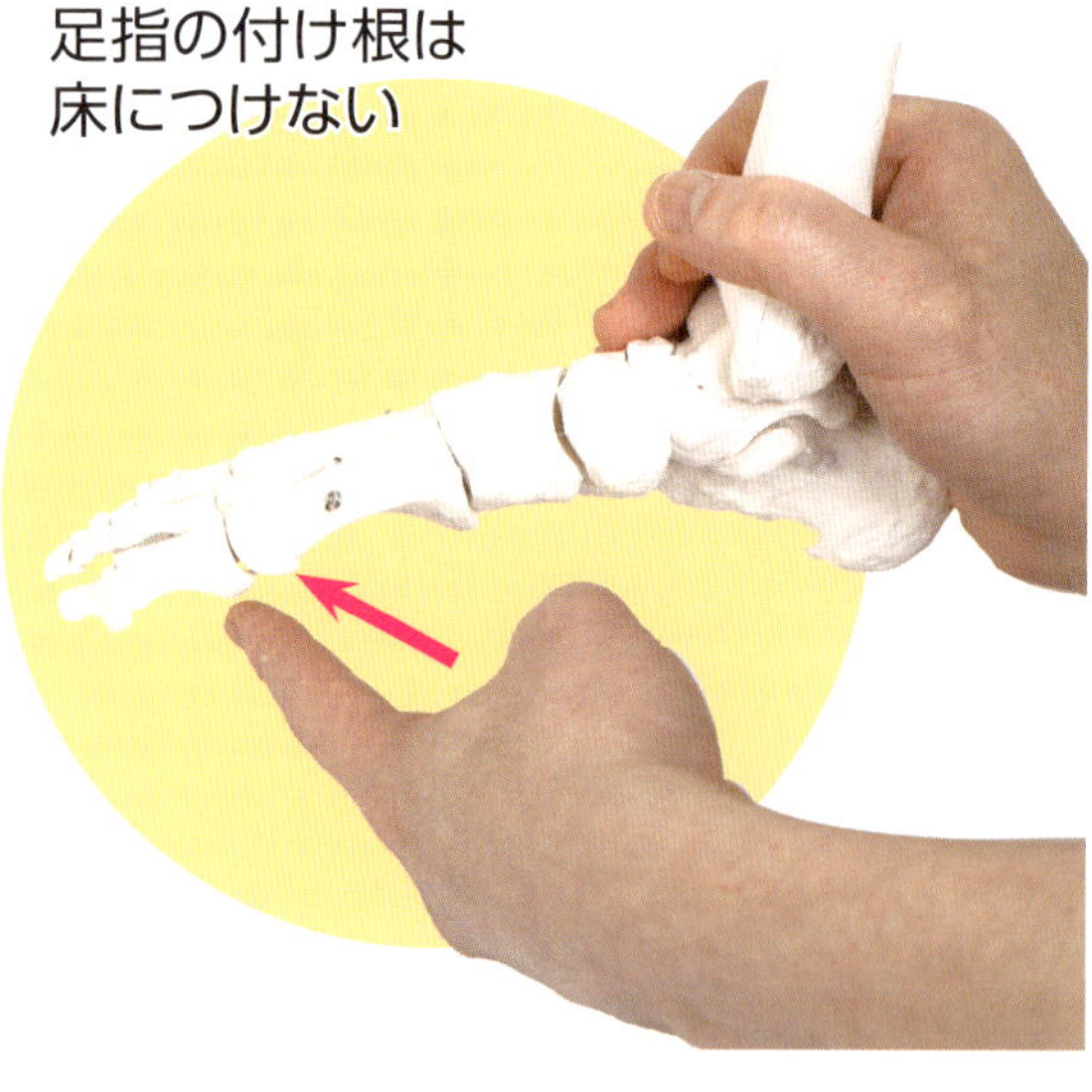

ポイント

- 普段使っていない足裏の筋肉を刺激しましょう。
- 指を伸ばしたまま足裏だけを上げます。
- 足指の付け根から足裏を浮かせます。

補助道具を使った足指スクワット

足指ほぐし三兄弟の場合

セッティング

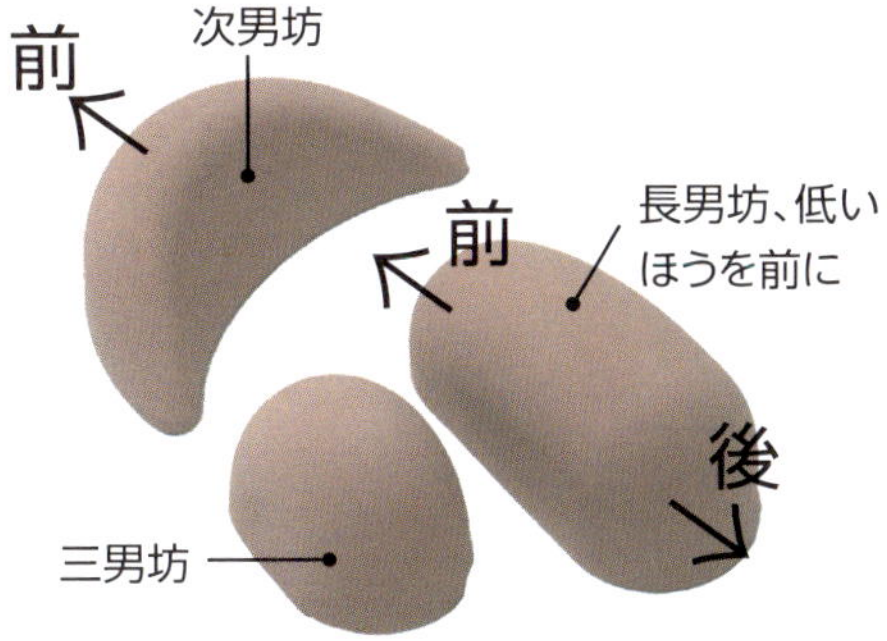

左足を乗せる場合

長男坊を内側に、三男坊を外側に、次男坊を写真のように前方に設置します。
※長男坊は前が低くなるように。

補助道具の例

- ゴルフボール
- 足指ほぐし三兄弟（78ページ参照）
- 直径2～4cmのボール など

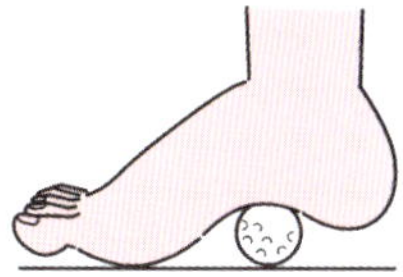

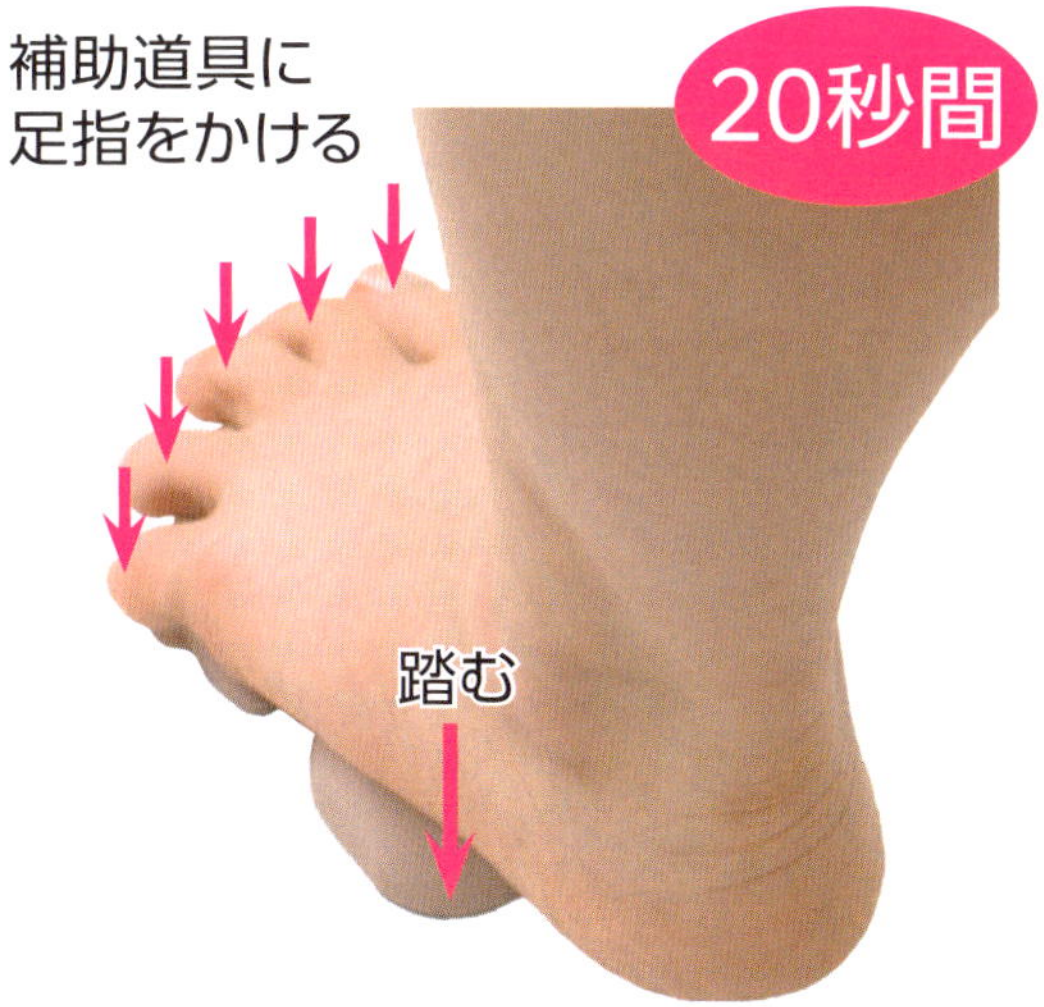

補助道具に足指の人差し指から小指までをかけます。踏みつけながら足指に力を入れて20秒間キープします。

コラム　足指ほぐし三兄弟開発秘話

足指に手が届かない方、遠方や重症の方が自宅でケアできる道具を目指して

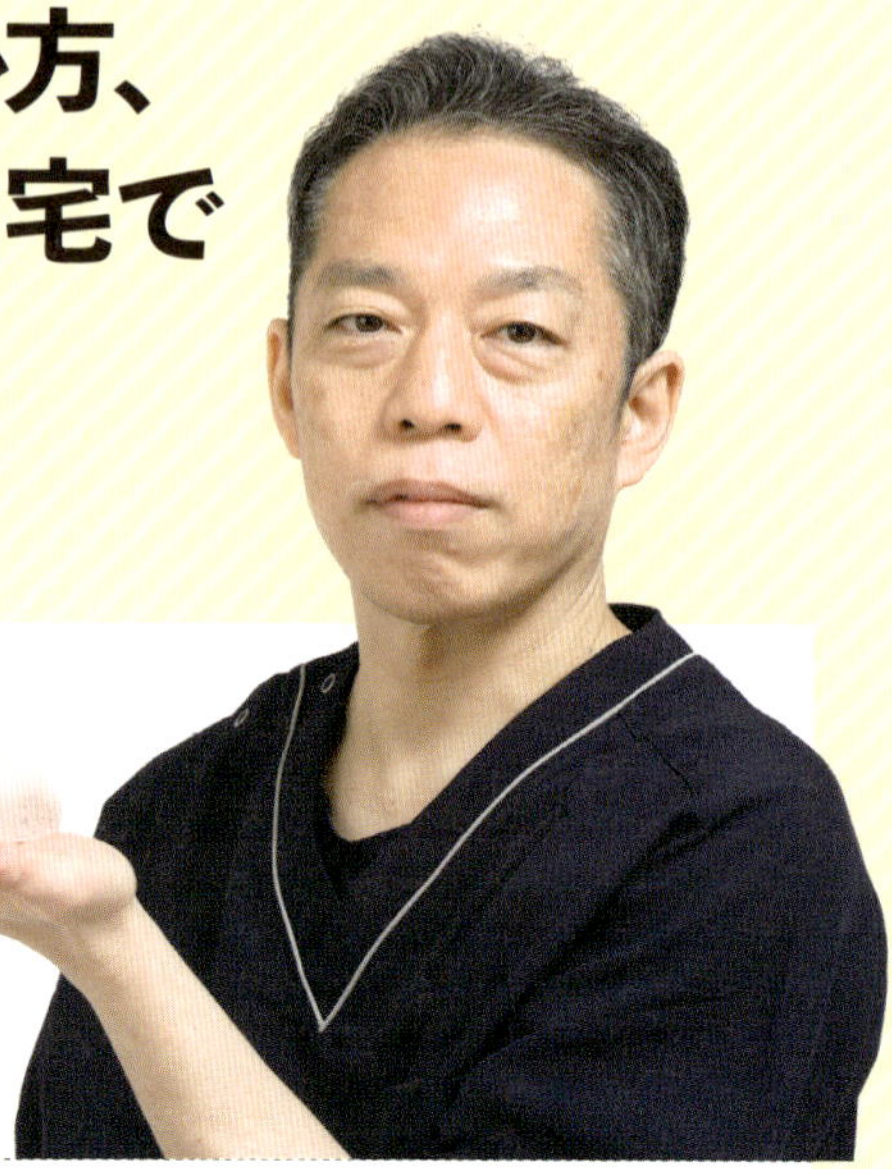

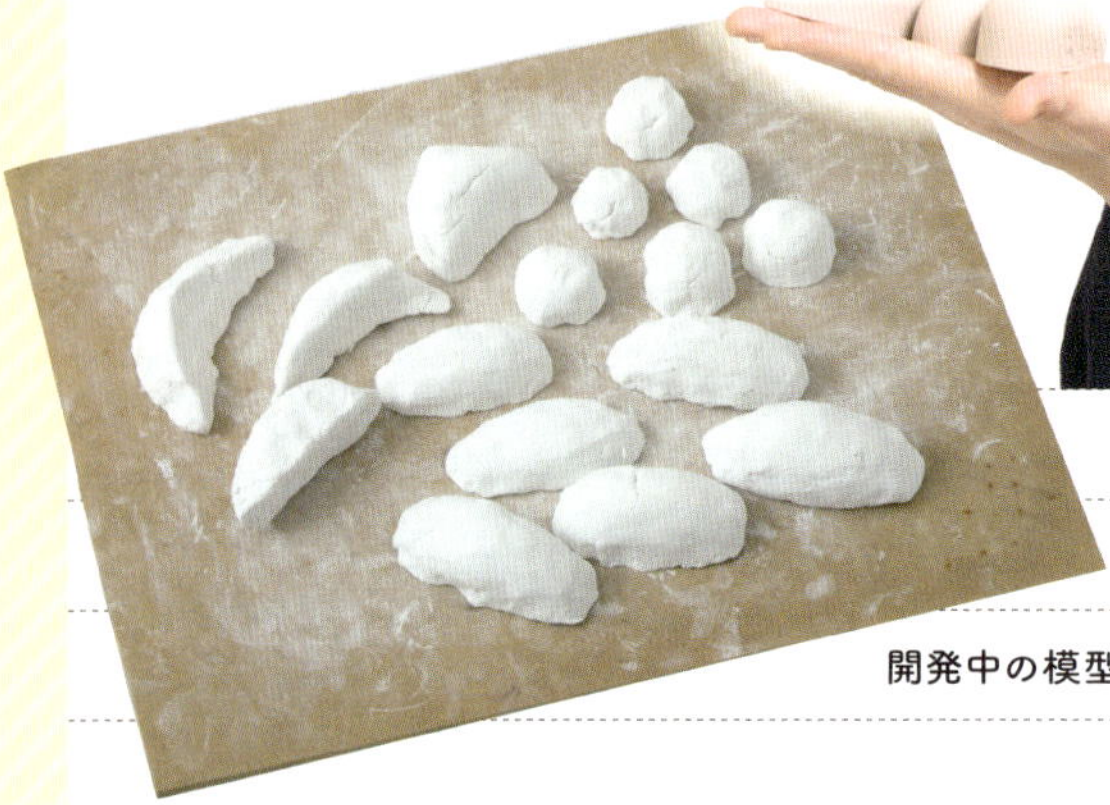

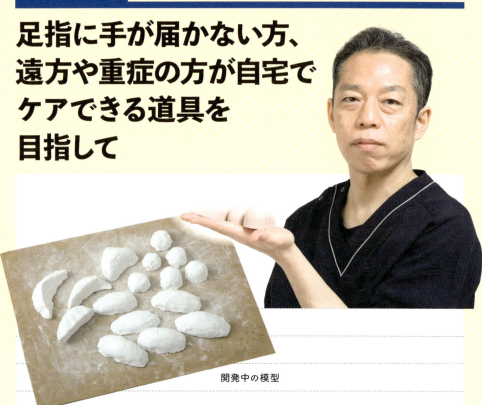

開発中の模型

大勢の患者様を施術するなかで、継続的な自宅ケアが症状改善に不可欠であるとの認識をもちました。しかし、体の柔軟性などの問題で自分では足指に手が届かない患者様が多いことがわかり、自ら道具を開発することを決意しました。

紙粘土で型を何度も検証し、模型を作って患者様に試していただいた結果、足をのせて踏みながら足指をほぐすことでセルフケアできる補助道具が完成しました。このようにして開発した足指ほぐし三兄弟は、私のおすすめ補助道具です。

4章

足指をほぐし、鍛える、足指のデイリーケア

この章でご紹介する5つの足指のケアは、足指をほぐし、鍛える効果があります。その日の調子に合ったものを始めましょう。

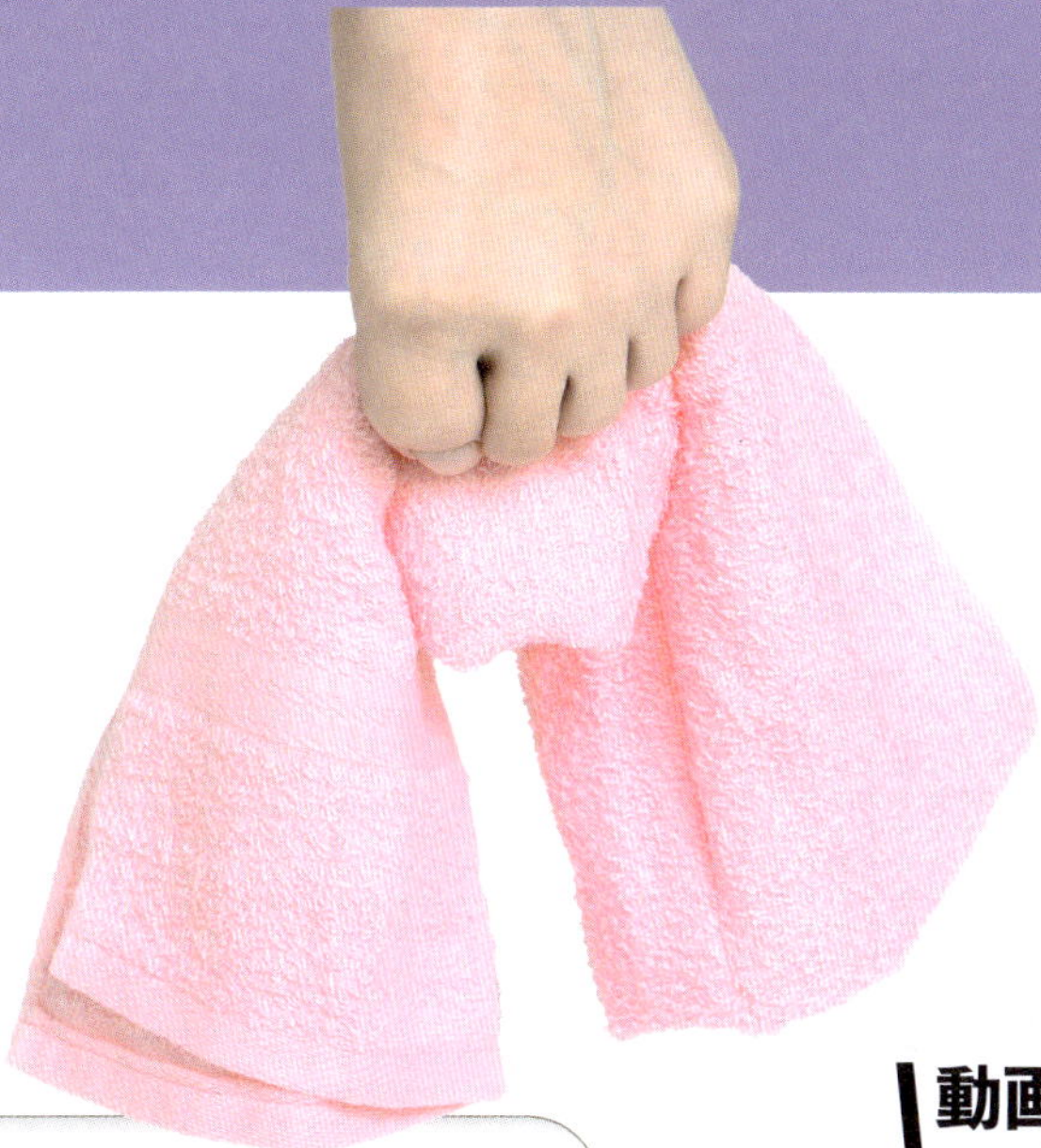

① すねのストレッチ
② ふくらはぎのストレッチ
③ タオルつかみ
④ 親指トレーニング
⑤ 手と足で引っ張り合い

動画は
コチラ

1 すねのストレッチ

スタートの姿勢

1 イス

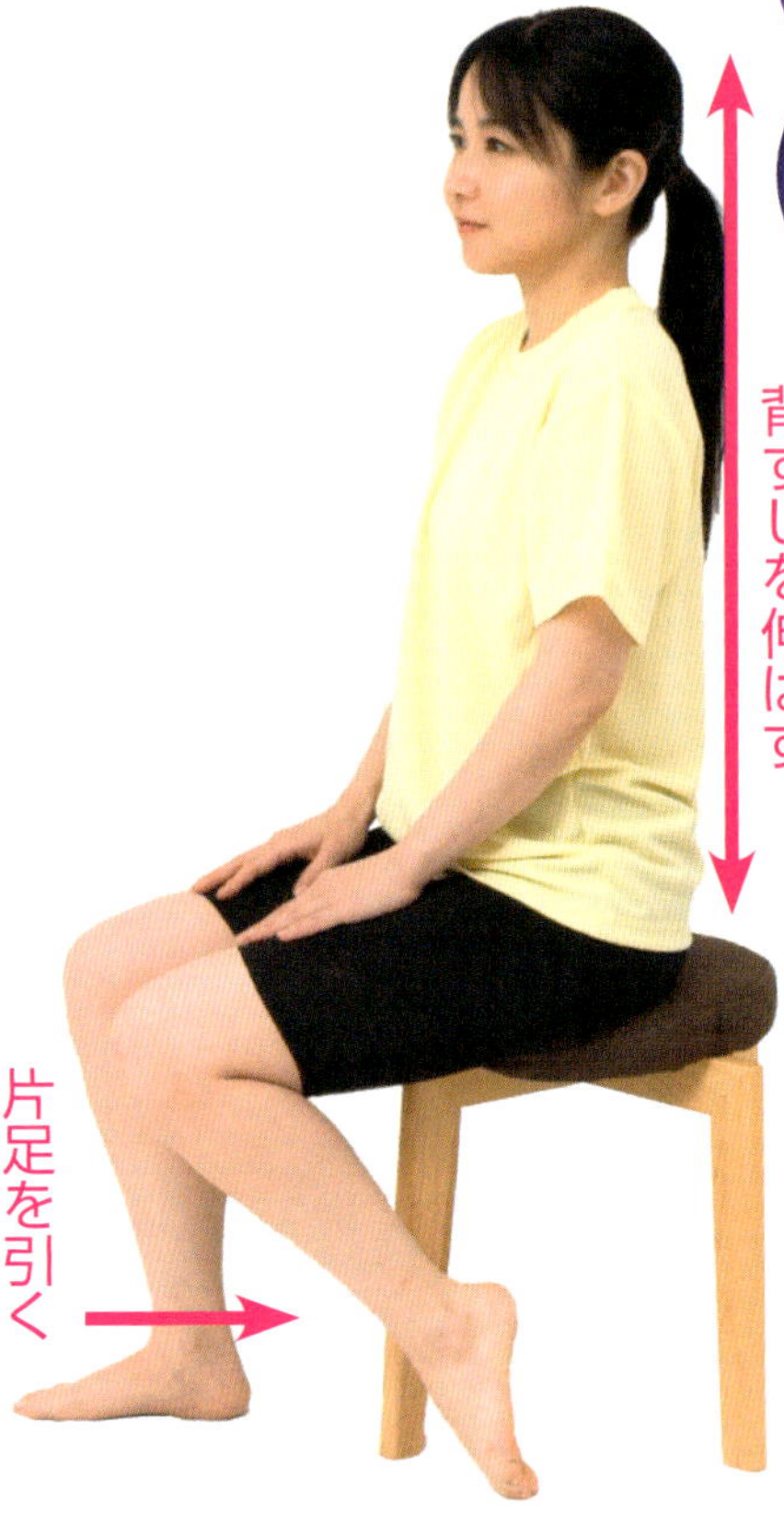

イスに座り、背すじを伸ばします。片方の足を後ろに引き、つま先を立てて準備します。

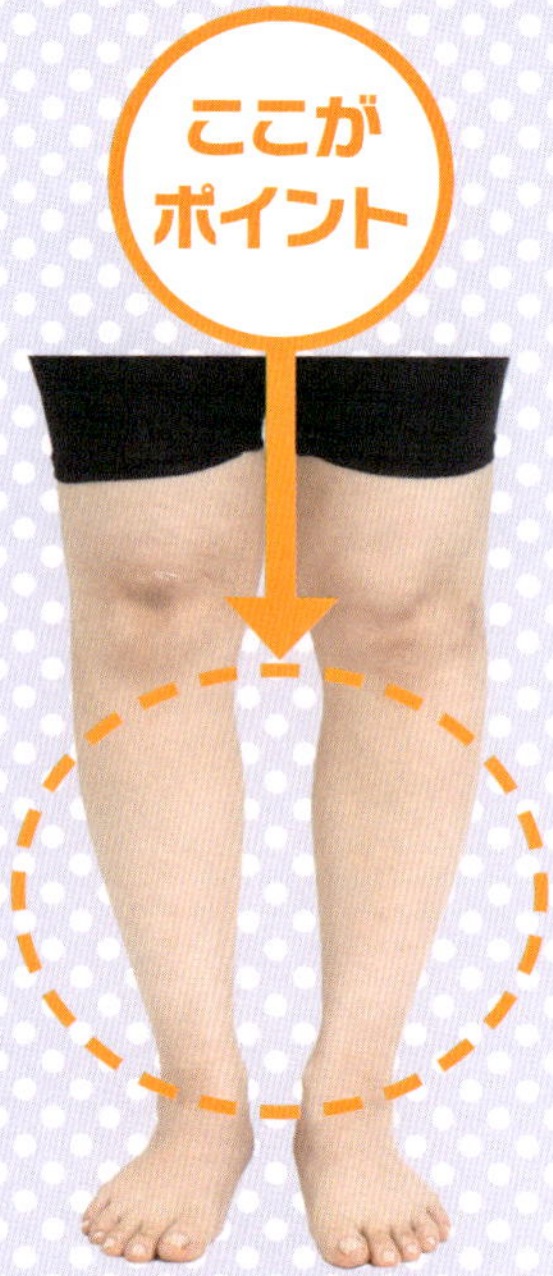

すね

②

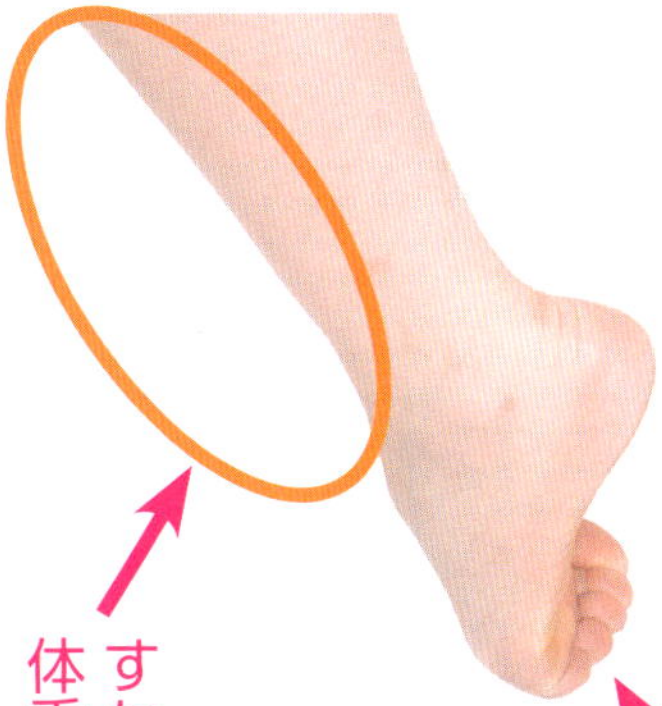
すねの前面に体重をかける
指先には体重をかけない

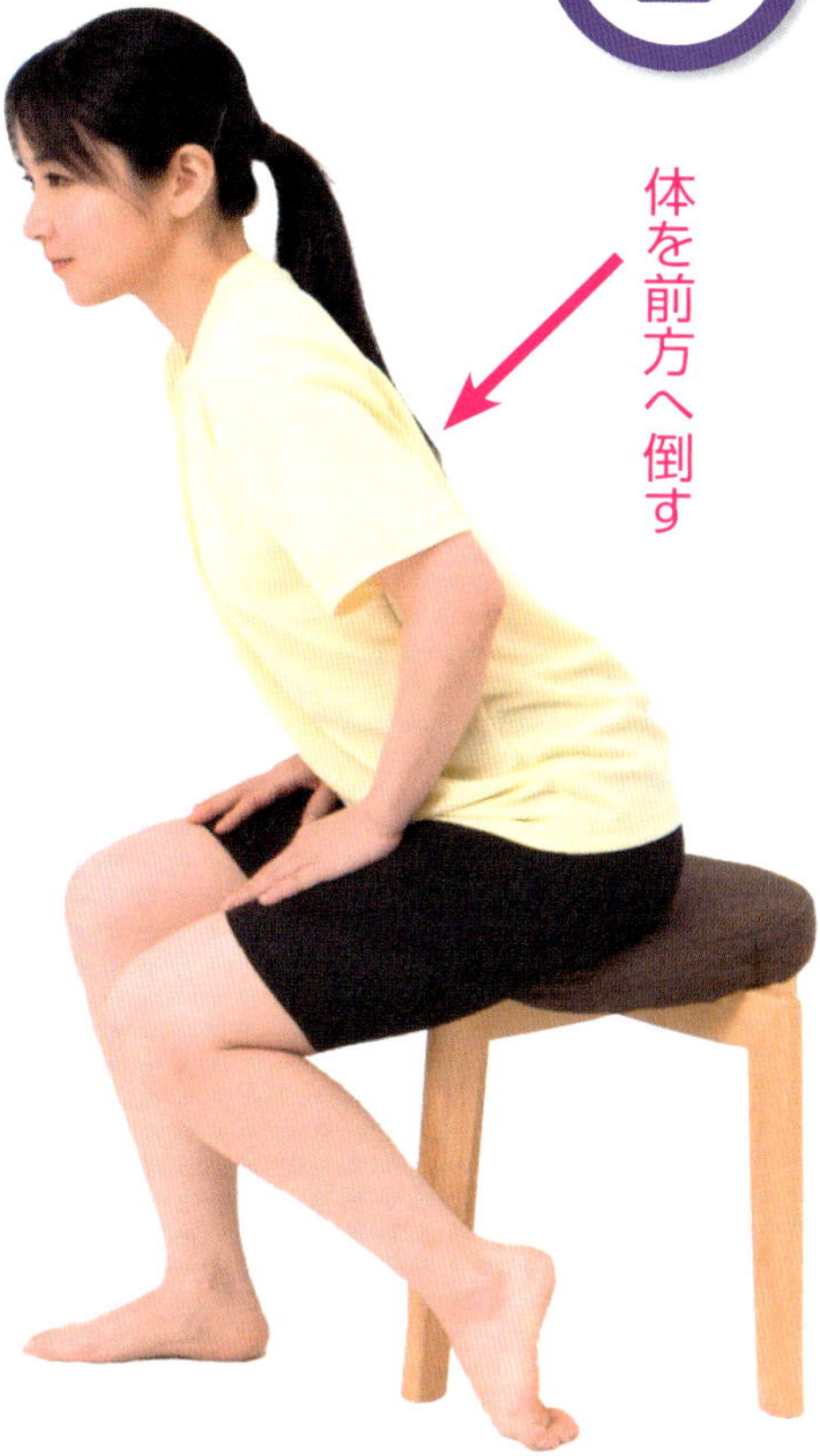
体を前方へ倒す

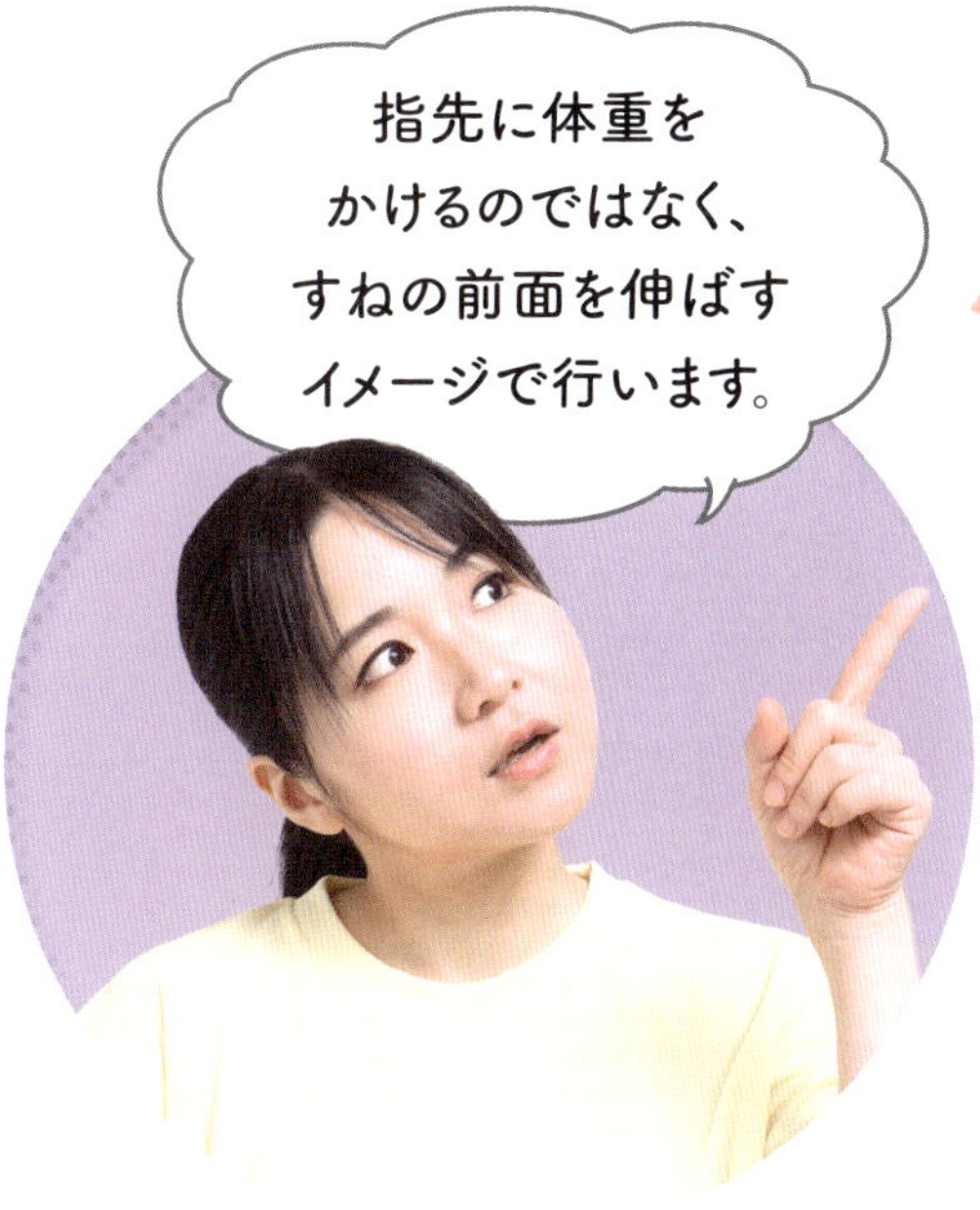
指先に体重をかけるのではなく、すねの前面を伸ばすイメージで行います。

体を前方へ倒し、すねの前面に体重をかけましょう。①②を何回かくり返して、すねを十分にストレッチしましょう。

2 ふくらはぎのストレッチ

スタートの姿勢

1 立位

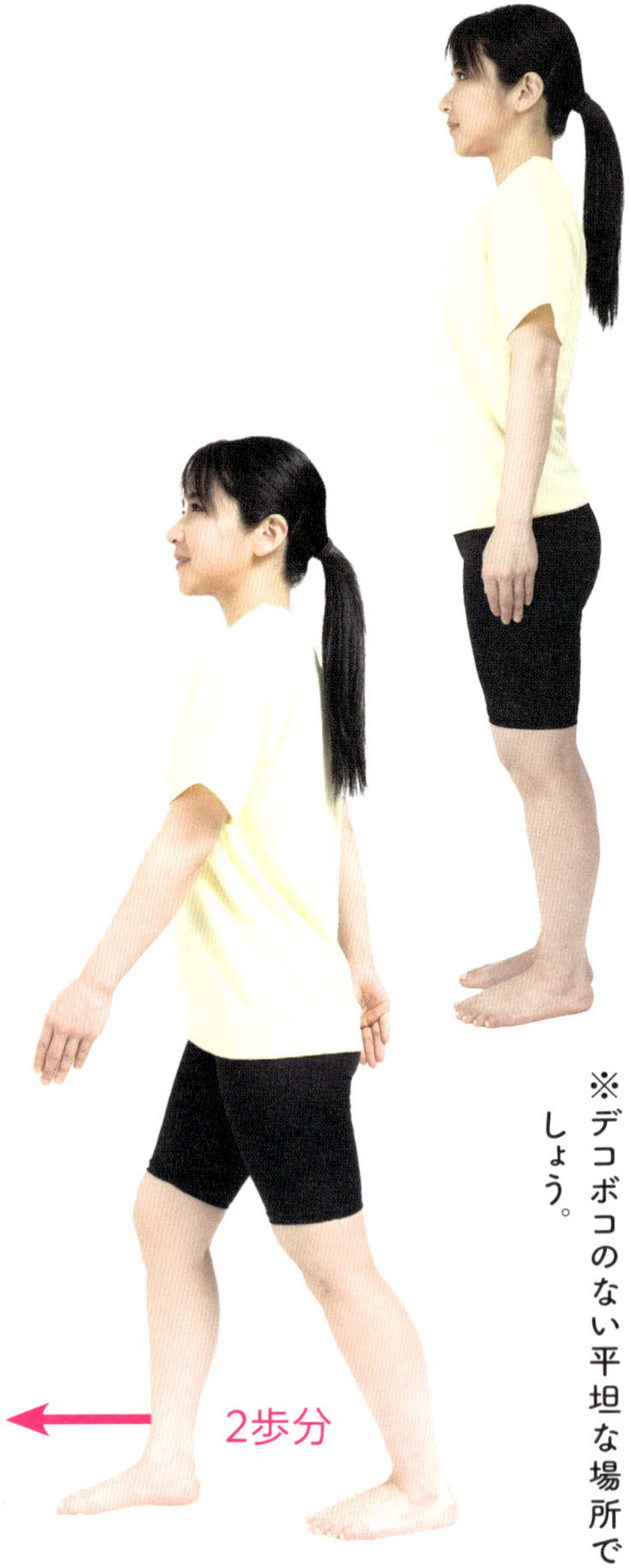

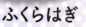

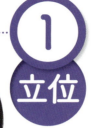

床に立ち、片足を2歩分、前に出します。

※デコボコのない平坦な場所で行いましょう。

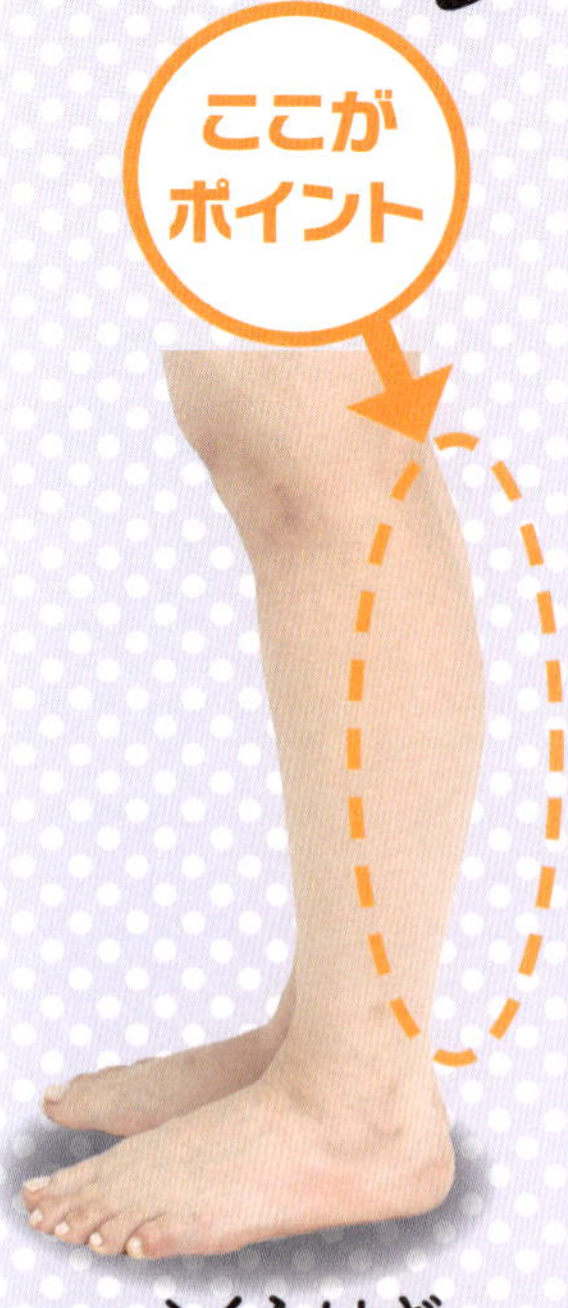

ふくらはぎ

②

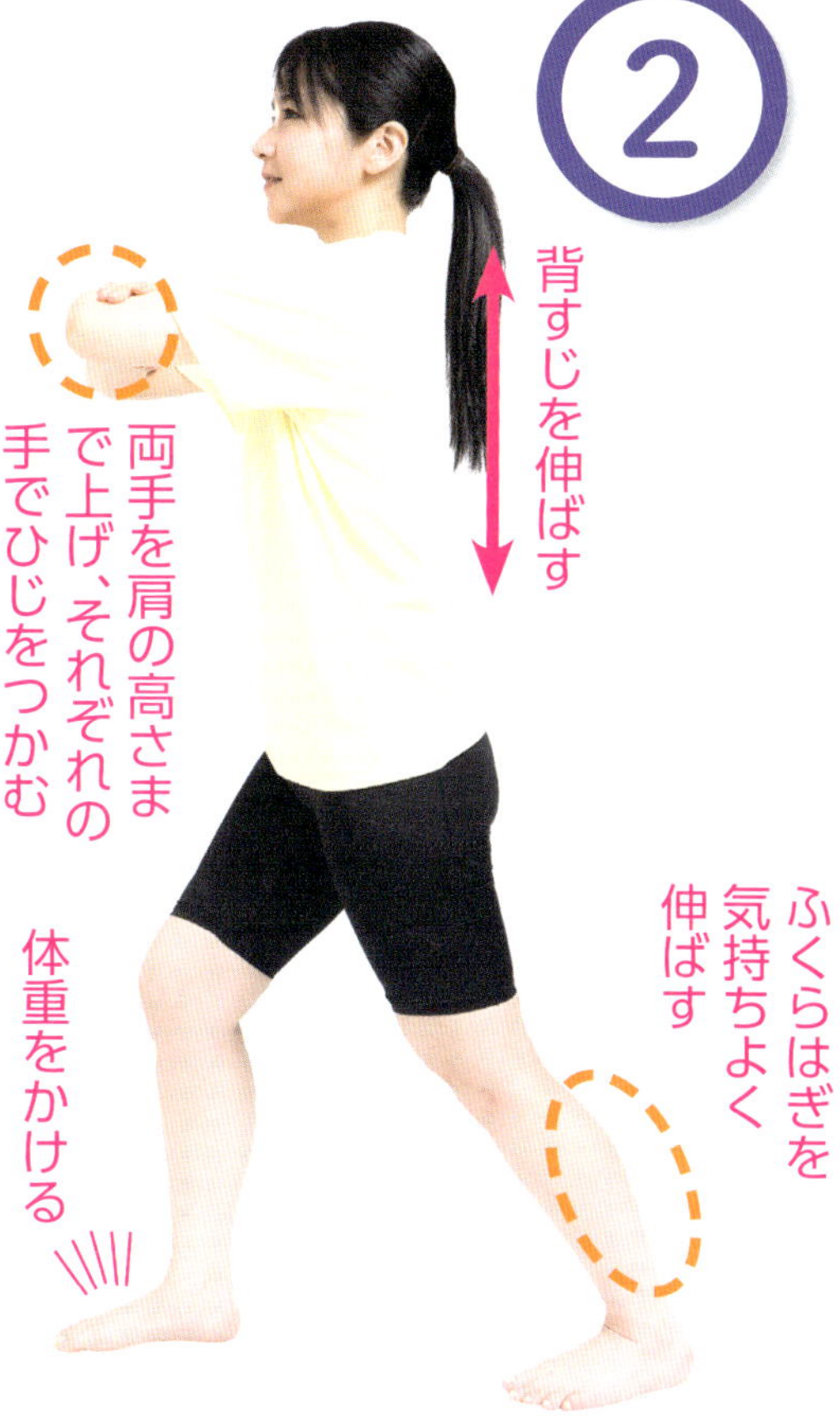

背すじを伸ばす
両手を肩の高さまで上げ、それぞれの手でひじをつかむ
ふくらはぎを気持ちよく伸ばす
体重をかける

前に出した足を曲げて体重をかけ、ふくらはぎを伸ばしましょう。
逆側の足も同様に行います。
気持ちよく伸ばしましょう。
後方の足のふくらはぎをしっかり伸ばしましょう。

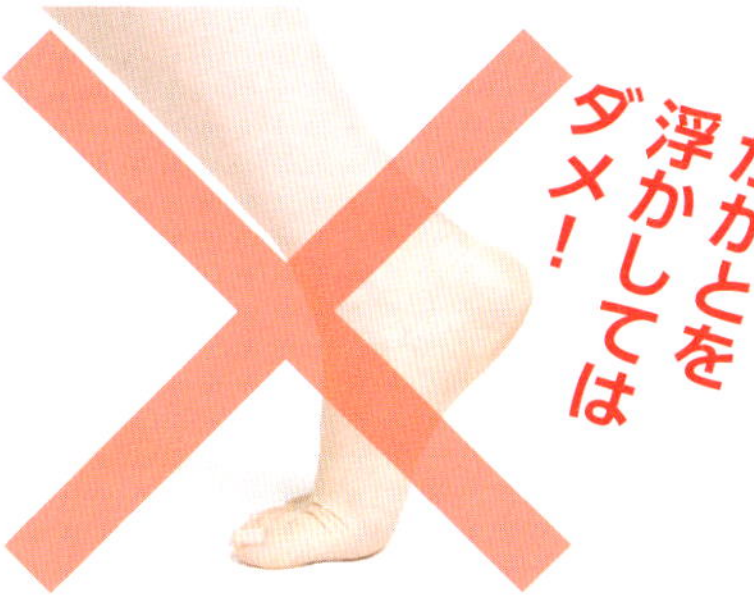

かかとを浮かしてはダメ！

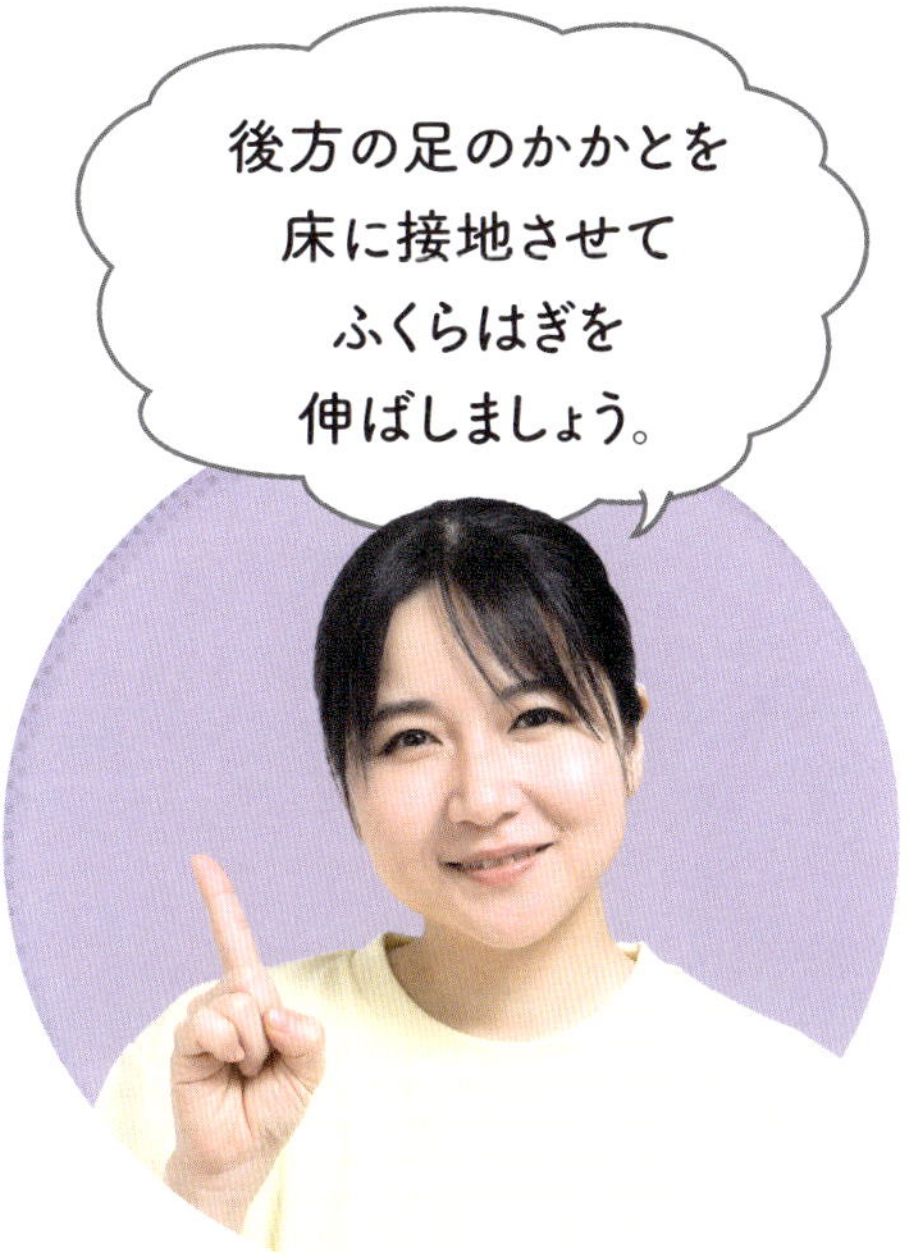

後方の足のかかとを床に接地させてふくらはぎを伸ばしましょう。

3 タオルつかみ

スタートの姿勢

【用意するもの】タオル

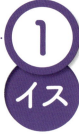

① イス

足の下にタオルを置き、イスに座って背すじを伸ばします。

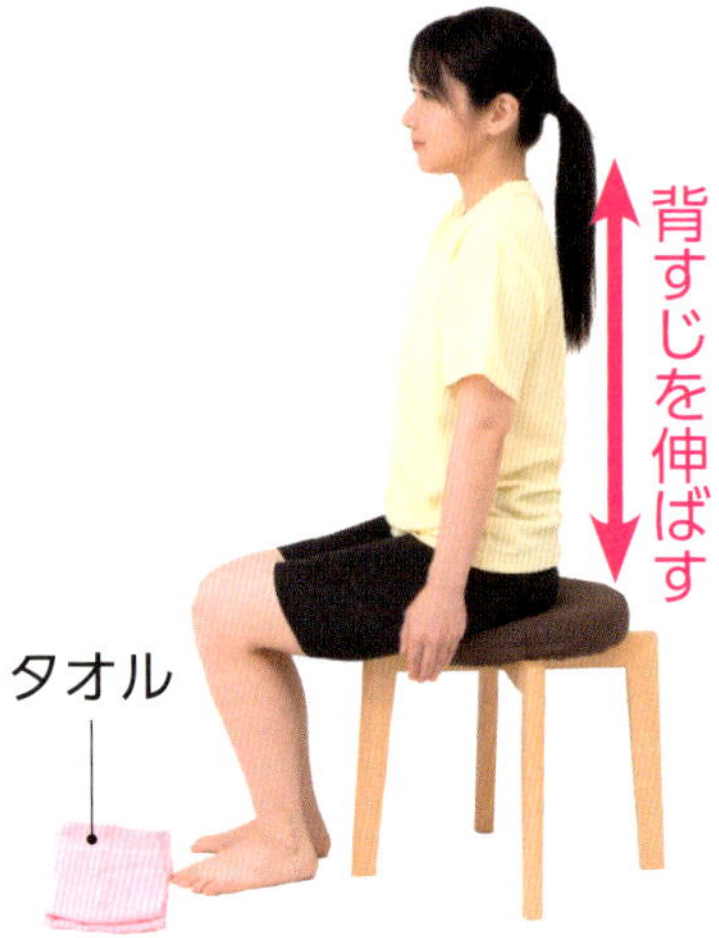
背すじを伸ばす
タオル

②

タオルを足指でつかんだまま、足を10㎝上げます。

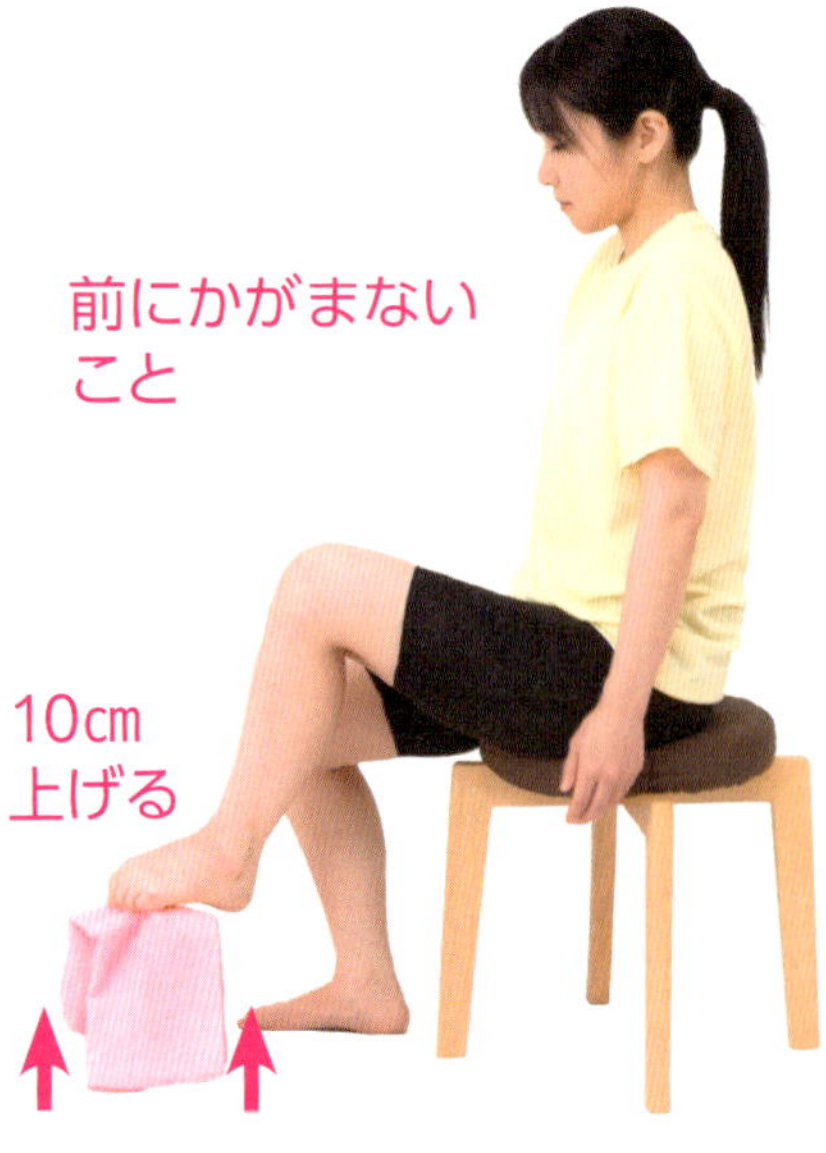
前にかがまないこと
10㎝
上げる

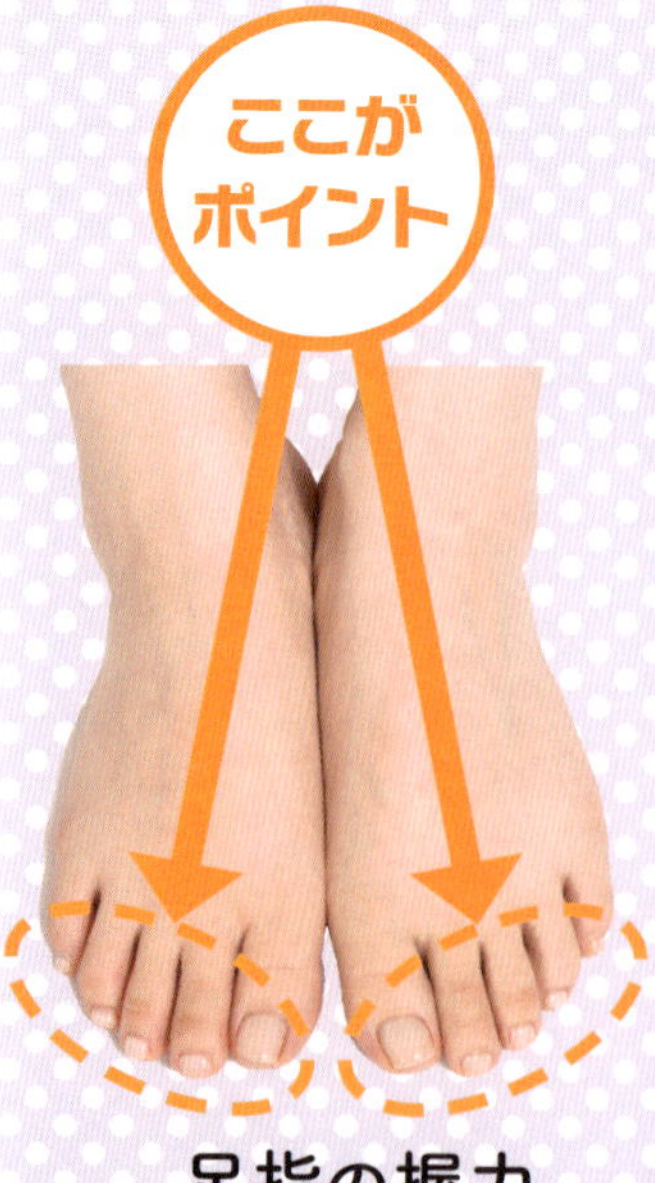
ここがポイント

足指の握力

③

次に、床に足がつかない程度に足を下げていきます。足の上下5回を2セット行いましょう。

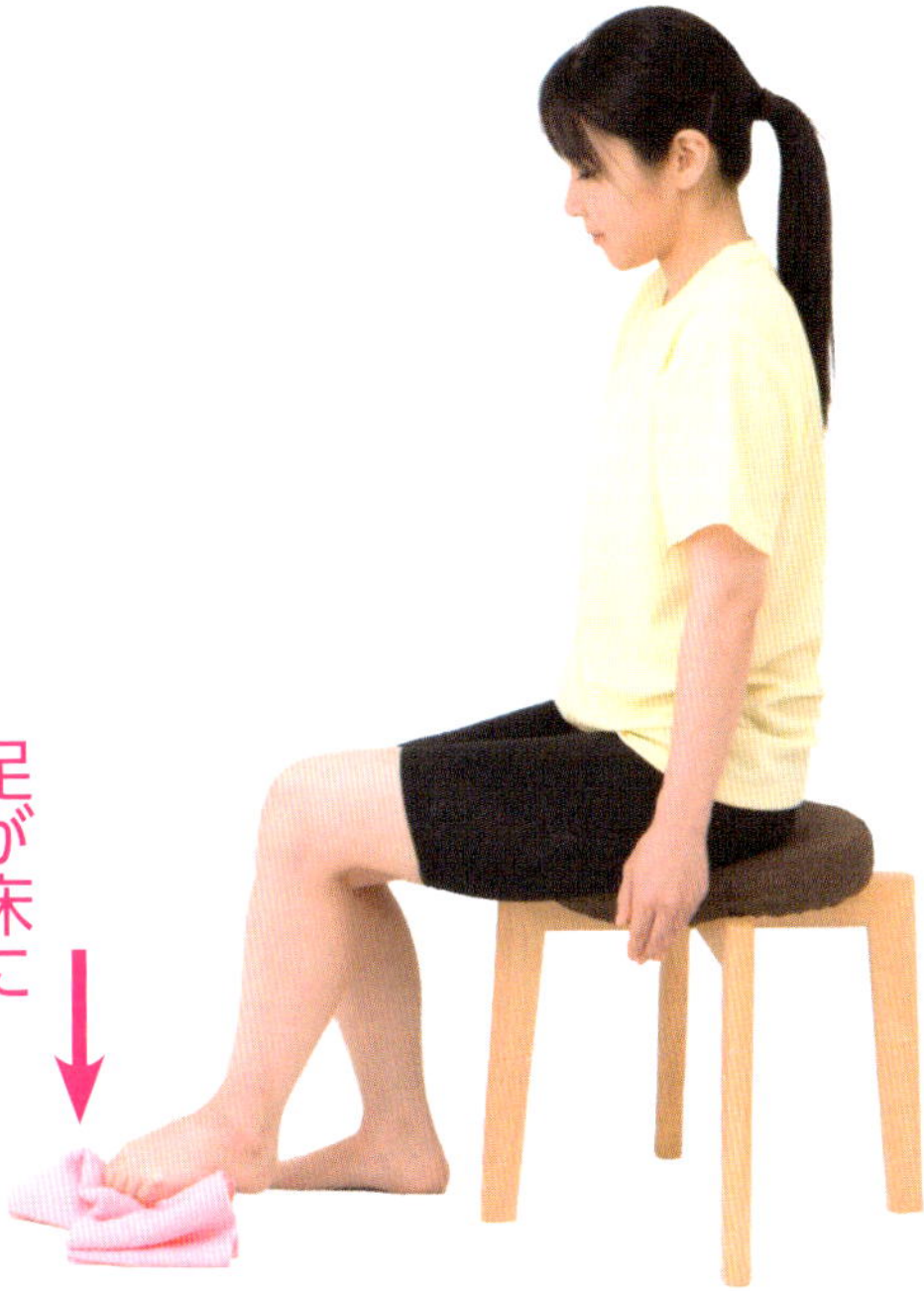
足が床につかないように

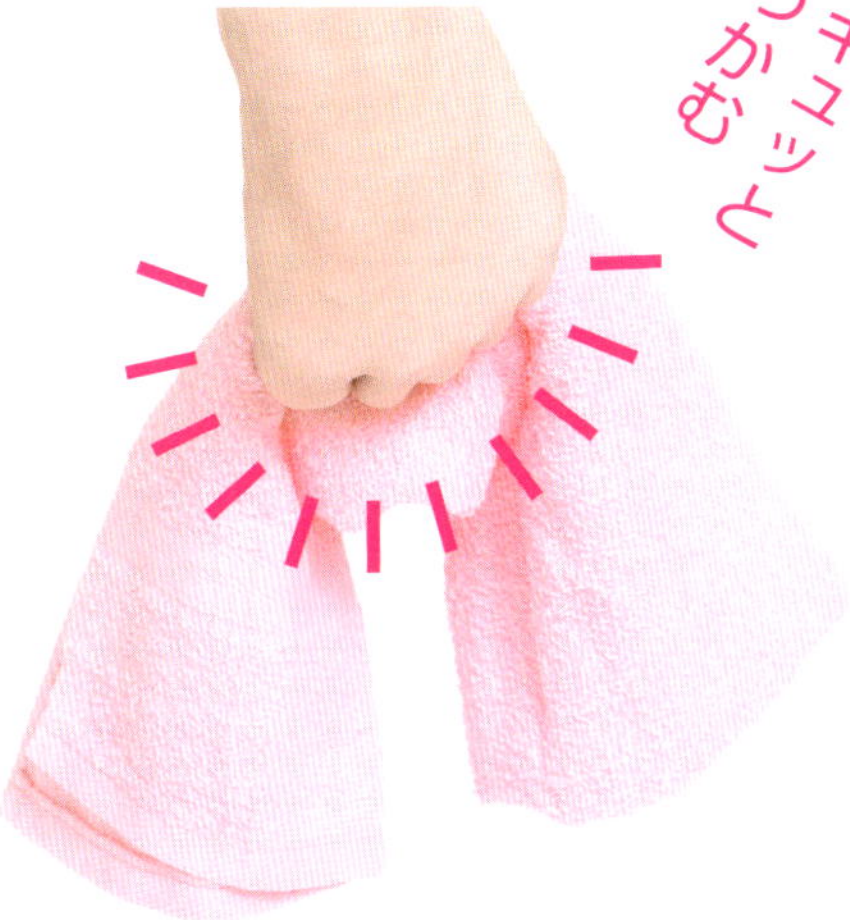
ギュッとつかむ

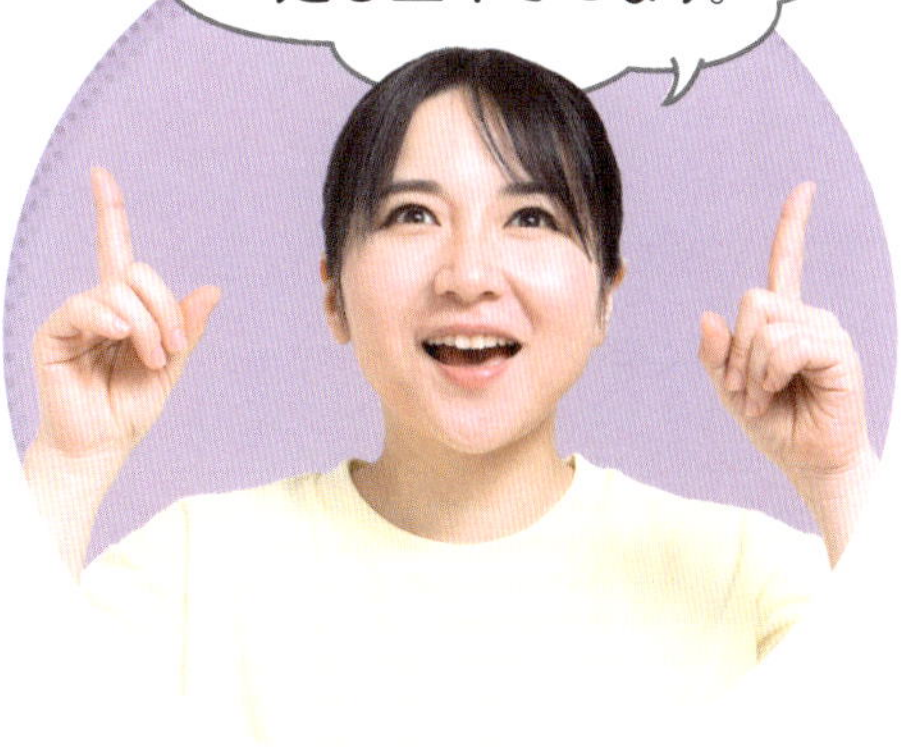
5本の指を全部使ってタオルをつかみましょう。
ギュッとつかんだまま足を上下させます。

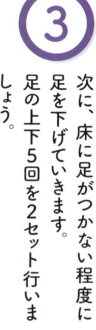

4 親指トレーニング

ここがポイント

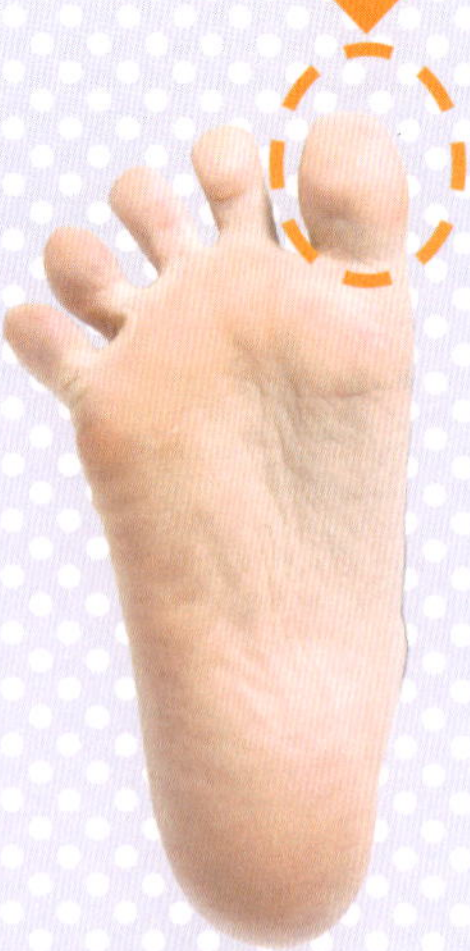

親指

① イス

イスに座り、背すじを伸ばします。

スタートの姿勢

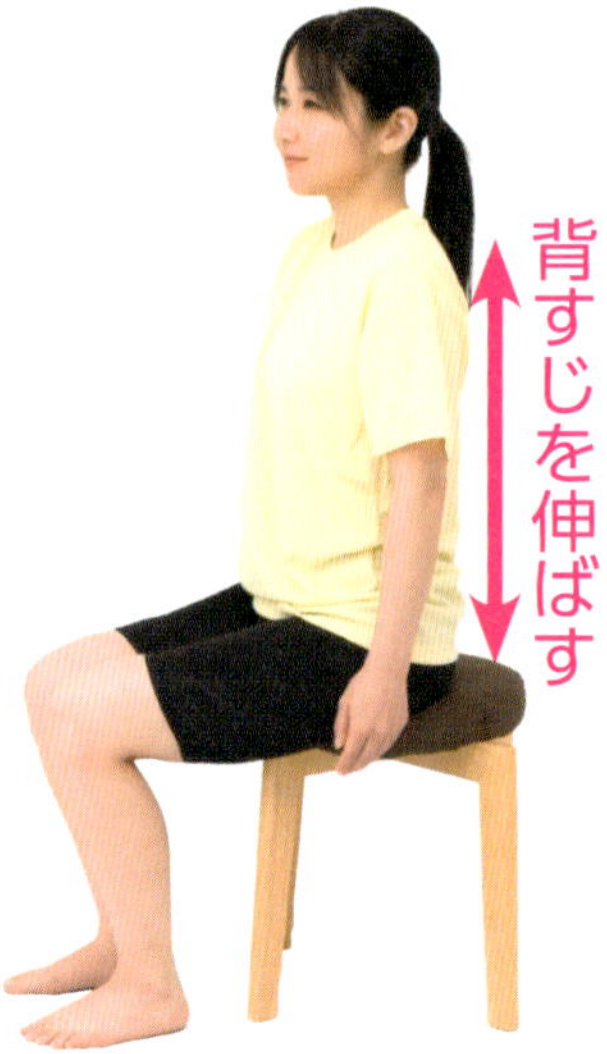

②

親指だけを床につけ、かかとを床から3㎝浮かせます。30秒間を2セット行いましょう。

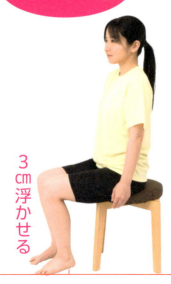

30秒間

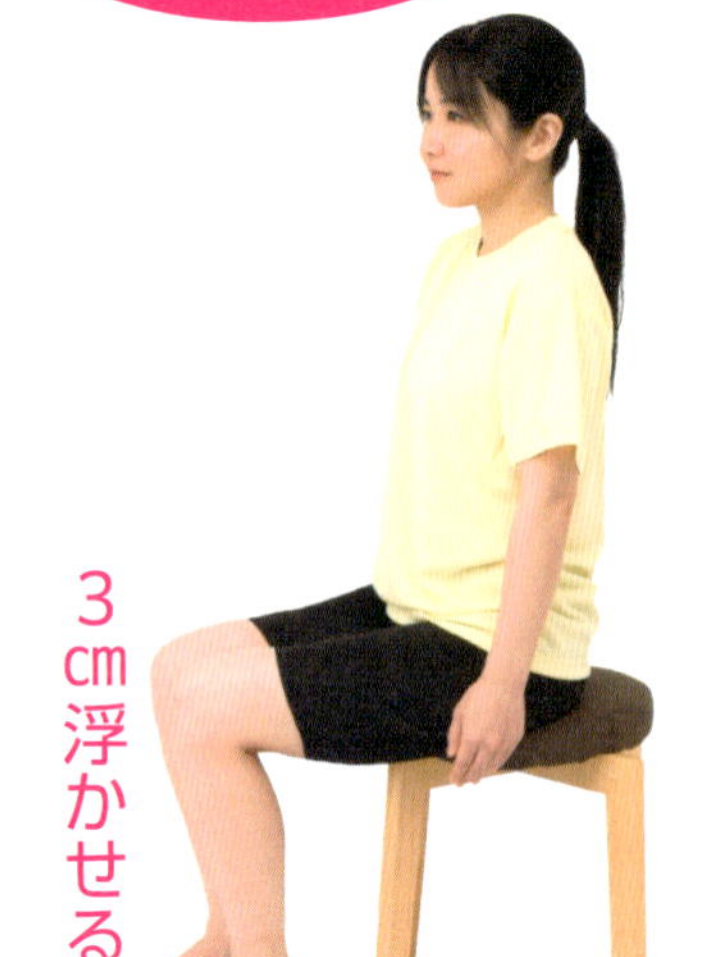

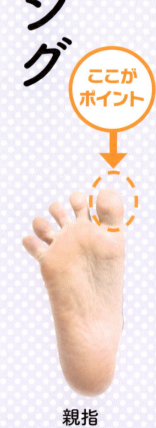

③ 親指でしっかり床をとらえましょう。

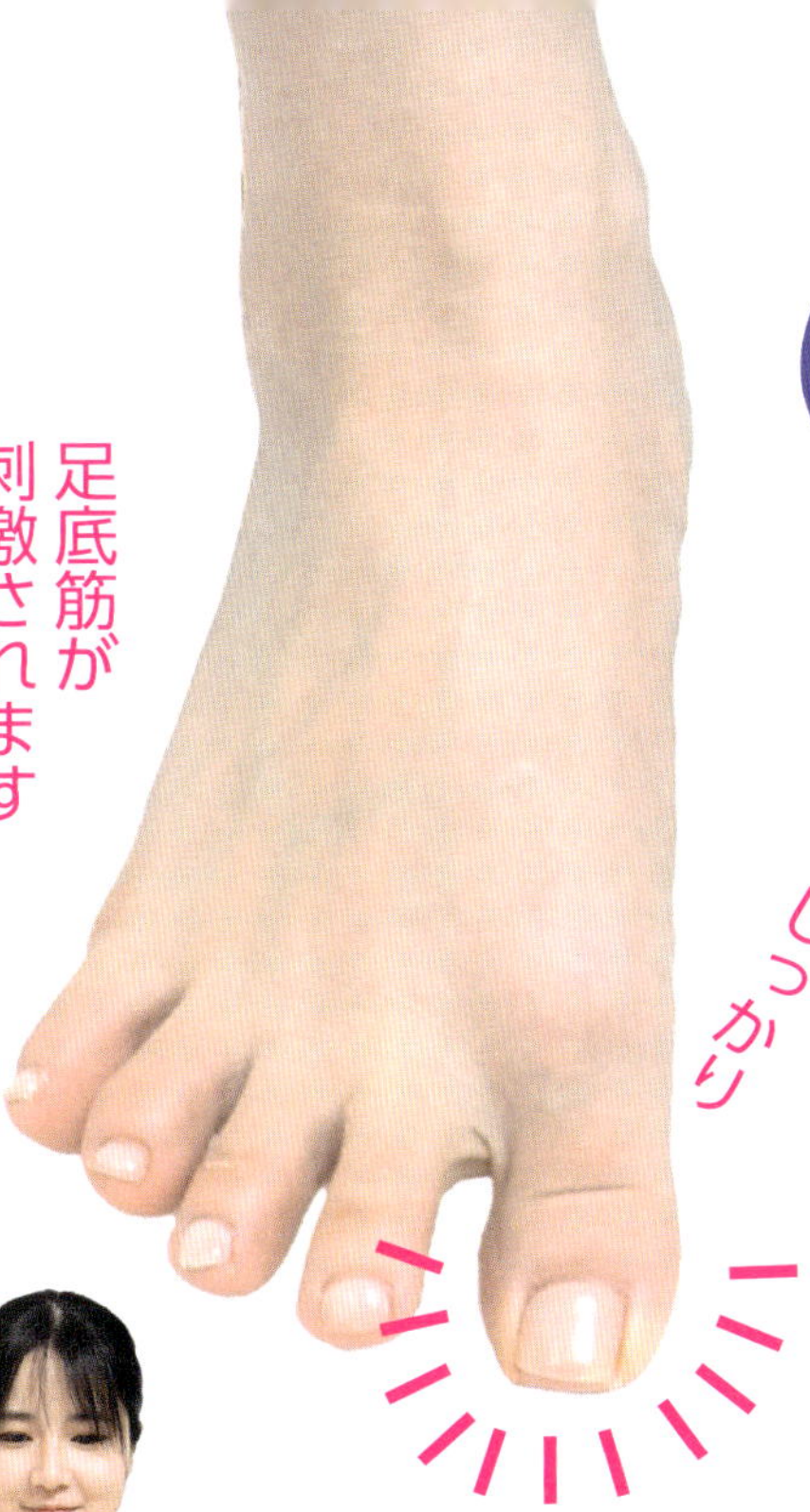
しっかり

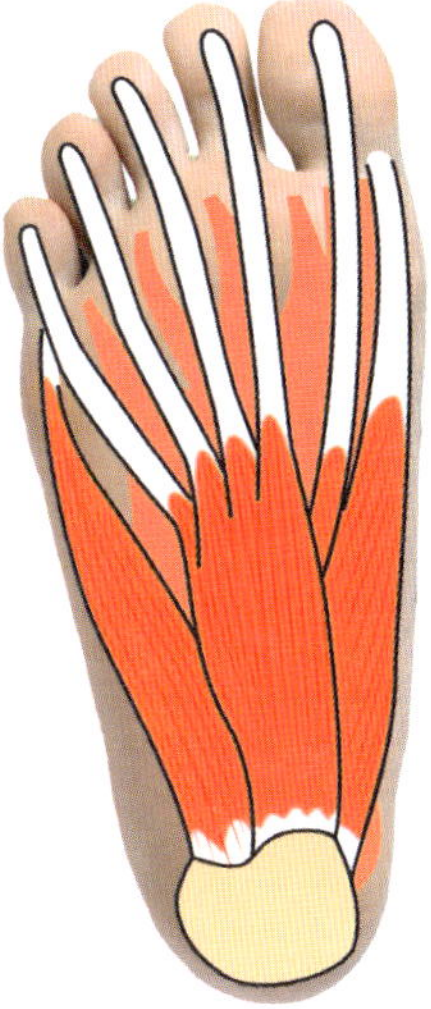
足底筋が刺激されます

足底筋

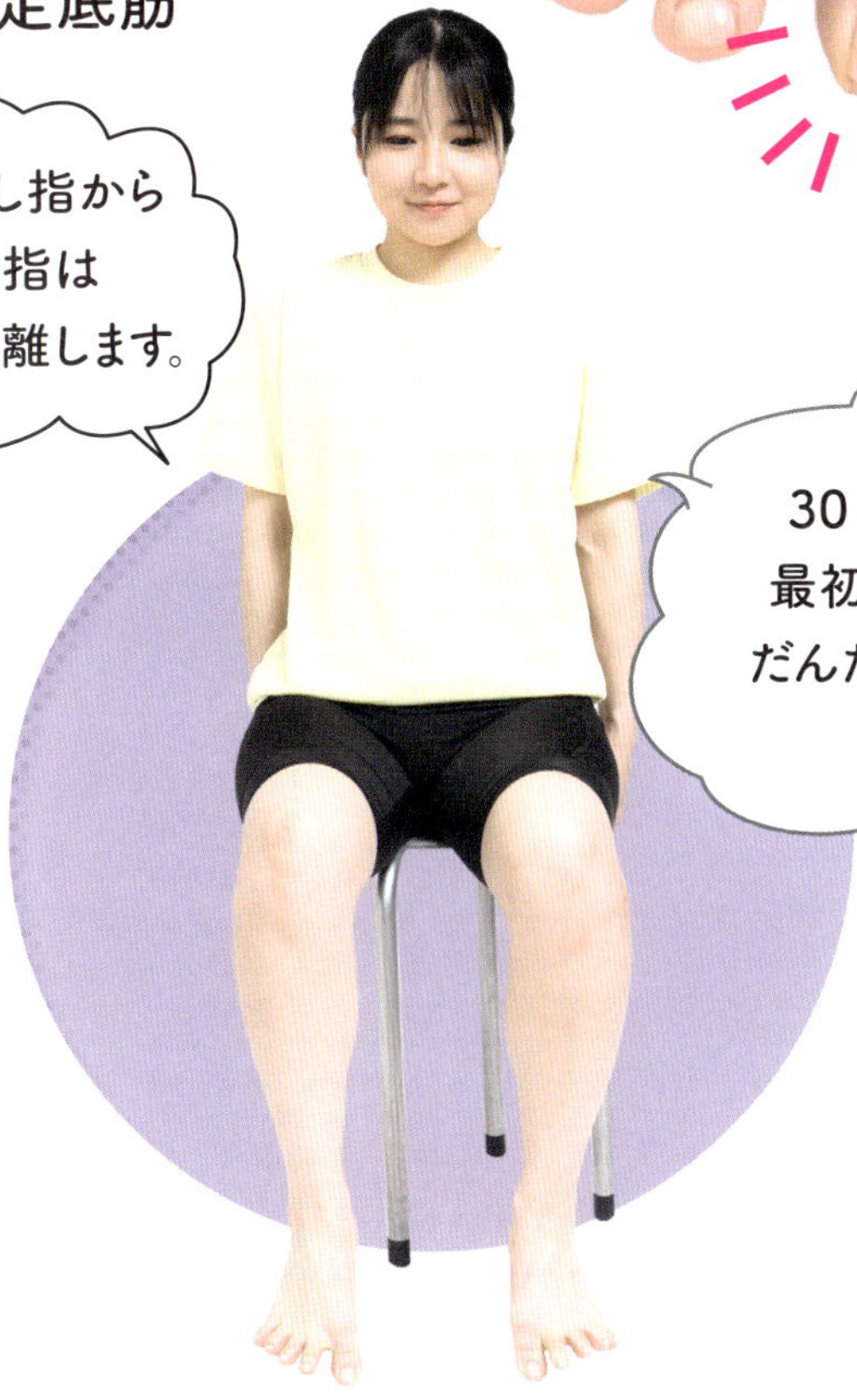
人差し指から
小指は
床から離します。
30 秒まで、もう少し…
最初は難しかったけど、
だんだん楽にできるように
なってきた！

5 手と足で引っ張り合い

ここがポイント

足底筋

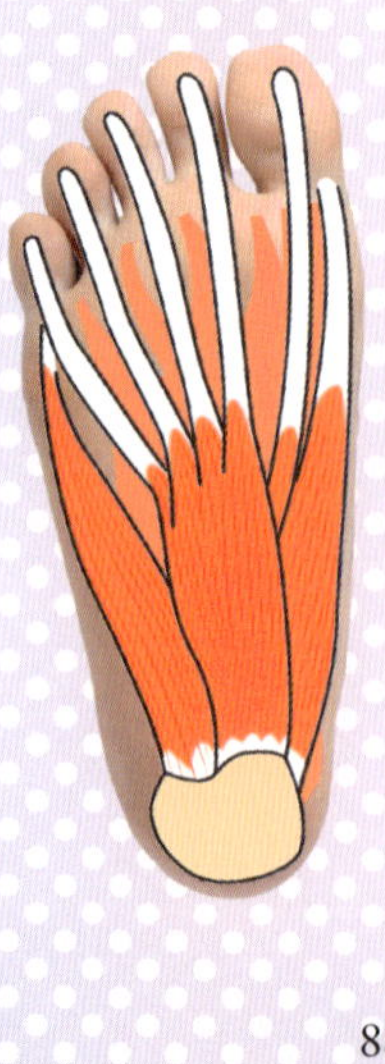

スタートの姿勢

① イス

イスに座り、背すじを伸ばします。

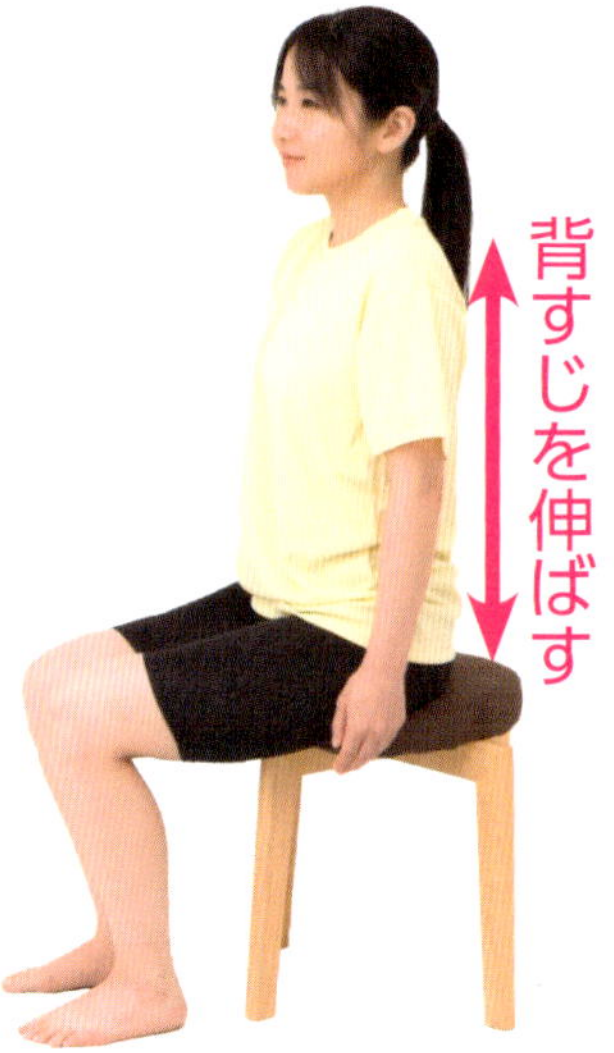

②

足を太ももにのせます。両方の手で足をつかみます。

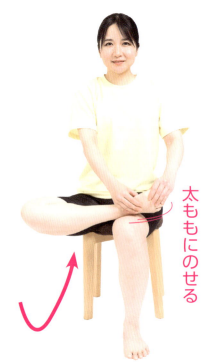

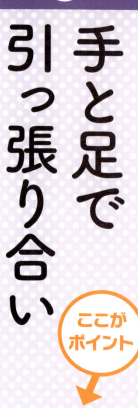

5秒間

5秒間引っ張って
脱力

③

手と足で5秒間引っ張り合ってから、脱力します。5秒間を5セット行いましょう。手と足の引き合う力を同じにしましょう。

※自然な呼吸で行います。息を止めていきまないこと。

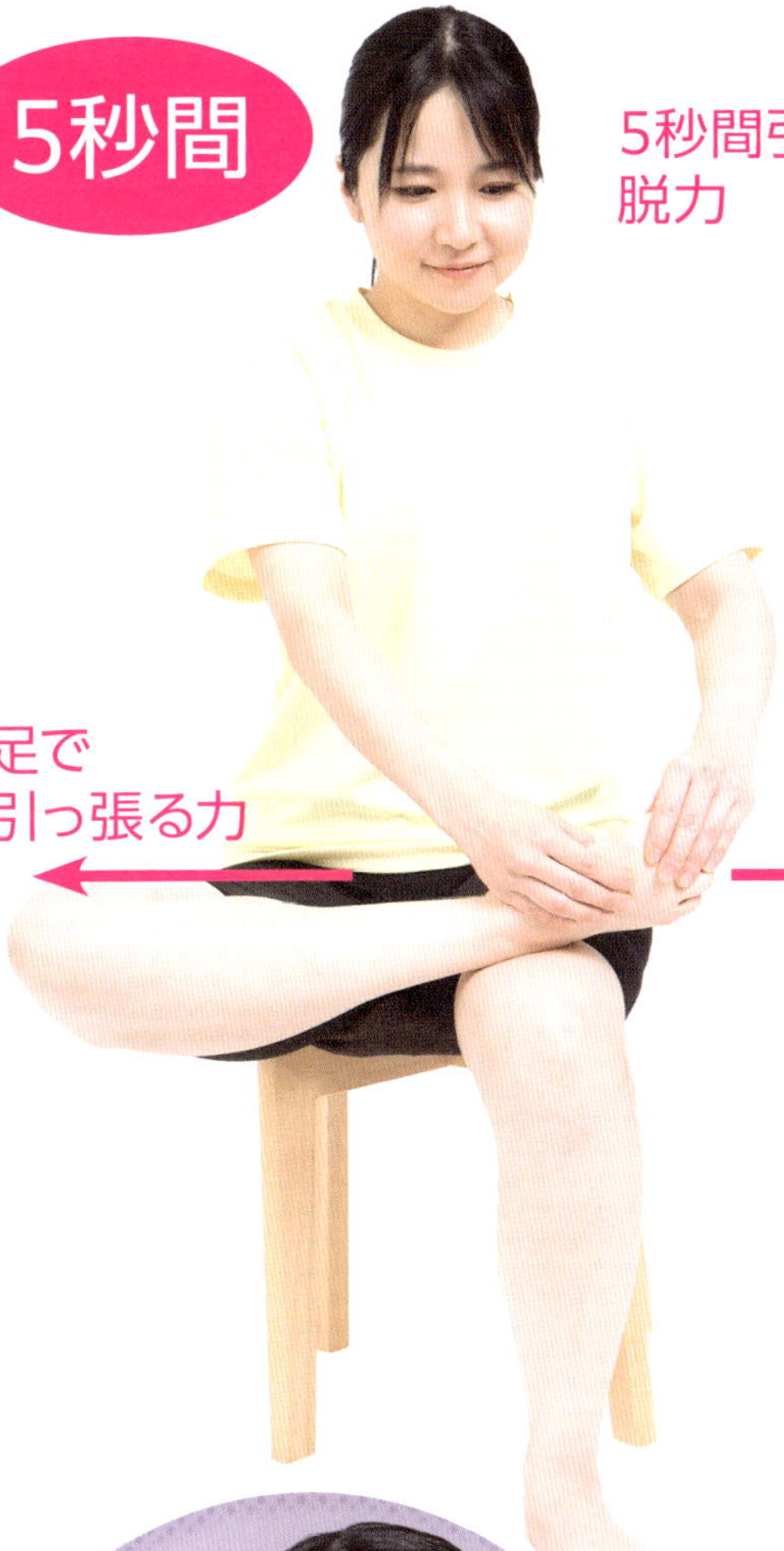
足で
引っ張る力
手で
引っ張る力

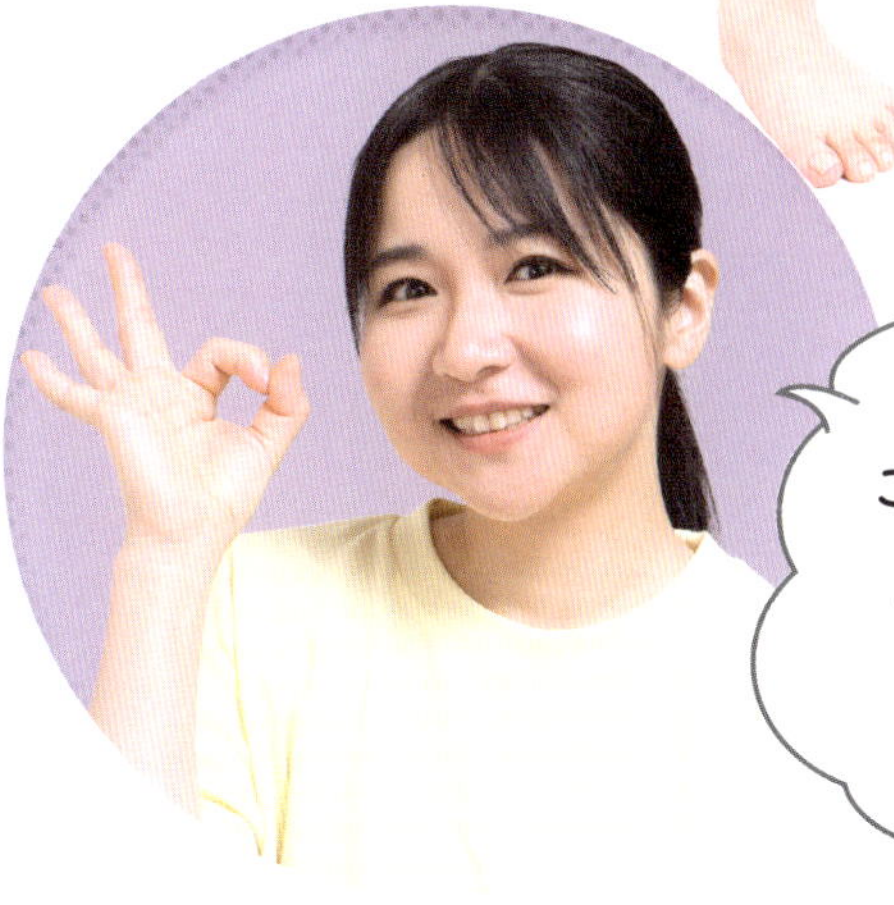
はい、お疲れ様でした。
ここで紹介したデイリーケアは、
足指ほぐしのあとだけでなく、
ちょっとしたすき間時間に
取り組んでみましょう。

実践者に学ぶ、足指ほぐしを習慣化する方法

1日のなかでの
足指ほぐしの
取り組み方や、
足指ほぐしに対する
意識を要約して
紹介します。

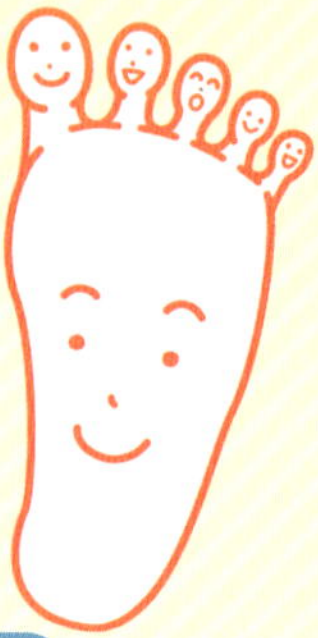

毎日の工夫

朝と夜の習慣に

毎日朝と夜の2回を習慣化しています。

優先順位の最初に

忙しい日も忘れないよう、先にやるようにしています。

息抜き・癒やしとして

疲れたときには、途中で足指ほぐしを行い、その後に仕事をするようにしています。

意識していること

正しい方法で

本田先生の施術の際に指導された内容を思い出して、効果的なやり方を心がけています。

セルフケアが大切

施術を受けるだけではなく、自分自身のセルフケアで効果が出ることがわかりました。

体調管理の一環に

職場でのハードな仕事に備えて、足指ほぐしを通して体調を管理しています。

継続の重要性

足指ほぐしをサボると体調が変わります。続けることの重要性を実感しています。

5章

歩き方と日常生活、ここに注目！

足と体に優しい歩き方、正しい立ち姿勢と重心配分、足に優しい靴の選び方、入浴時の足と足指のケア法など、足指ほぐしの効果を高めるポイントを紹介します。

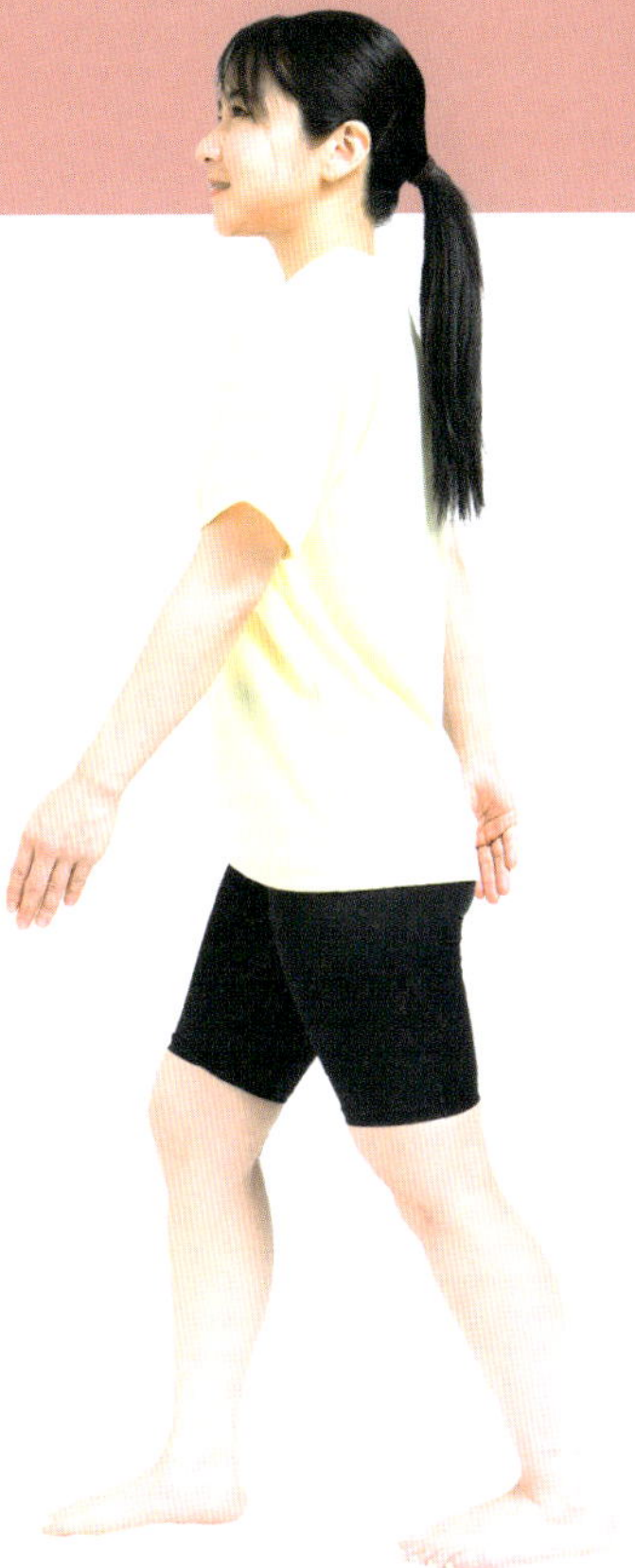

足と体に優しい歩き方

歩くときの負担を少なくする、足と体に優しい歩き方を身につけましょう。

動画はコチラ

○ 足と体に負担をかけない歩き方

目線を水平に保ち、頭の高さを一定にして、重心のブレを防いでいます。
重心が体のまんなかにあります。
足指で蹴り出します。ひざを自然に上げます。

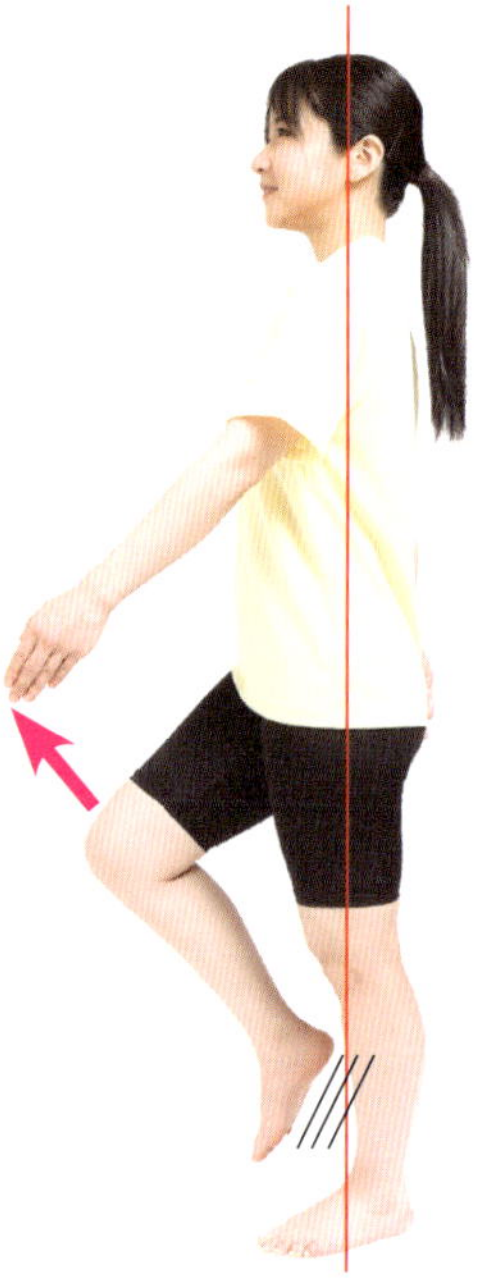

× 足と体に負担がかかる歩き方

重心が後ろにあります。
指で蹴り出さず、ひざが出にくくなっています。

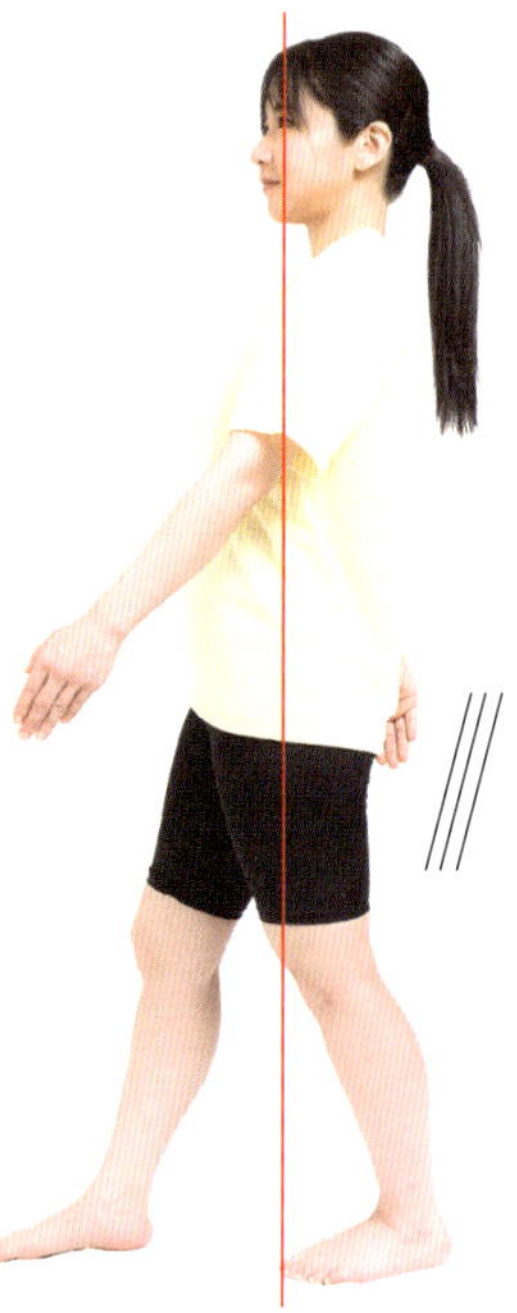

足裏全体で着地しています。
これが最大のポイントです！

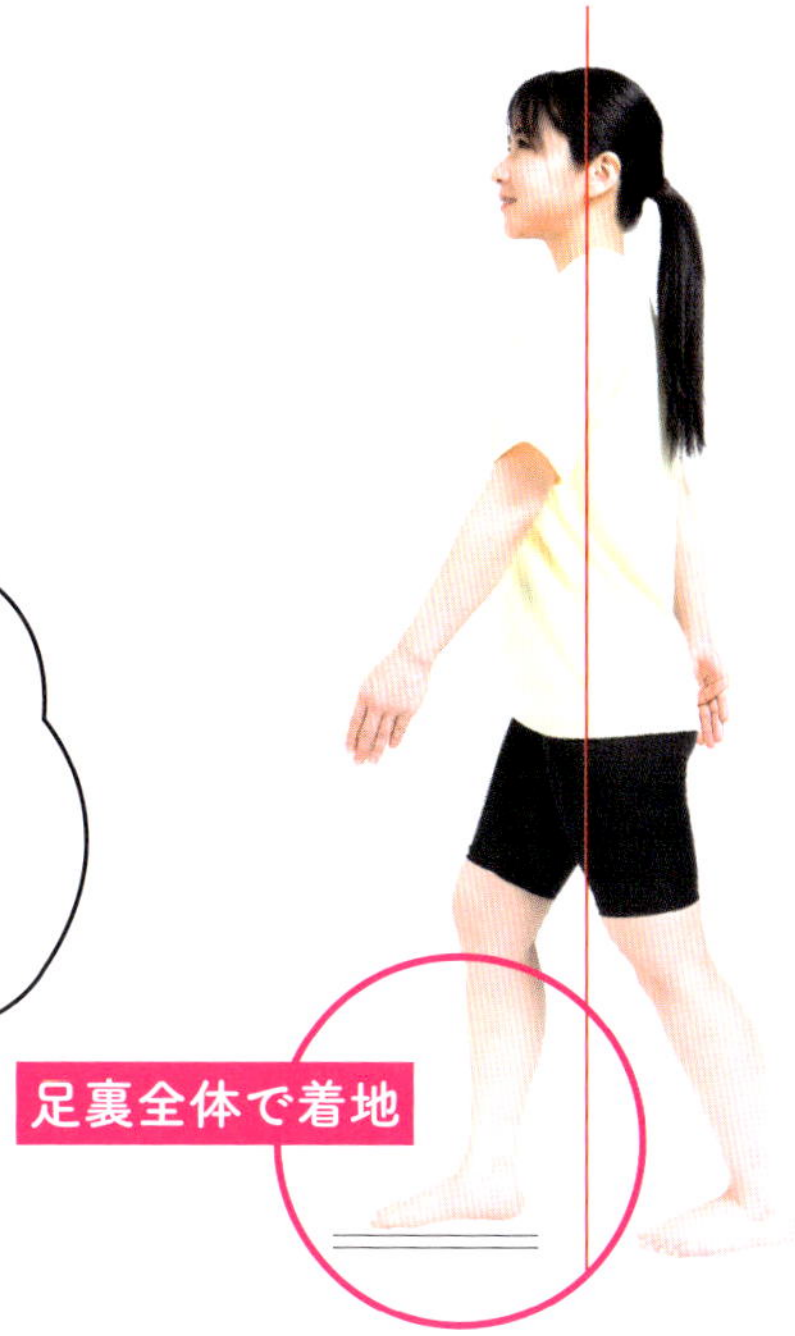
足裏全体で着地

かかとの一点で着地しています。この着地では足への余計な負担が増えてしまいます！

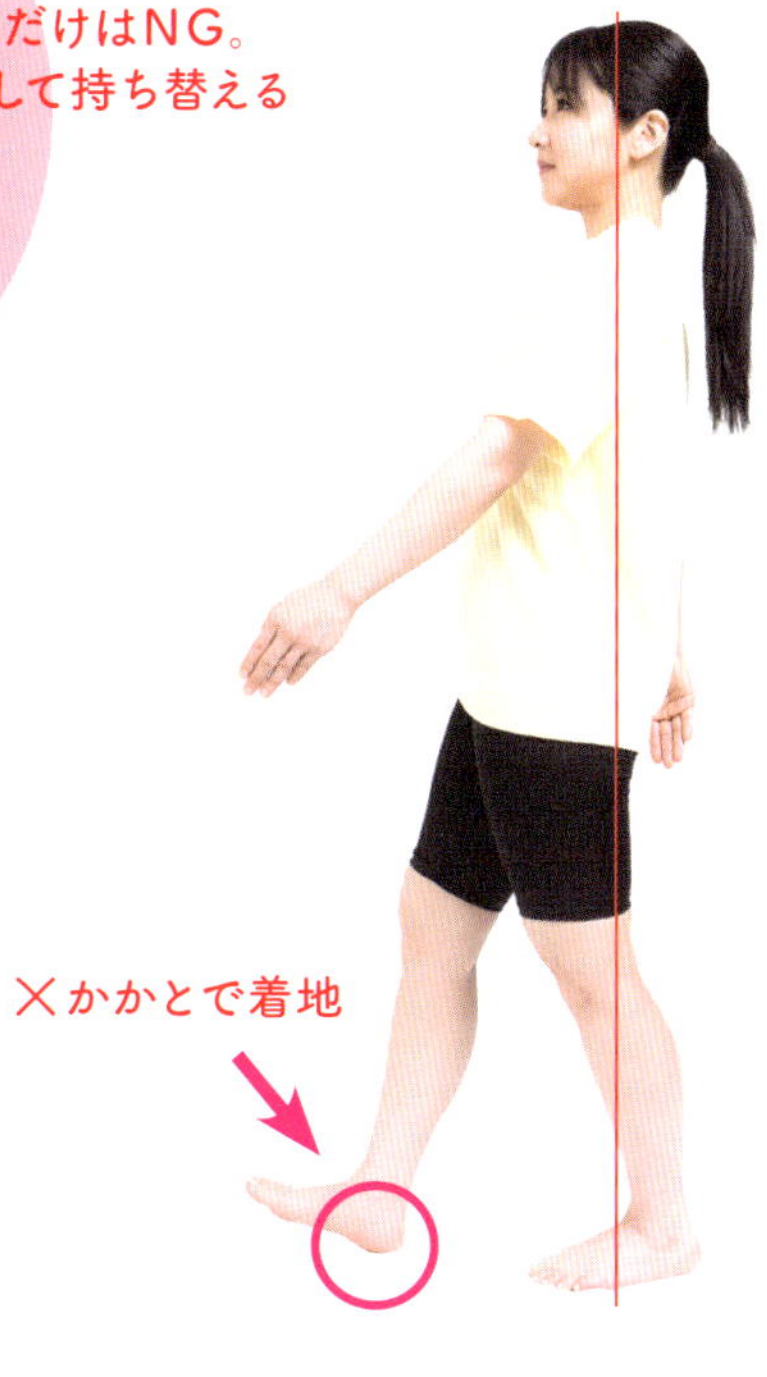
✕かかとで着地

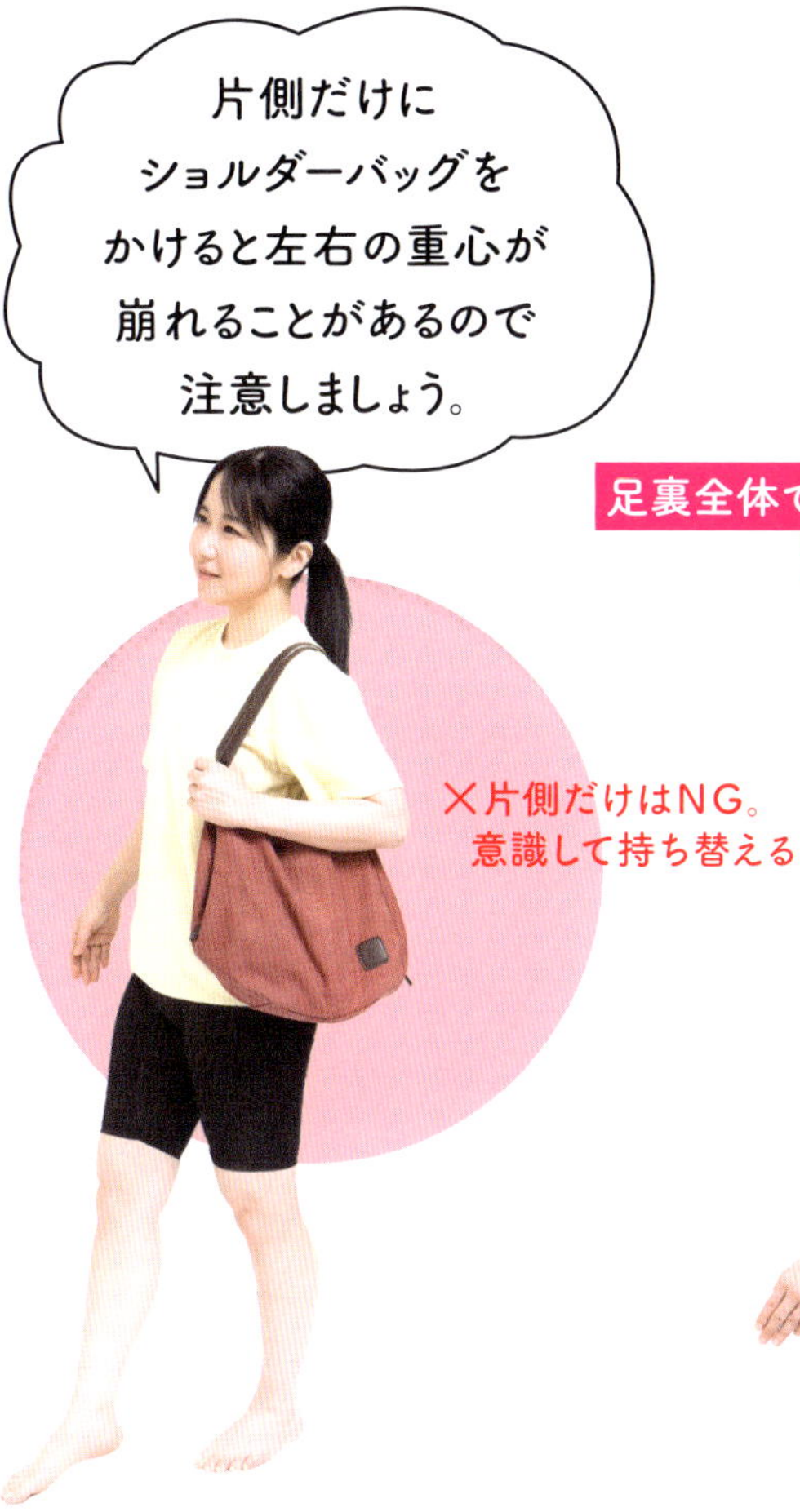
片側だけにショルダーバッグをかけると左右の重心が崩れることがあるので注意しましょう。
✕片側だけはNG。意識して持ち替える

正しい立ち姿勢と重心配分

正しい立ち姿勢をチェック。足裏の重心配分も意識して身につけましょう。

壁を使って姿勢をチェック

壁に背中を向けて立ち、かかと、おしり、背中、頭をつけて無理なく立っていられるでしょうか。無理を感じる場合、姿勢が崩れている可能性があります。

足指の腹を全部床につけて、体重が足の外側、具体的には外くるぶしの少し前にかかるようにしましょう。外くるぶしの上にしっかりと体の重心をのせるためには、かかとの上にアキレス腱《けん》がまっすぐに伸びていることが重要です。

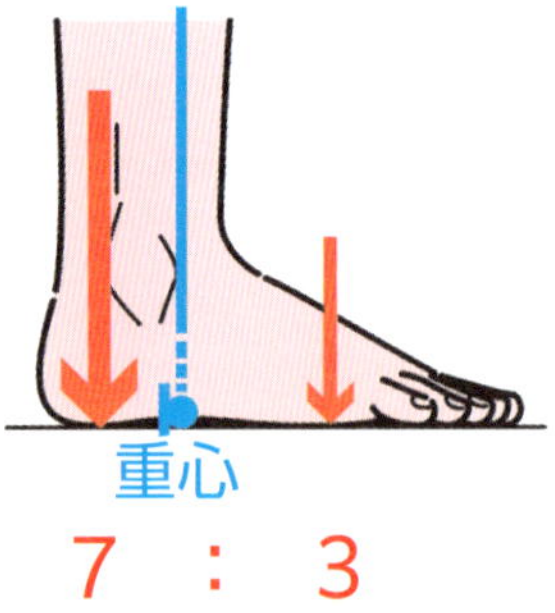

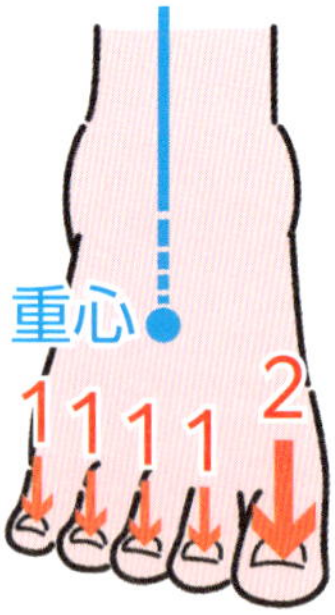

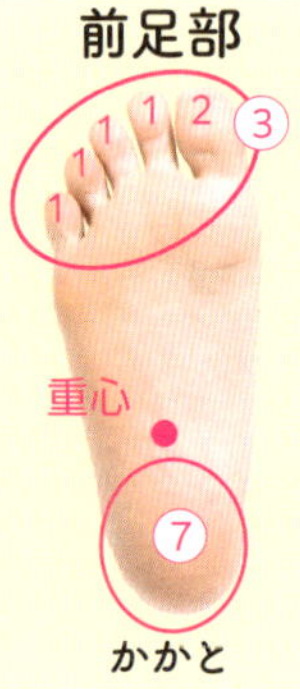

足裏から見た重心位置と理想的な重心配分

- 外くるぶしの少し前に重心を置く
- かかとと前足部は7対3の重心配分で
- 足指部分の重心配分は、親指2、ほかの指は各1に

正しい立ち姿勢

定期的に確認。意識して調整しましょう！

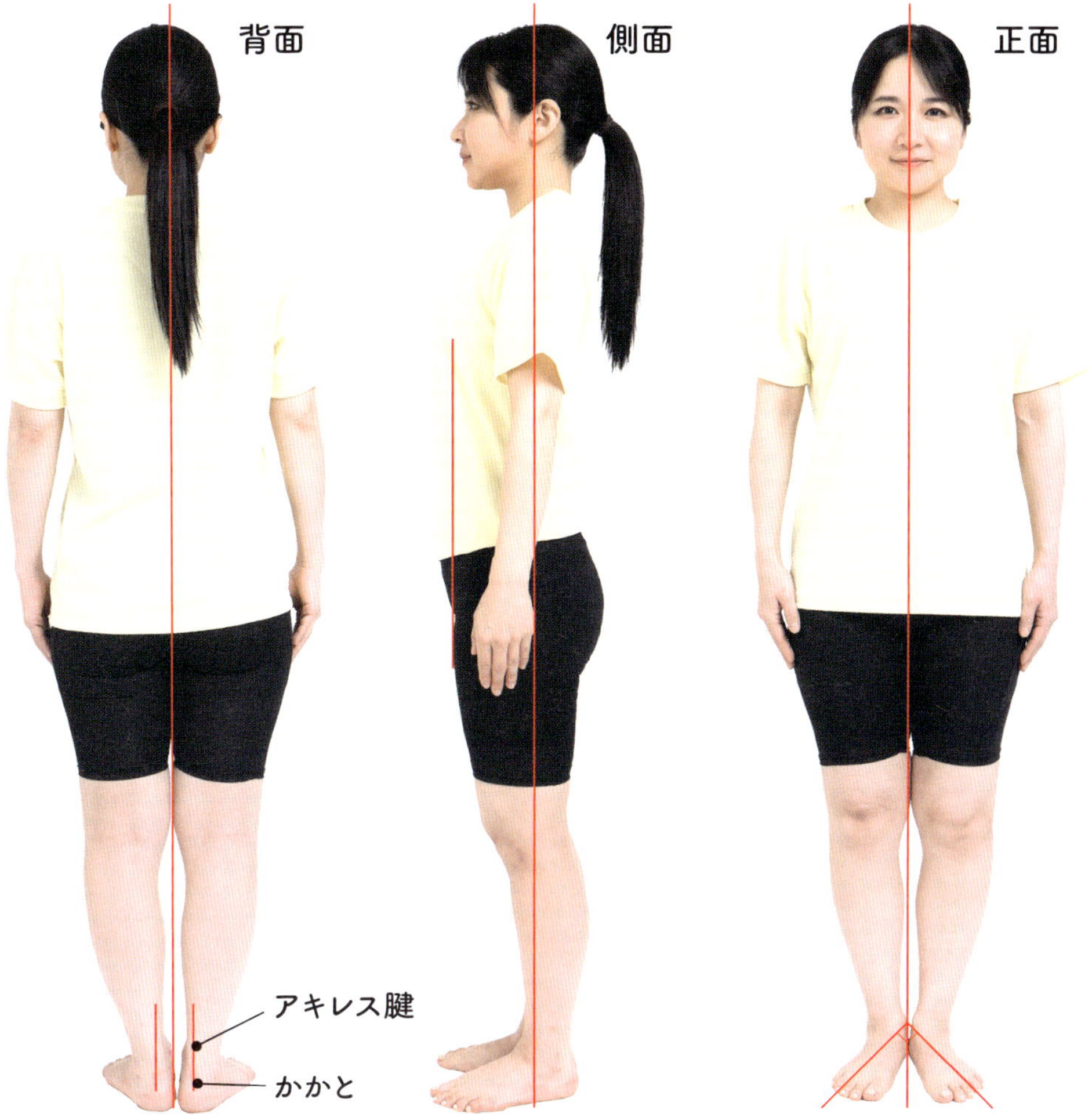

- かかととアキレス腱が一直線

- 耳、肩、骨盤、ひざ、外くるぶしが一直線
- 肋骨の下の骨と骨盤の前の骨が一直線

- 壁にかかとをつけて立つ。左右のかかとをつけ、指先は90度に開く
- おしり、背中、後頭部を後ろの壁につける
- この体勢で無理なく立っていられればOK

靴底を見れば歩き方がわかる

靴底のすり減り方を観察してみましょう。あなたの歩き方のクセや、足指の使い方の特徴などがわかります。

足指の問題が靴底に現れる

靴底のすり減り方は、かかとだけすり減る、つま先だけすり減るなど、人それぞれです。

一般的に、足指が浮き指になっていると重心が後方に移動するので、かかとだけすり減りやすくなります。日本人には浮き指が多いと指摘されているので、かかとがすり減っている人は多いでしょう。内側がすり減りやすい場合は、特に親指が浮き指で十分に使えていないケースが考えられます。施術の実感では、外反母趾の方が多いように思います。

○ よい歩き方をしている人の靴底

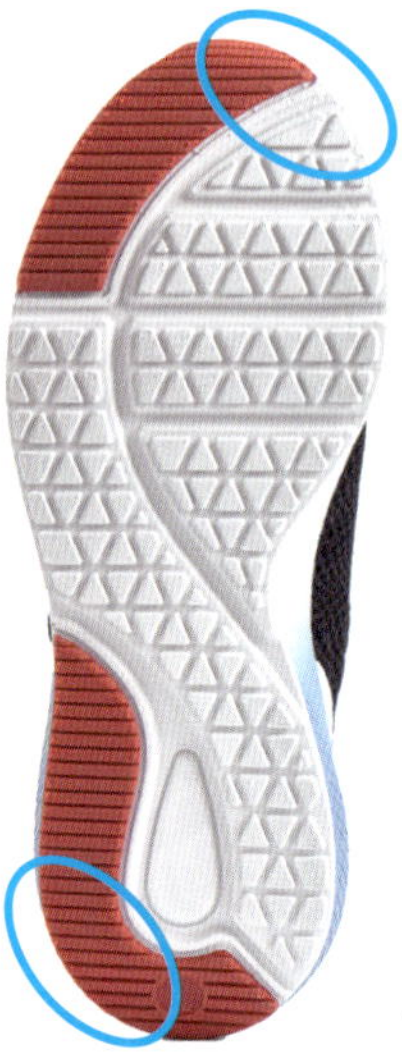

右足

足先とかかとの両方が適度にすり減る

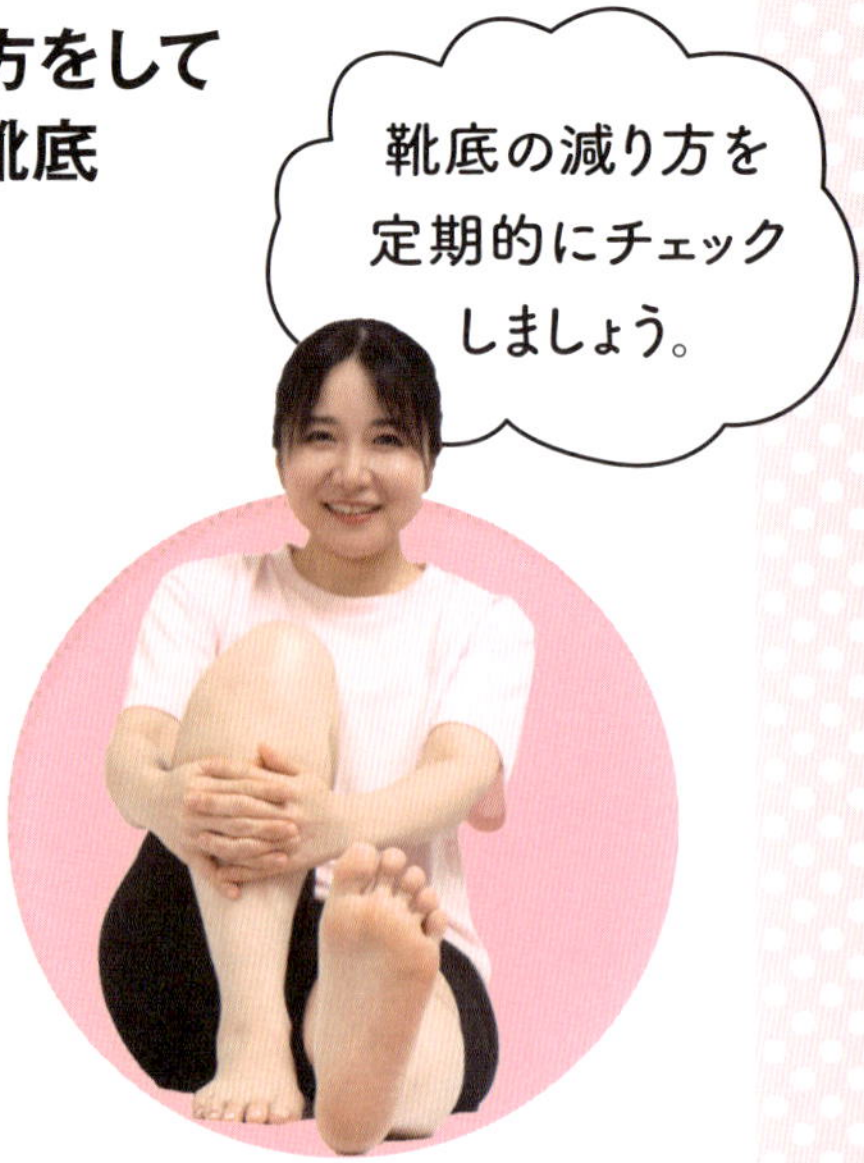
靴底の減り方を定期的にチェックしましょう。

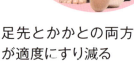

靴底から見えてくる歩き方のクセ

Ⓐ外側だけ

小指の腹で接地せずに小指が横に寝ている（寝小指）などで小指がうまく使えていないと、靴底の外側がすり減りやすくなる

Ⓑつま先だけ

ヒールのある靴を履いている女性に、つま先だけがすり減る靴底がよく見られる。体重が前方にかかり、足指の付け根にタコができやすくなる

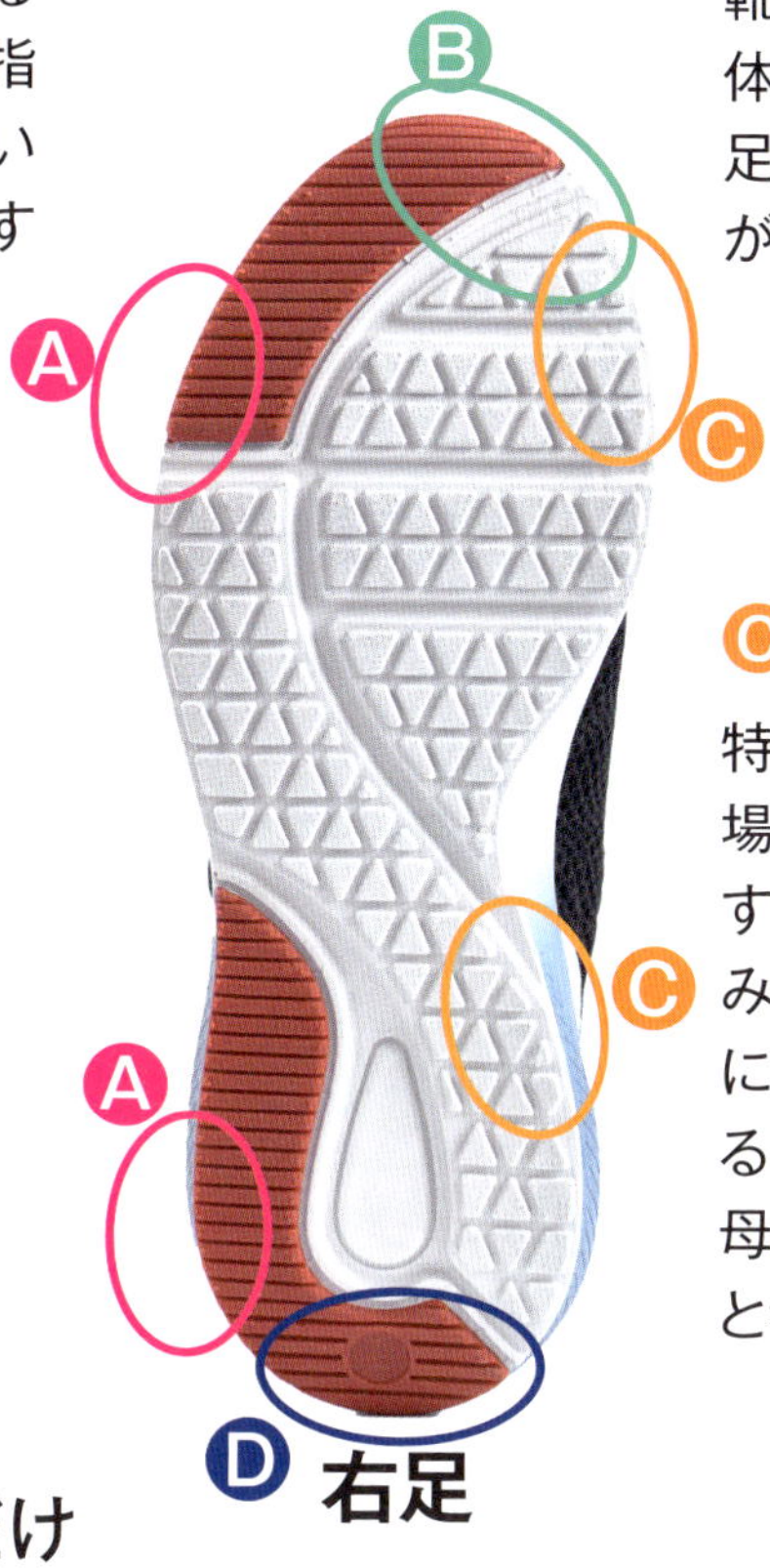

Ⓒ内側だけ

特に親指が浮き指の場合、靴底の内側がすり減るケースが多くみられる。体重が内側にかかり、負荷を支えるために足指が外反母趾になりやすくなると考えられる

Ⓓかかとだけ

足指全体が浮き指になると、体重がかかと側に偏り、靴底はかかと全体がすり減る

足に優しい靴の選び方は？

靴に足を合わせるのではなく、足に合った靴を選びましょう。足の健康を維持するために大切な心がけです。

あなたの足に近い足型を知りましょう

日本人には主に3つの足型があり、約80％はエジプト型といわれます。エジプト型に多いトラブルは外反母趾。親指に余裕のある靴が推奨されています。

ギリシャ型は日本人の約15％といわれ、人差し指が親指よりも長く、主なトラブルはハンマートゥになりやすくタコができやすいことです。先端が少しとがったデザインが適しています。スクエア型は約5％、トラブルはタコやウオノメができやすいこと、外反母趾や内反小趾にも要注意。つま先が四角い形状で、指が圧迫されないデザインの靴を選びましょう。

日本人の３つの足型

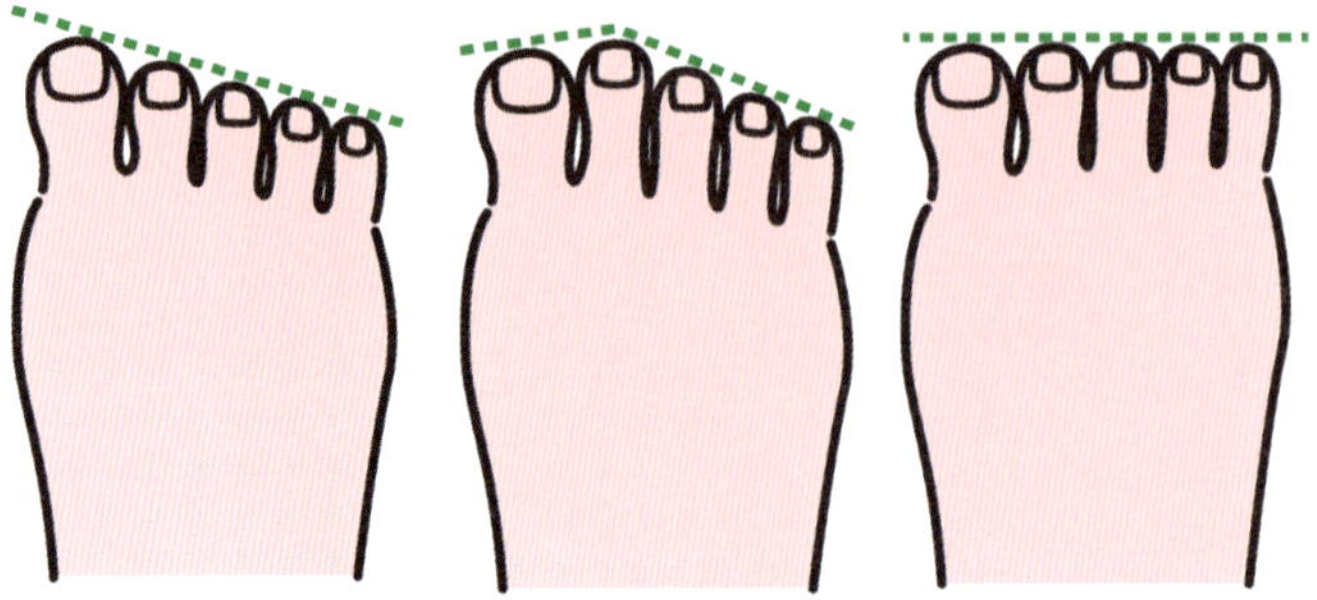

エジプト型 約80％　ギリシャ型 約15％　スクエア型 約5％

靴選びのポイント

デザインだけで選ばず、自分の足に合ったものを選ぶことが重要。適切な靴を履かないと、足の痛みだけでなく腰痛やその他の痛みにつながる可能性がある

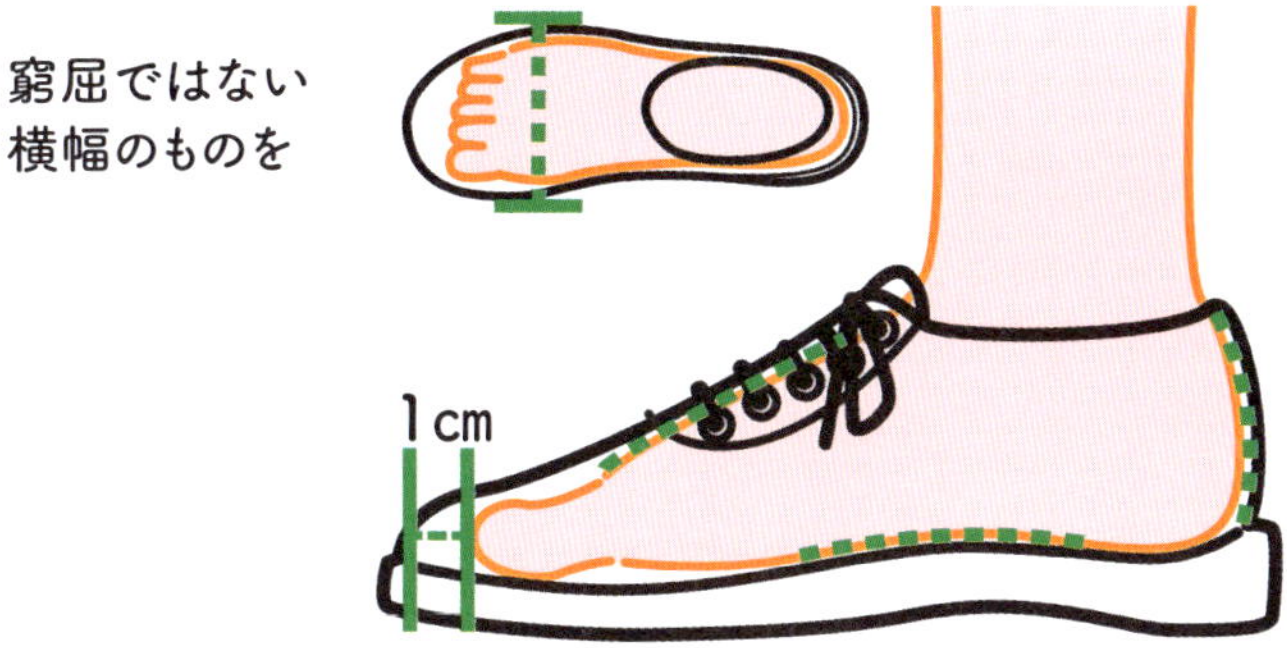
窮屈ではない
横幅のものを
1cm

靴の形状	極端に先細りの靴は足の指を圧迫し、浮き指の原因となるため避けるべき。先端が浮いていないフラットなものを選ぶ
靴のサイズと素材	靴のサイズはぴったりすぎないものを選び、足先に1cm程度の余裕が必要。横幅も窮屈でないものを。靴ひもで調整可能なデザインがよい。材質は適度なかたさがあるものを。ふにゃふにゃしすぎるものは避ける
試し履きの方法	立った状態で足のサイズに合っているか調整。歩行時の安定性もチェック

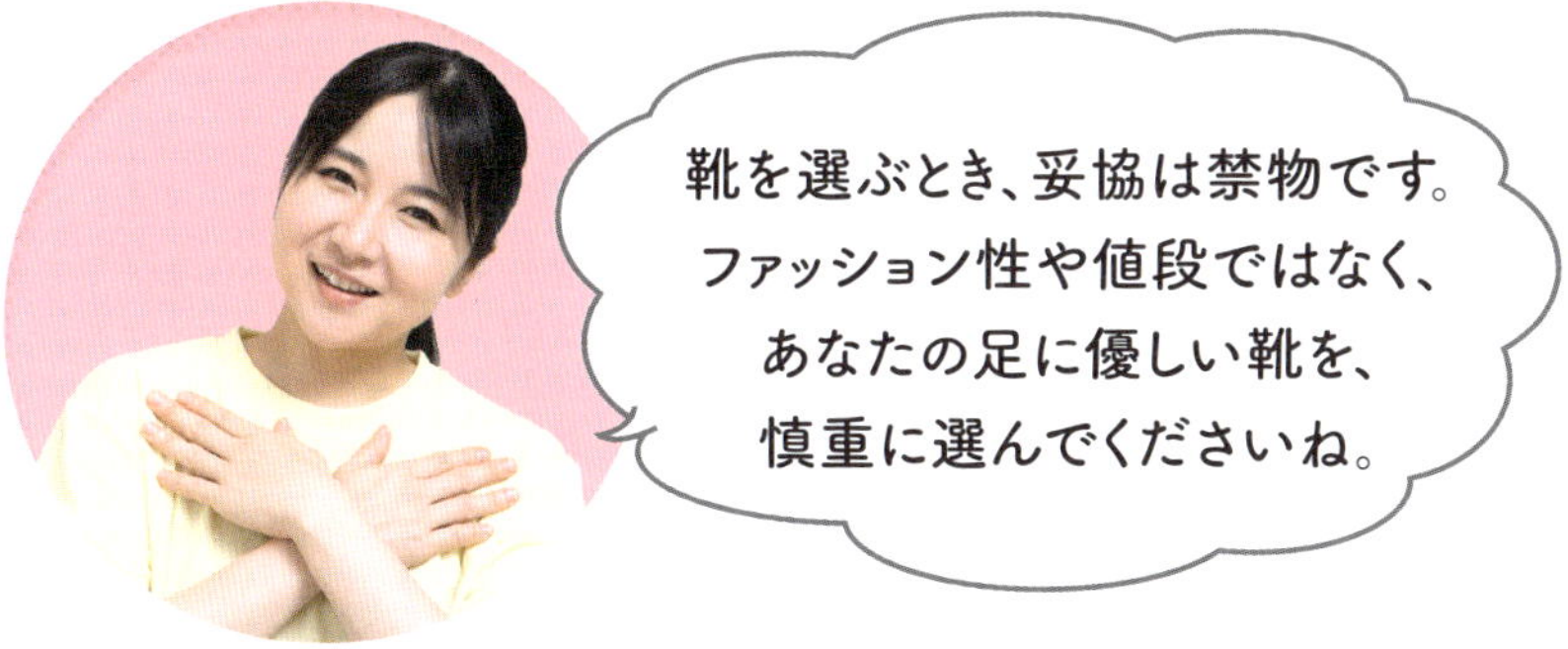
靴を選ぶとき、妥協は禁物です。
ファッション性や値段ではなく、
あなたの足に優しい靴を、
慎重に選んでくださいね。

毎日足に触って足指をほぐしましょう

毎日、最低でも2回は足指をほぐしましょう。ここでは体験者の取り組み事例を紹介します。

まずは1日2回を目指しましょう

足指のケアに取り組むなかで、全身の体調がよくなり、心が前向きになっていく患者さんをたくさん見てきました。体験者たちは、1日のなかで最低2回以上は足指ほぐしに取り組んでいます。どのようなタイミングで足指をケアしているのか、左ページで紹介します。

ケアは特別なことではありません。入浴時に足の裏や指の間をよく洗ったり、浴槽のなかで足指1本1本をマッサージする。そんなことから始めましょう。

14万人の施術の実感、まさに、足が変われば、人生が変わる！ あなたもできることから始めてみませんか？

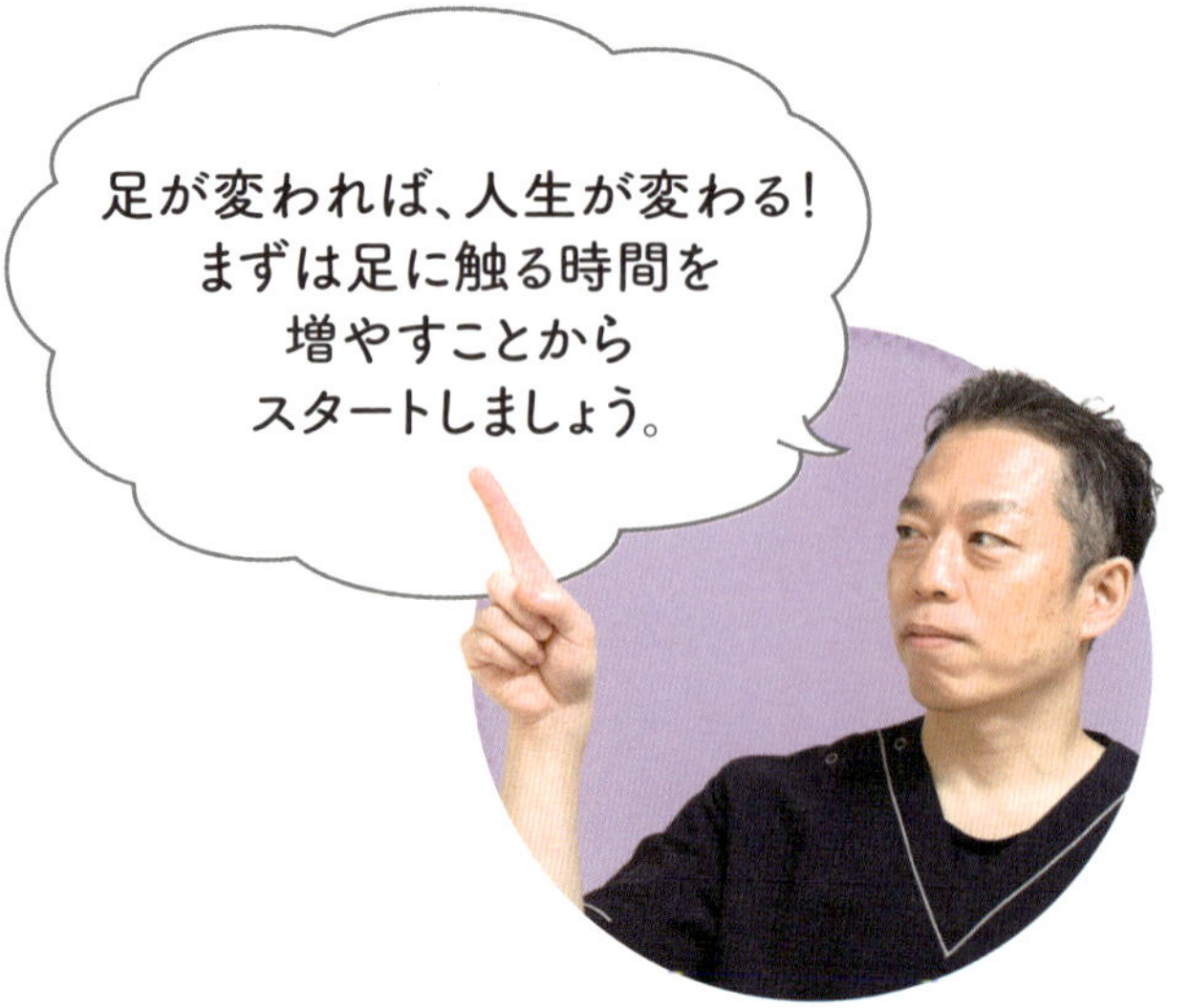
足が変われば、人生が変わる！
まずは足に触る時間を
増やすことから
スタートしましょう。

足指ほぐし体験者たちの取り組み事例より

起床　布団の上で足指ほぐし

足元が安定します

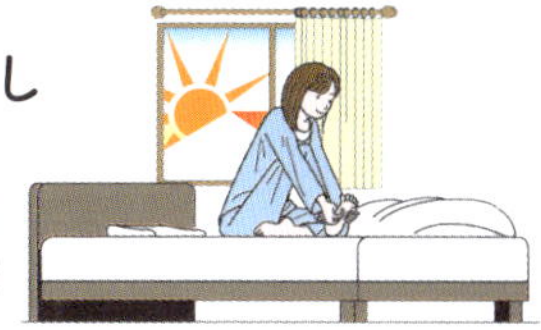

朝食

掃除　掃除をしながら足のストレッチ

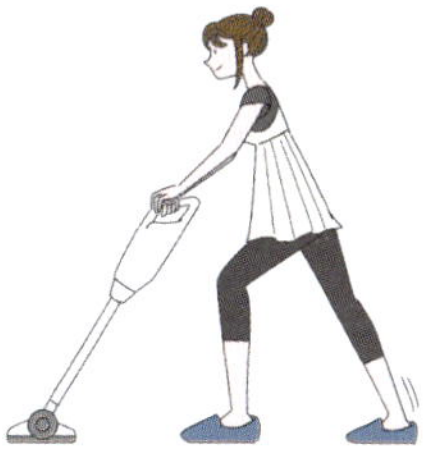

昼食

くつろぎタイム　テレビを見ながら足指ほぐし

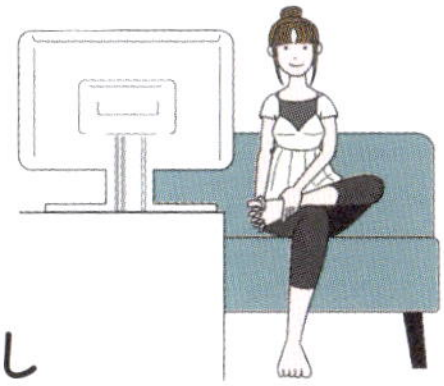

買い物　外出前に足の屈伸、足首回し

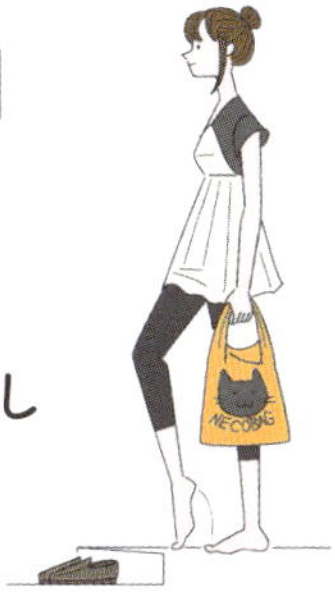

料理

夕食

入浴　入浴タイムを活用

くつろぎタイム　パートナーと行う足指ほぐし

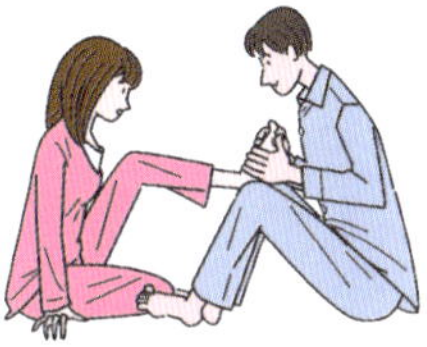

就寝　1日の終わりに

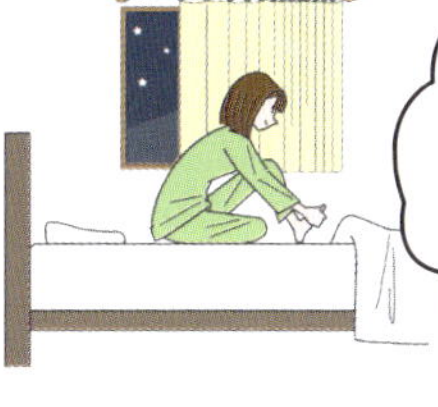

体験者たちの実例です。ご参考に

入浴時の足と足指のケア法

入浴するときは、足指と足裏、足首、ふくらはぎなどをほぐしましょう。足指の1本1本をていねいに。

足指を1本1本ケアしましょう

入浴時は全身の血行がよくなっているので、足指ほぐしの効果が上がります。ぬるめのお湯に浸かり、ゆったりとした気持ちで足指を1本1本ほぐしましょう。足指ほぐしだけでなく、とにかく足全体に触って、優しくほぐすことを心がけてください。足首回し、ふくらはぎのマッサージなどを行うといっそう効果的です。浴槽から出たら、足の指1本1本、足の裏、足首回り、ふくらはぎとすねなどを、ていねいにケアしましょう。シャワーでサッとすませていると、足のケアがおろそかになりがちです。浴槽に入らない日は、わずか5～10分間の足湯でも、足の疲れがとれやすくなります。

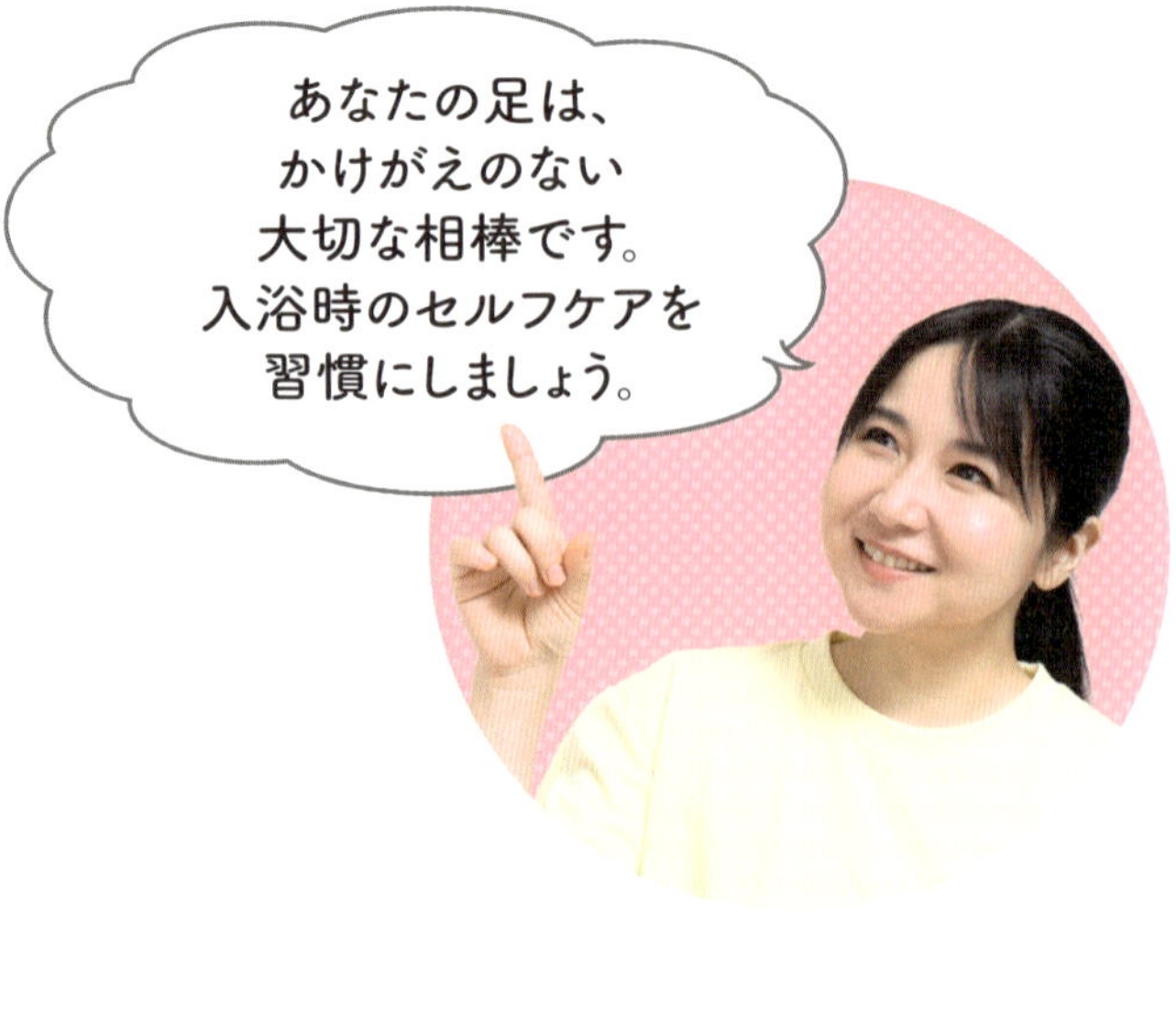
あなたの足は、
かけがえのない
大切な相棒です。
入浴時のセルフケアを
習慣にしましょう。

入浴時の足のマッサージと足指、足裏のセルフケア法

浴槽のなかで

ぬるめの湯に胸まで浸かり、足指や足を優しくマッサージ

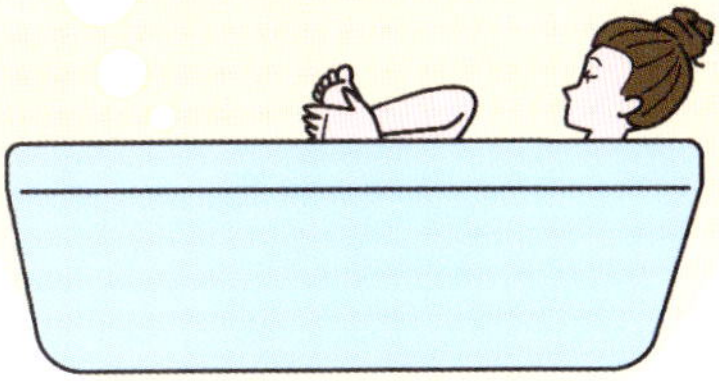

浴槽のなかで

足首の曲げ伸ばしや右旋回、左旋回

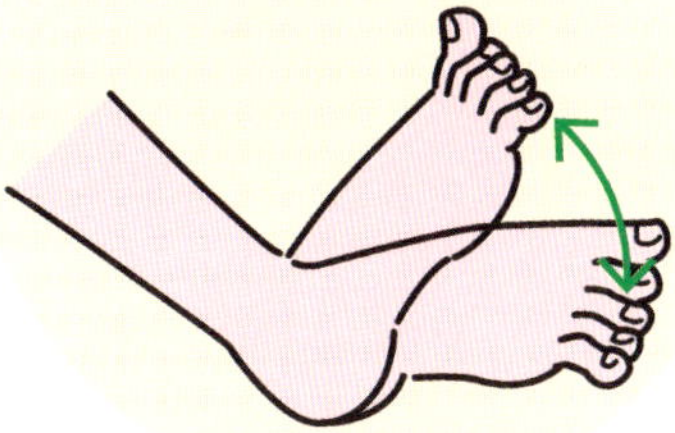

浴槽のなかで

アキレス腱のほうからひざのほうに向かってふくらはぎのマッサージ

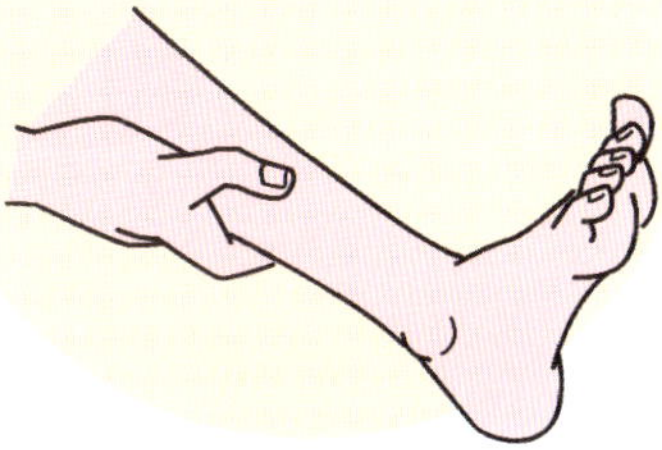

浴槽のなかで

親指から小指まで、足指を1本1本、もんだり、動かしたり

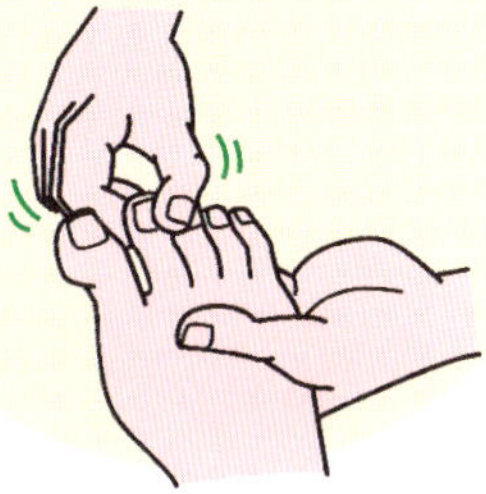

洗い場で

足指の間と足の裏を、ていねいに洗う

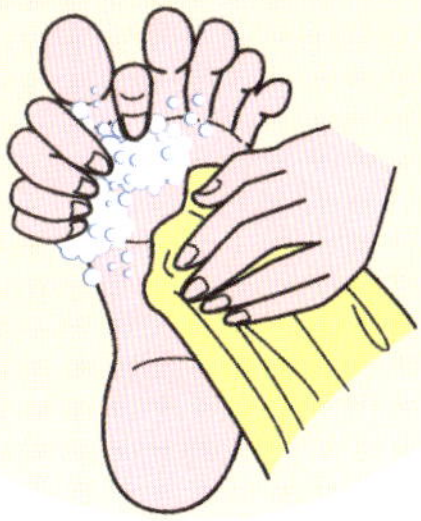

足湯

バケツやタライに38～40℃のお湯を入れ、くるぶしまで5～10分間浸かる

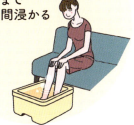

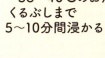

ペアで行う足指ほぐし

ペアになって足指をほぐし合うことで、足指ほぐしを毎日の習慣として続けやすくなります。

強さを確認しながら行いましょう

本書では、1人でできる足指ほぐしの方法をご紹介しましたが、パートナーとペアで行う足指ほぐしも楽しいものです。リビングの床の上、イスに座ってなど、いろいろな場所で取り組めます。

足指ほぐしの方法は、慣れてきたらこの本で紹介しているやり方だけでなく、それぞれの足指ほぐしのねらいどおりに足指の骨が動くようなアレンジもよいでしょう。

しかし、マッサージの強さは相手に確認しながら、強くなりすぎないように、無理のない範囲で安全に行ってください。

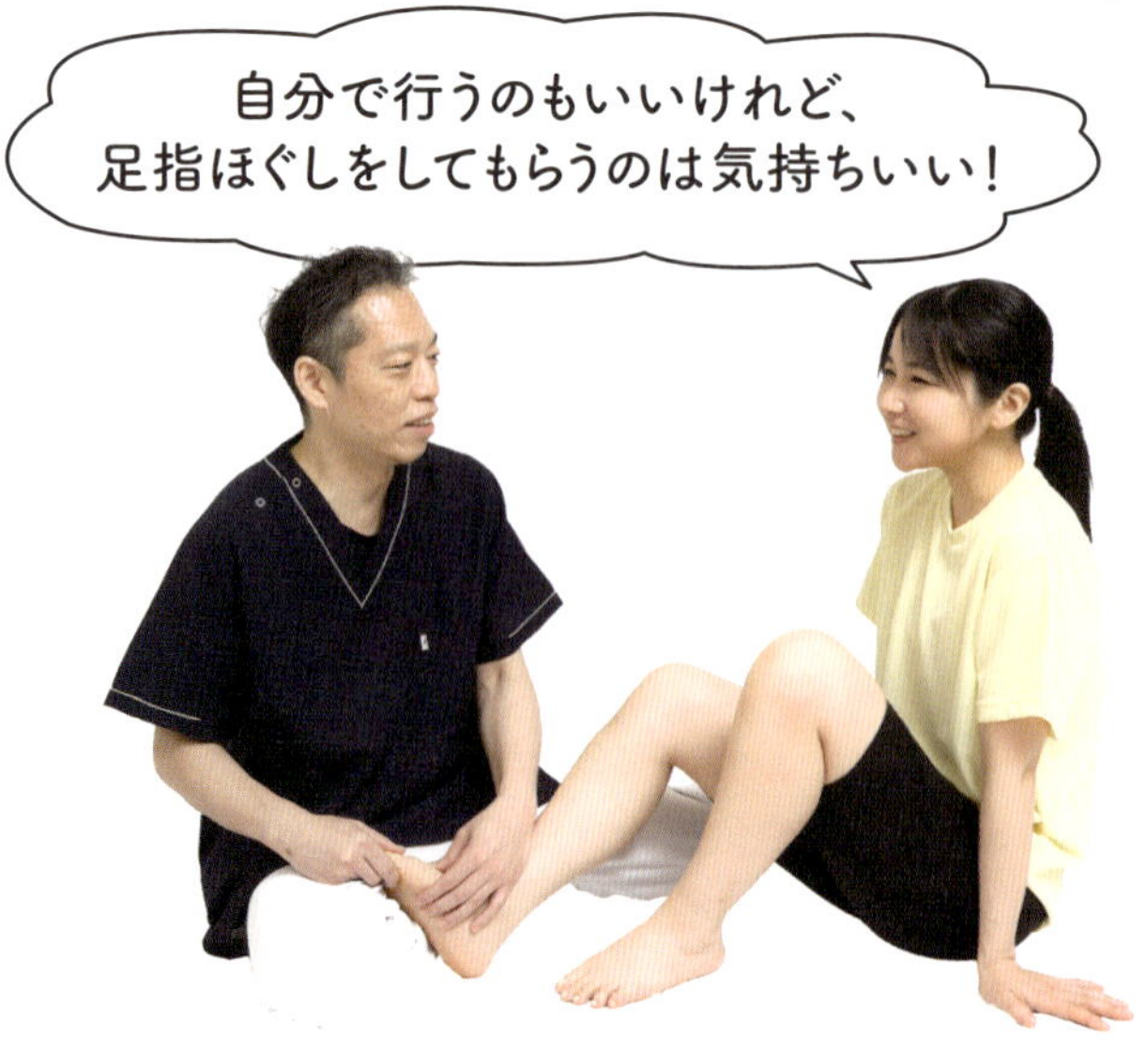
自分で行うのもいいけれど、
足指ほぐしをしてもらうのは気持ちいい！

ペアで行う足指ほぐし

足指つかみ

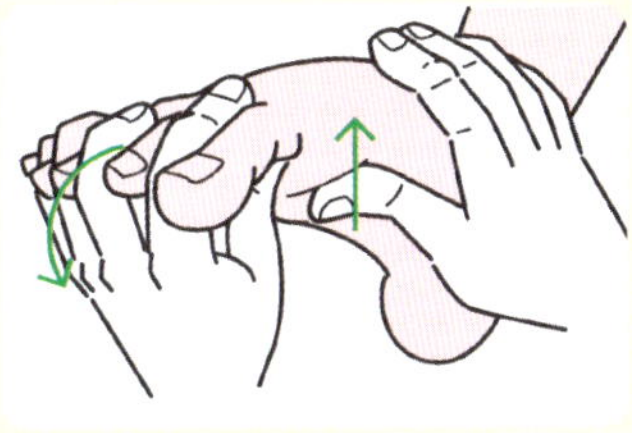

相手の足指の間に、小指から人差し指までをはさんで下側に伸ばす。指が入らないときは、全体を包むようにしてもよい。もう片方の手は、指をはさんだ手の動きをフォローするように動かす

足指スクワット

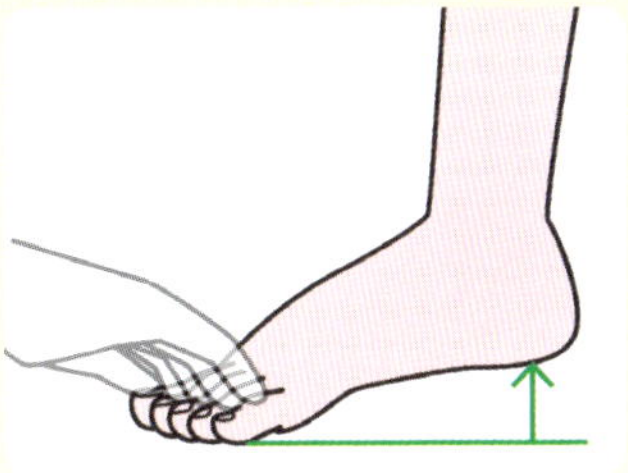

足の内側が、かかと側から指先まで、まっすぐになるようにする。向かい合った人は、足の指を手の指で押さえる。足指の腹の部分を接地させて、かかとを床から3cmほど上げて30秒間キープ。このとき、親指や小指の付け根が床につかないようにチェックしよう

足指ぶらぶら

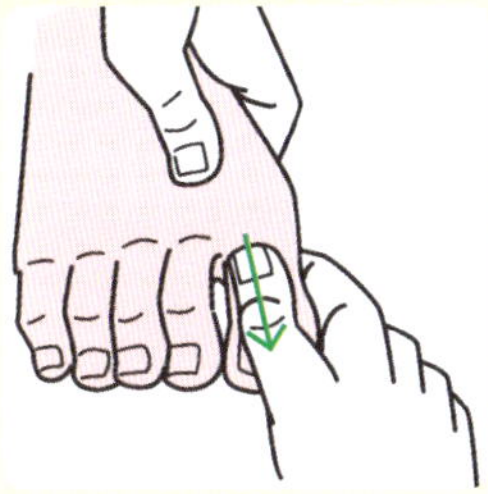

片方の手の親指は、中足骨の中心にあてる。もう片方の親指は、足の親指の根元にあてて、下に向けて動かす（上に対しては動かさない）

足指ずらし

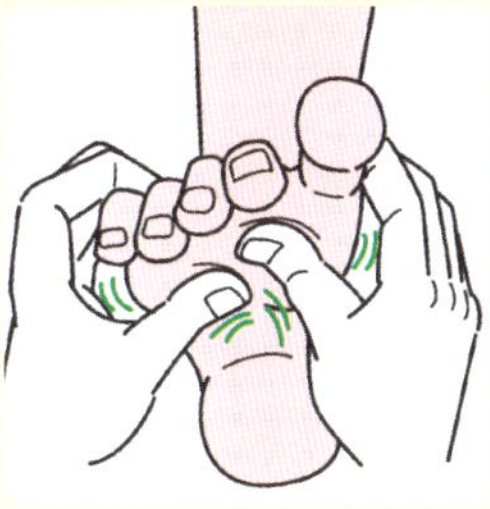

片手の親指とほかの指で、足の親指の中足骨をつかむ。もう片方の親指とほかの指で、足の人差し指の中足骨をつかみ、2本の骨をグリグリと互いにずらすように動かす

足指ブリッジ

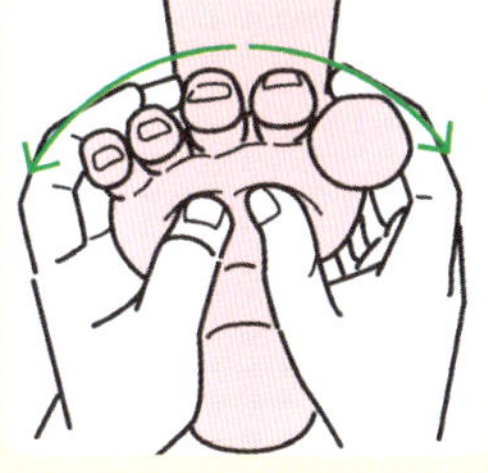

両手の親指を、足の裏に当てて押し上げる。ほかの指を足の甲側に当て、足の親指と小指をブリッジのように広げる

足指の機能別役割は？

足の5本の指には、それぞれ異なる役割があります。その役割は「支持指」と「駆動指」という2種類です。それぞれの指が役割をしっかりと果たせるようにするには、毎日の足指のセルフケアが重要です。

駆動指

足を動かすための指。

親指と人差し指

駆動指は足を前に進めるための力を生み出す指です。親指と人差し指がこの役割をもっており、特に親指は足の内側に位置していて、歩くときや走るときに大きな力を発揮します。

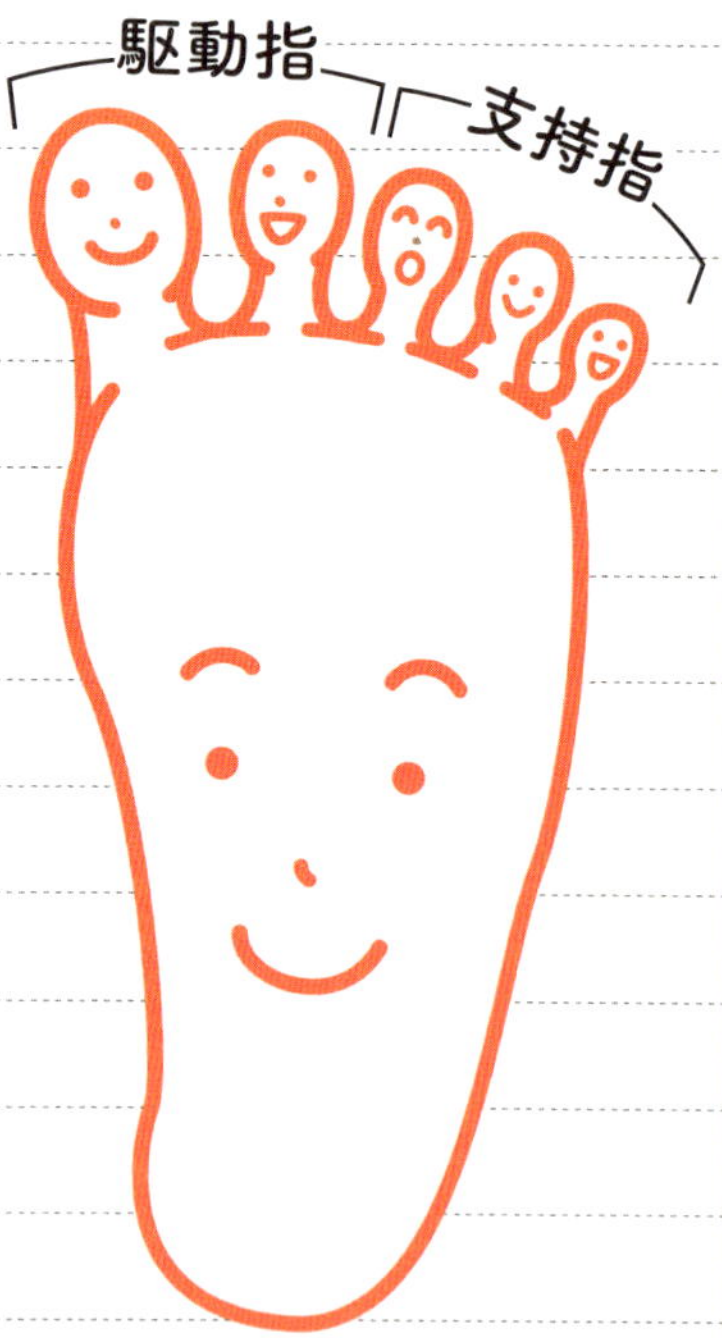

支持指

体を支えるために重要な指。

中指、薬指、小指

特に小指は、足の外側を支えるので、とても大切な役割を果たしています。

6章

Q&Aでよくわかる！足の役割と足指ほぐし

足指や足裏の大切な役割、足裏の5つのアーチ、足の骨と関節・筋肉の構造、ひざ痛と足指の関係、足指ほぐしの回数などをQ&Aで紹介します。

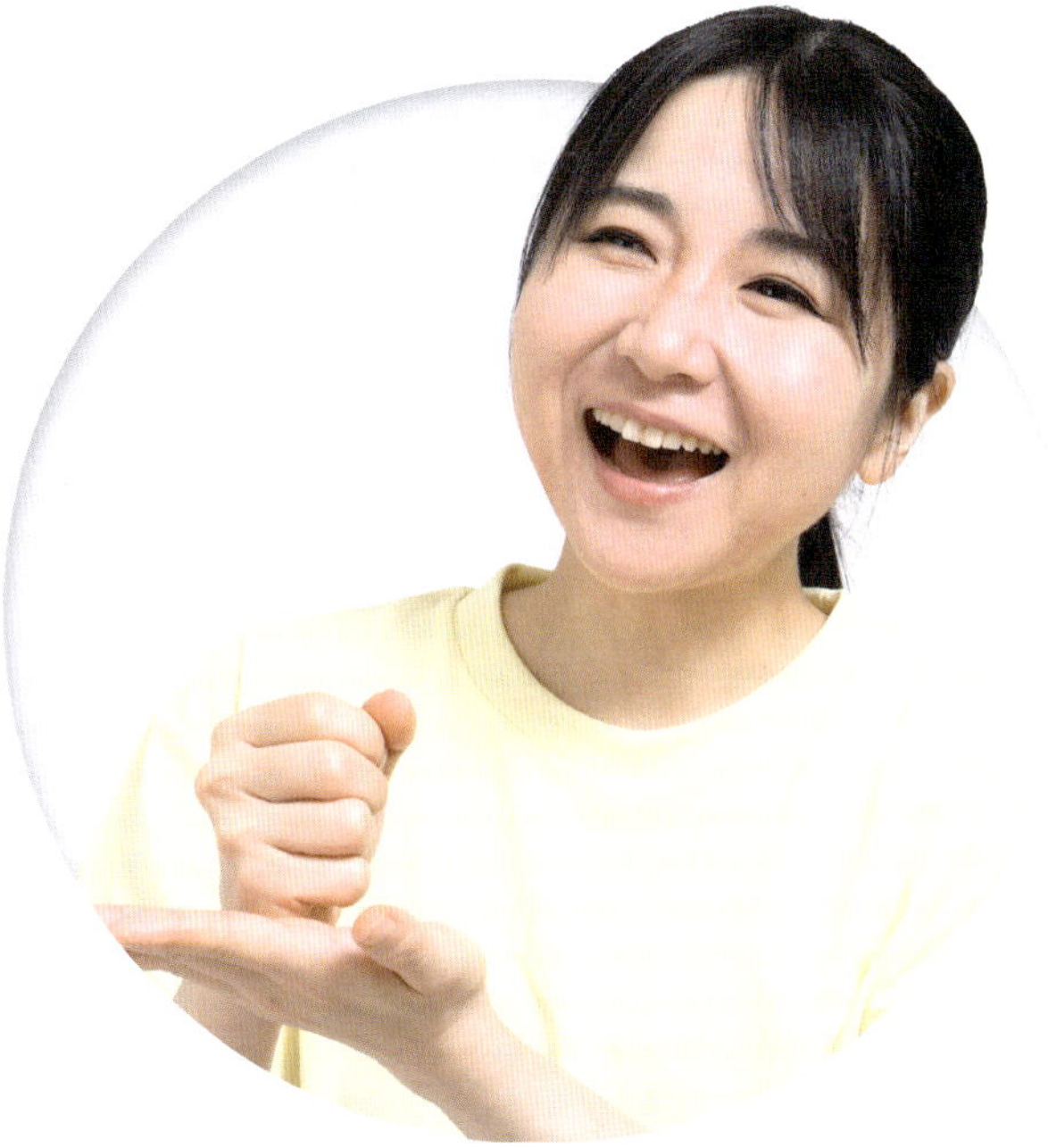

Q1 足指や足裏の役割は？

A わずか2％の表面積で全身を支える重要な土台です

足指と足裏の重要性

足指や足裏は、わずか2％の表面積にもかかわらず、体全体の重心のバランスを保つ重要な土台です。これらが正しく機能すると、足の裏の重心、ひいては全身の重心も安定し、スムーズな動きを可能にします。しかし、足指が十分に使われていない場合、足の裏の重心に偏りが生じ、体全体の重心のバランスが崩れ、腰痛やひざ痛、肩こりや頭痛を引き起こすなど全身に悪影響が及びます。

重心の偏りの改善が大切

足の裏の重心が不安定だと、結果として全身の重心も不安定になります。根本的な改善のためには、足指や足裏をしっかり働かせることが必要です。

足指ほぐしや日常生活での姿勢改善を継続することで、足指と足裏を整えましょう。足裏の重心を正しく保ち、全身の重心を安定させることで、歩きやすくなったり動きやすくなったりします。

足は全身の土台

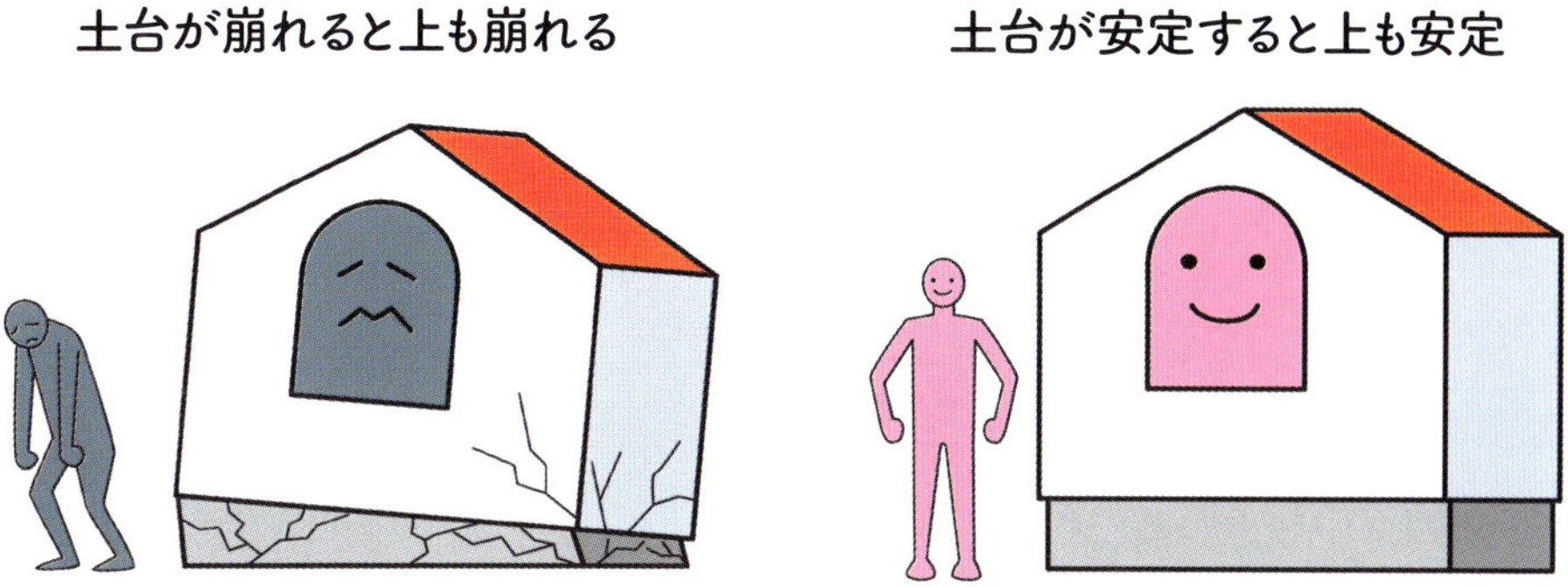
土台が崩れると上も崩れる
土台が安定すると上も安定

足指、足裏がきちんと使えないと影響が全身に及ぶ

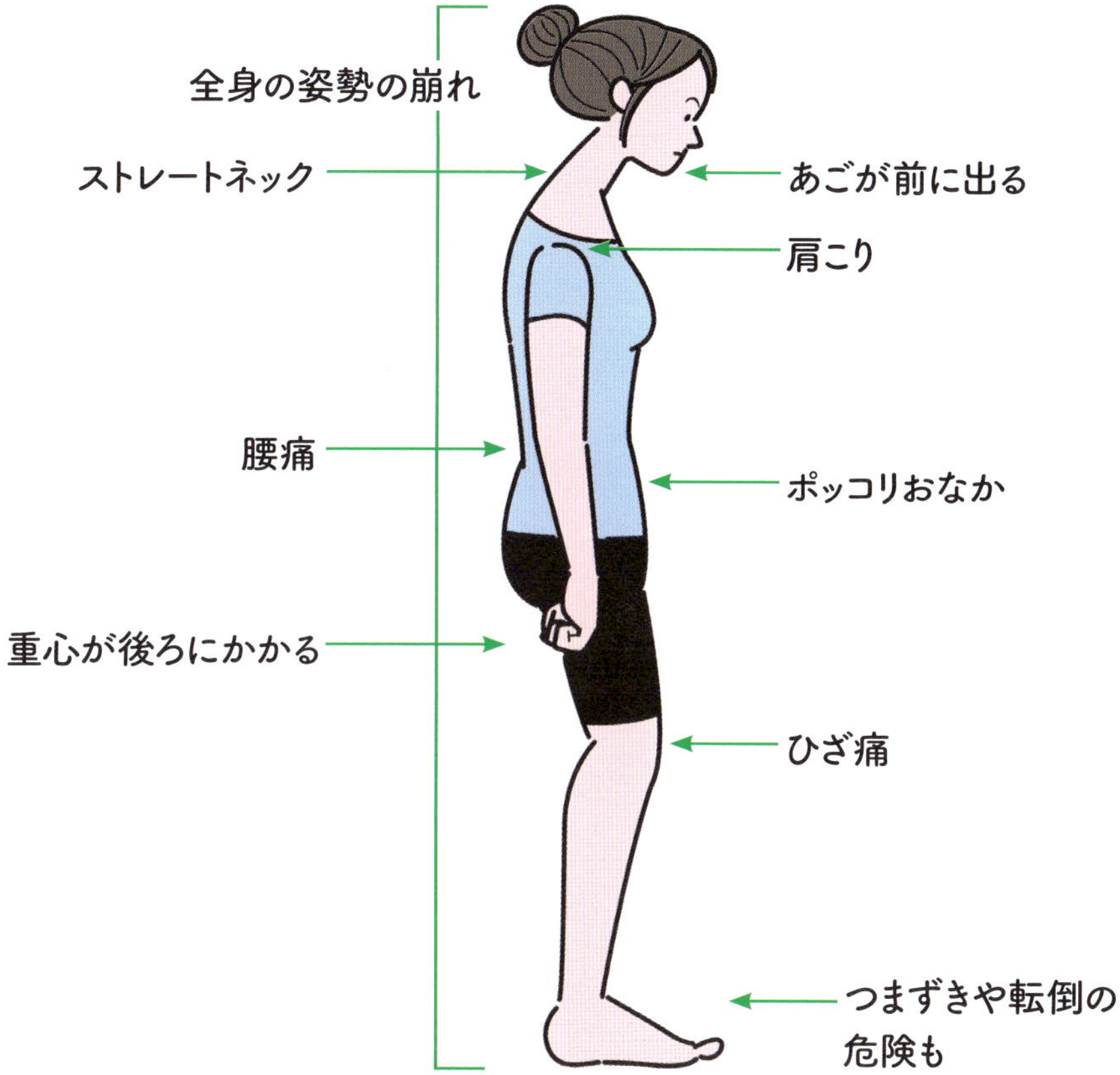
全身の姿勢の崩れ
ストレートネック
あごが前に出る
肩こり
腰痛
ポッコリおなか
重心が後ろにかかる
ひざ痛
つまずきや転倒の
危険も

Q2

足の骨と関節はどうなっているの？

A

多くの骨と関節が複雑に重なり合っています

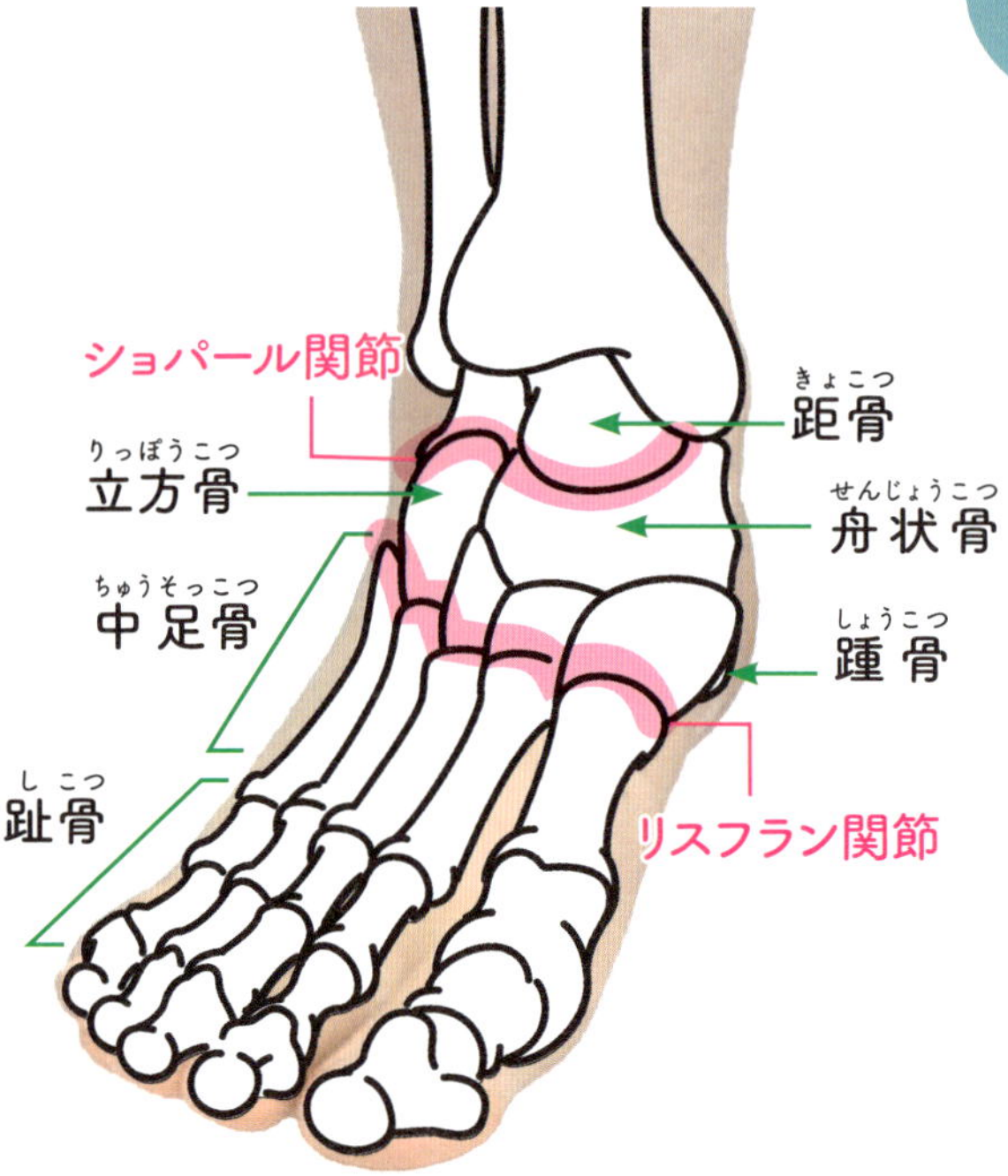

足は、衝撃吸収・分散と体重支持という2つの重要な役割を効率的にこなすことで、全身のバランスを保っています。

人間は2本足で立つため、足には大きな負荷がかかります。そのため両足の骨は細かく分かれていて、その数は全身の骨の約4分の1に相当します。多くの骨と関節が複雑に重なり合った構造を形成して、地面からの衝撃吸収とその分散、体重支持を行っています。

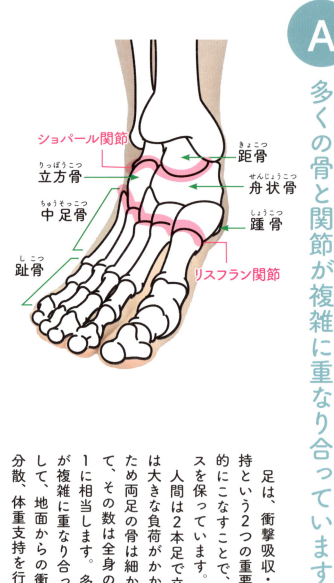

Q3 足裏の筋肉はどうなっているの？

A 足指を動かすための足底筋群《そくていきんぐん》があります

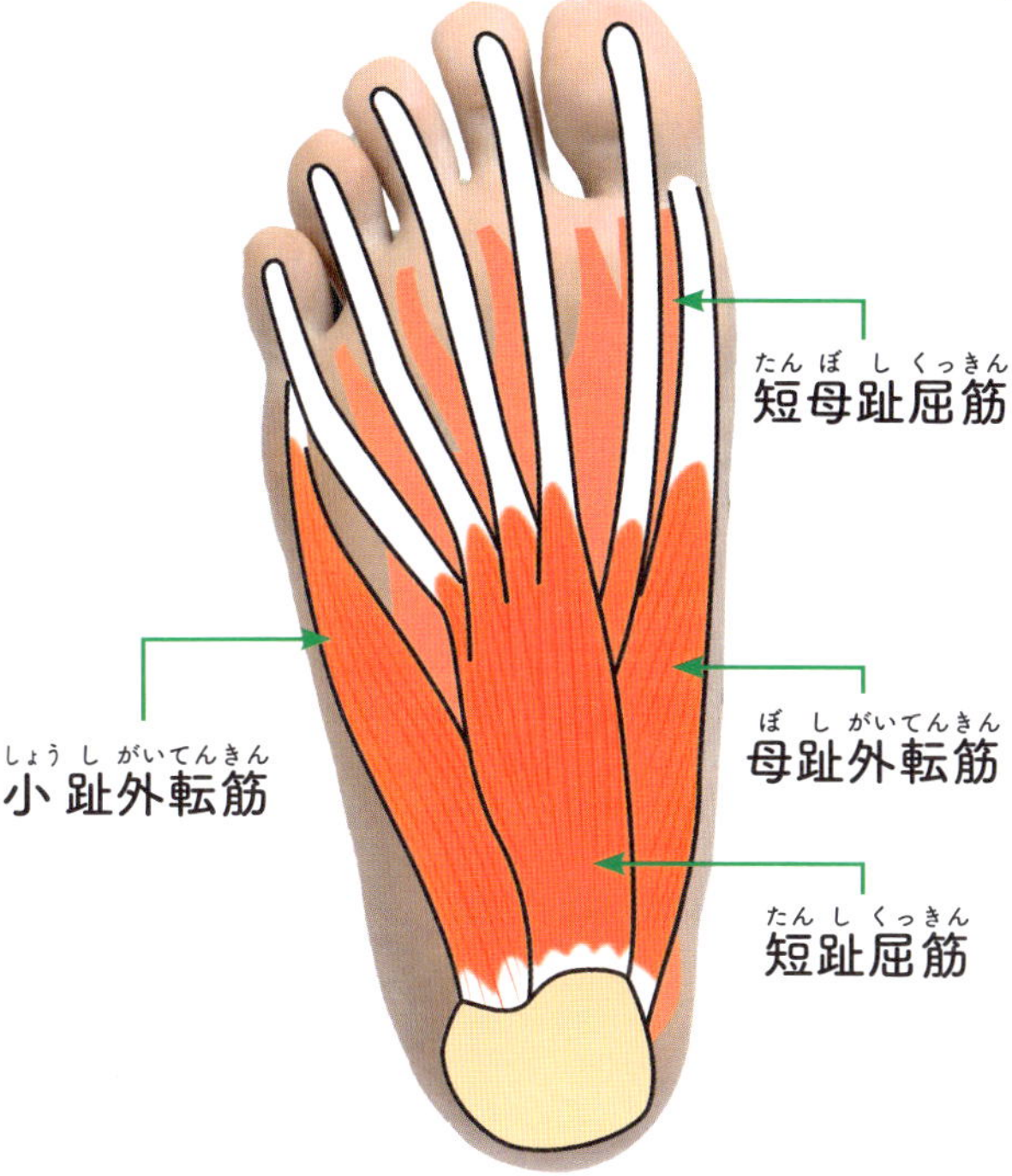

足裏には足指を動かすための10個ほどの筋肉（足底筋群）があります。このなかでも特に、母趾外転筋、短母趾屈筋、短趾屈筋、小趾外転筋がアーチ形状を保つ重要な役割を果たしています。筋肉が衰えると足の形が崩れ、衝撃吸収能力も低下し、結果としてひざや腰を含む全身にダメージを与える恐れがあります。足裏の筋肉の健康を維持することは、足の形を保ち、全身の健康を守るために重要です。

Q4 足裏のアーチって何のこと？

A クッションやバネの役目のアーチ形状のことです

足裏の5つのアーチの特徴と役割

足裏には内側縦アーチ、外側縦アーチ、前横アーチの3つの主要なアーチがあります。これらのアーチは、足の安定性を保ち、体重を効果的に分散させ、地面からの衝撃を吸収しています。

それ以外にも指アーチ、足根骨《そっこんこつ》横アーチがあり、これらを合わせたものが5つのアーチで、相互に連動しています。足の機能を高めるためには、各アーチを均等にケアし、正しい形状を保つことが大切です。

足裏のアーチがもつ3つの機能

緩衝作用：地面からの衝撃を吸収・分散し、歩行時の負担を軽減します。

推進作用：バネのように機能し、地面を蹴る動作を楽にします。

支持作用：立って静止しているとき、体を正しい位置で支える役割を果たします。

足裏のアーチが崩れると、これらの機能が損なわれます。その結果、体に負担がかかり、ひざ痛や腰痛、さらには肩こりや頭痛の原因にもなります。

足裏の5つのアーチ

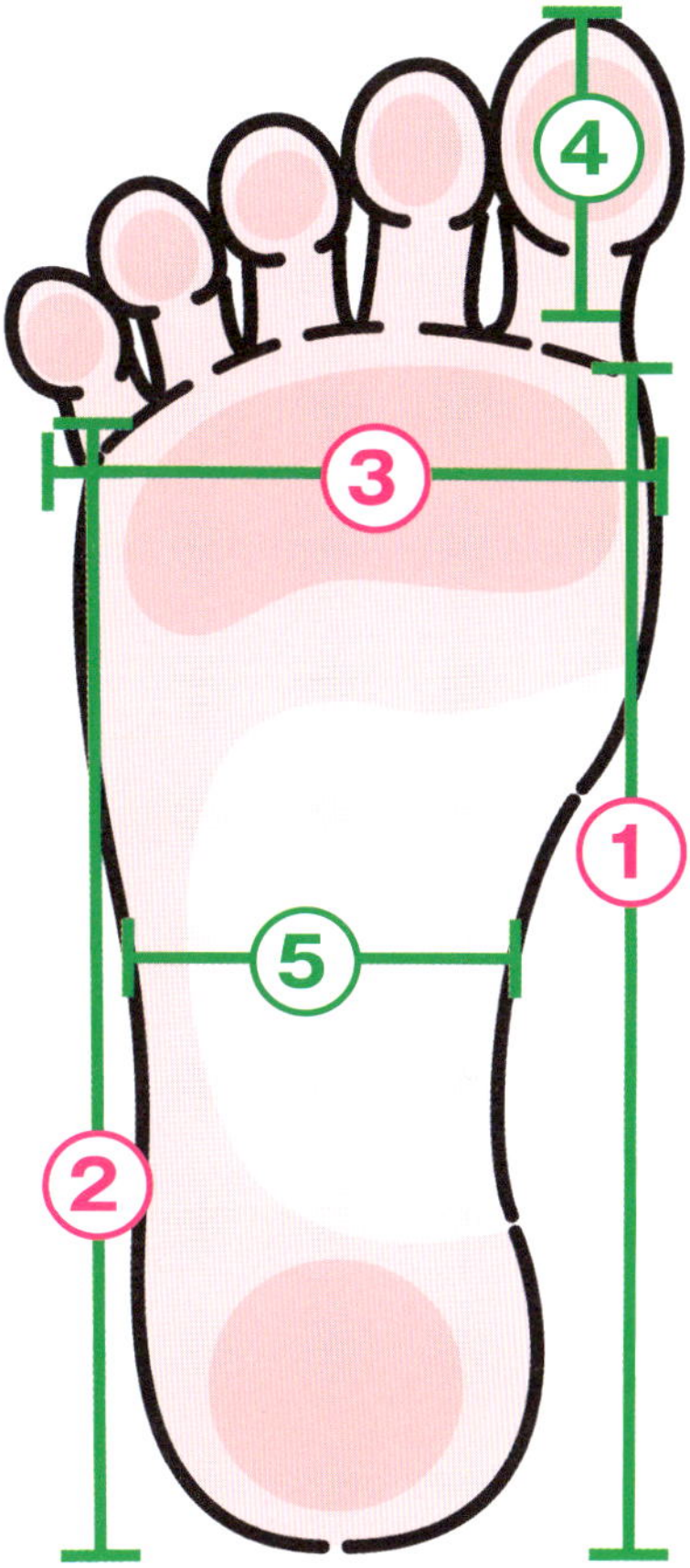

③前横アーチ

運動時の衝撃を吸収したり、分散したりする役割。運動荷重時にアーチは低下しながら消失し横へ広がる。崩れると、タコやウオノメができやすくなる。

②外側縦アーチ

バランスを保ちながら体重を支える役割。ここが消失すると小指の内反に影響を及ぼす。

④指アーチ

体を支える面積を広げる役割。踏ん張る力や蹴り出す力を高める。特に足底筋群を普段から使えるようにするためには必須のアーチ。

①内側縦アーチ

運動時に姿勢の変化をサポートする役割。動きの衝撃を吸収する。

⑤足根骨《そっこんこつ》横アーチ

衝撃をやわらげ外側縦アーチを支える役割。

足裏アーチが機能するには足指がカギ！

足指が使えない状態になると、体重を親指の付け根で支えてしまい、そこに負荷がかかることで足の骨の連結が崩れてしまう。すると足裏のアーチが機能しなくなる。足裏のアーチを機能させるためには、足指をしっかり使って足の骨の正しい連結を保つことが重要。

Q5

浮き指は何が問題なの？

A

歩き方や姿勢に影響が出て、さまざまな体の不調につながります

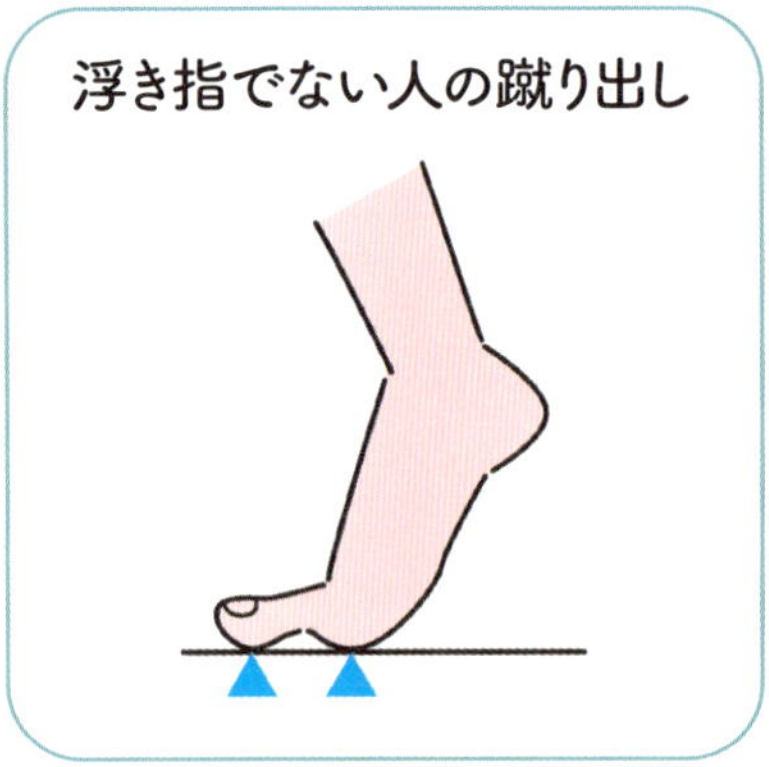

浮き指でない人の蹴り出し

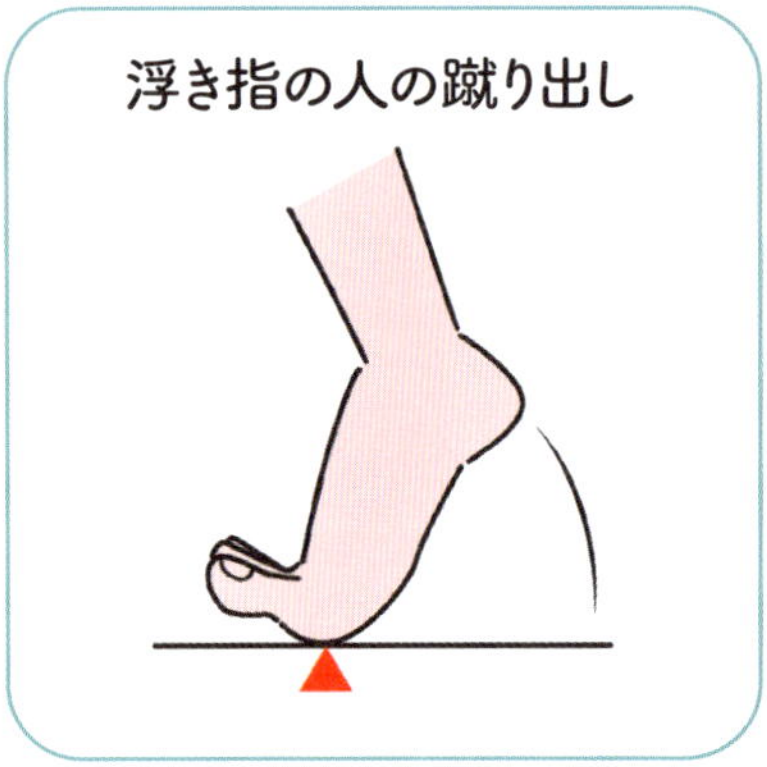

浮き指の人の蹴り出し

浮き指は体にさまざまな不調を引き起こす原因となります。

特に、接地面が少なくなることで体重を支える機能が低下し、ふくらはぎや他の筋肉に負担がかかり、疲れやすくなります。

また、足指に力が入らないため、太もも内側の筋力が低下し、おなかも締まらず腹圧が低下します。

こうしたことにより姿勢が崩れ、ひざ痛や腰痛、肩こりや頭痛などの不調があらわれることがあります。

Q6

ひざ痛に足指が関わっているってホント？

A

足指が使えないとひざ痛を起こしやすくなります

指のクッションが使えないと
ひざに衝撃が直接伝わる

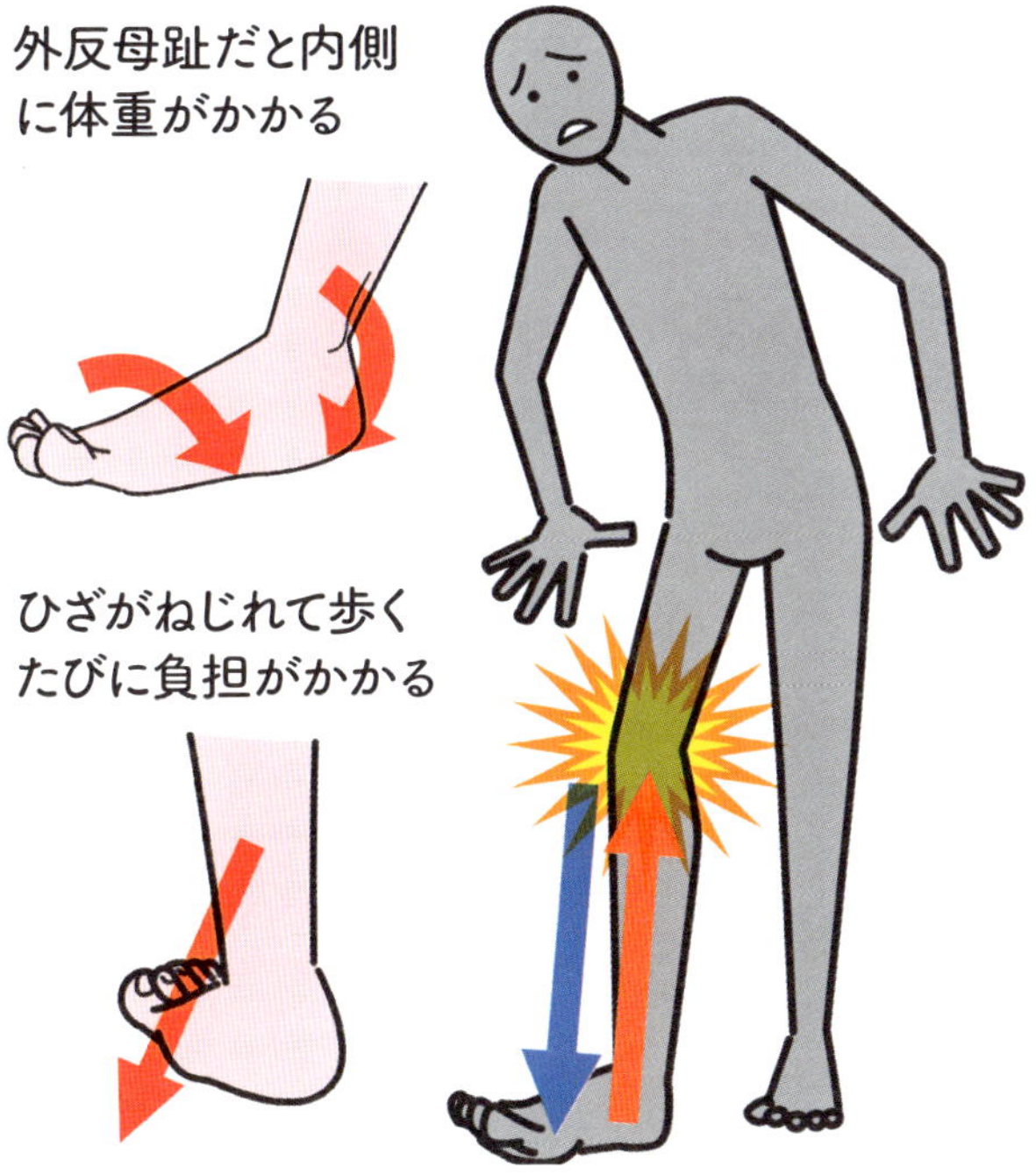
外反母趾だと内側
に体重がかかる
ひざがねじれて歩く
たびに負担がかかる

足指が正しく使えていないと、主に2つの原因でひざ痛を引き起こしやすくなります。それは衝撃とねじれです。足指が機能しないことで足底のアーチが崩れ、歩行時にひざに衝撃が直接伝わって痛みを引き起こします。また、外反母趾で親指が使えていないと、ひざが内側に向き（ニーイン）、歩くたびにひざがねじれて負担がかかります。このように、足指が使えないと、ひざに関連するさまざまな問題を引き起こします。

Q7 足指ほぐしは1日に何回やればいいの？

A 1日2回以上、朝と夜に行うと効果的です

朝の足指ほぐし

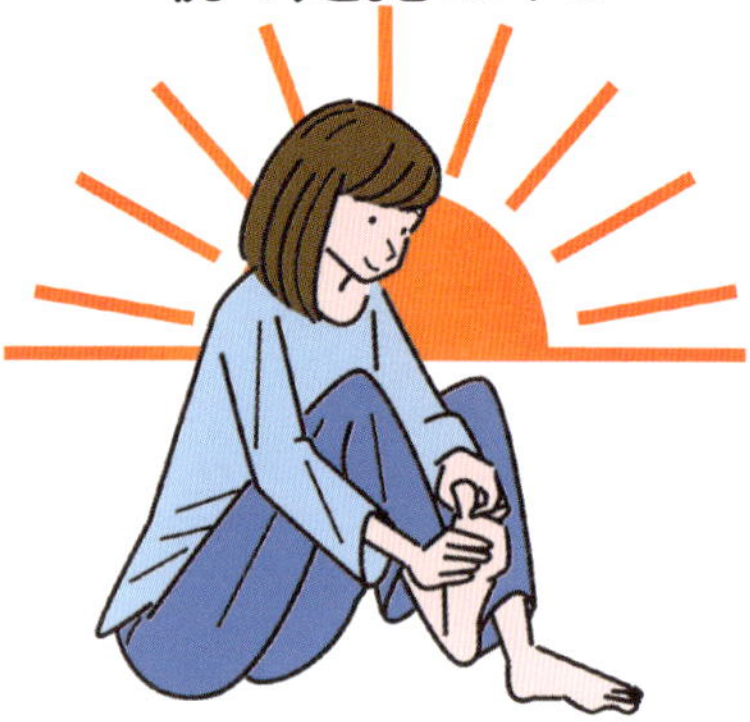

夜の足指ほぐし

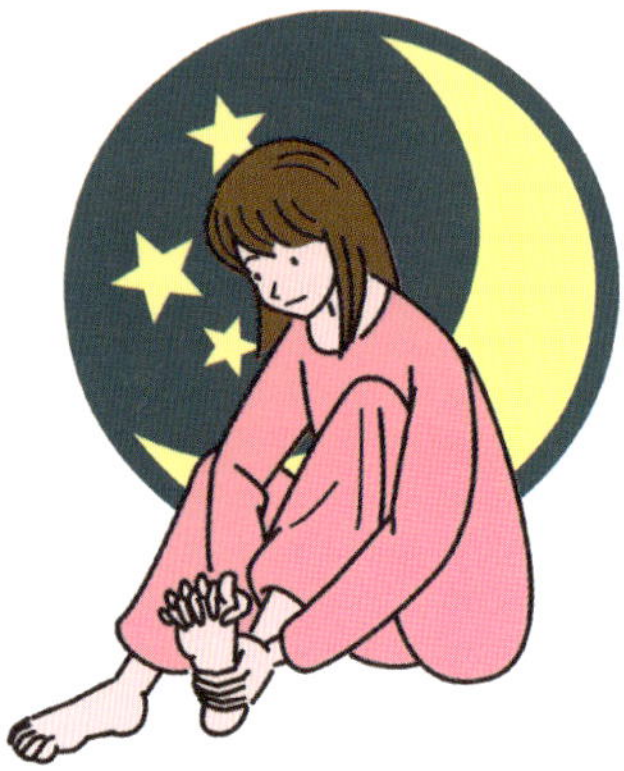

朝の足指ほぐしは、1日の始まりに足指の筋肉を目覚めさせる効果があります。しっかりとした足指の動きにより体のバランスが保ちやすくなります。つまずき防止につながるので特に高齢者にとって重要です。夜の足指ほぐしは、1日の疲れをリセットし、足指や足の血行を促進することで疲労回復に役立ちます。リラックスした状態で行うことで、心身ともにリフレッシュされ、睡眠の質も向上します。最低でも朝と夜の1日2回行いましょう。

Q8

足指ほぐしの効果はどれくらいで出るの？

A

2週間程度で効果が実感できる人が多いです

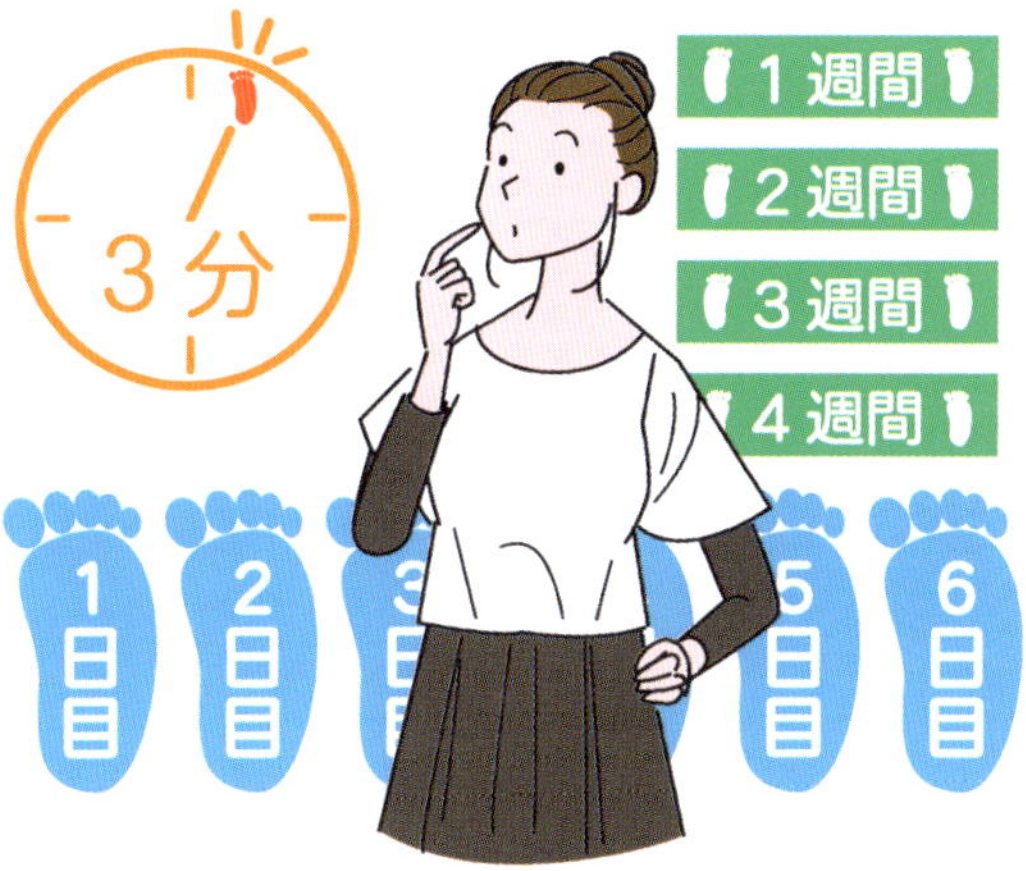

足指ほぐしの直後に「足が軽くなった」「足が温かくなった」など、その効果を感じる人も

足指ほぐしは、1回3分、1日朝と夜の2回行って、通常2週間程度で痛みが減るなどの効果を実感する人が多いです。なかには、ほぐした直後から足が軽く感じたりする人もいます。効果的に行うために、リラックスした状態で正しくていねいに足指を動かしましょう。特に指の根元からしっかり動かすこと、足のアーチを整えること、指の腹をしっかり地面に着地させることなどが大切です。正しい足指ほぐしを習慣にしていきましょう。

Q9

足指ほぐしと組み合わせて使うのに効果的なグッズは？

A 青竹踏みやゴルフボールでも心地よいリフレッシュ効果が得られます

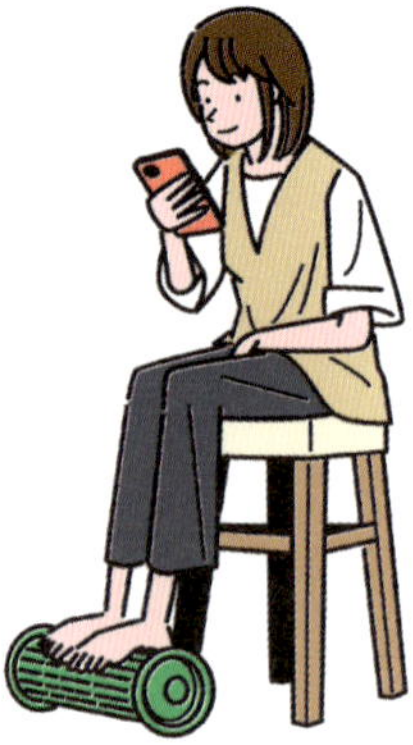

フットローラー

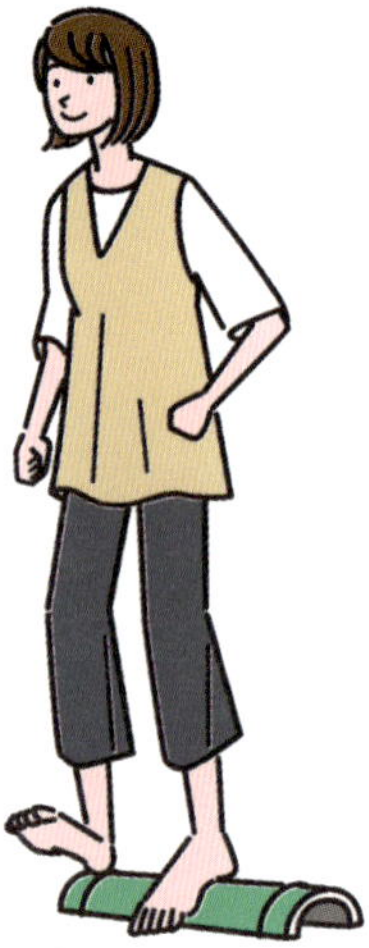

青竹踏み

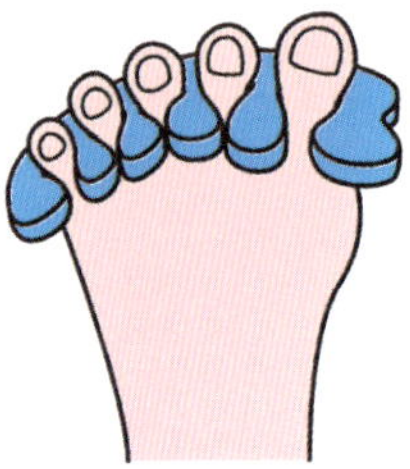

足指クッション

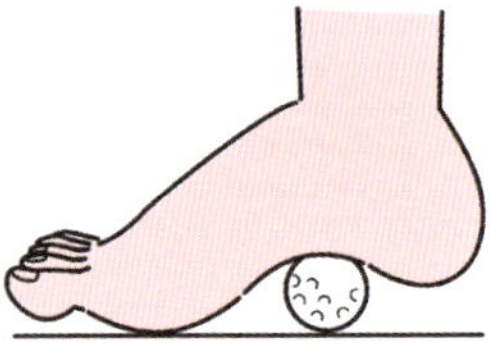

ゴルフボール

青竹踏みは古典的な方法ですが、足裏を刺激し足底筋群をほぐす効果があります。

また、イスに座ってゴルフボールを足裏で踏むことでも足底筋群がほぐせます。フットローラーや足指クッションも足の疲れを緩和します。

これらのセルフケアを実践することで、日々の疲労を軽減し、快適な足元を保つことができるでしょう。

Q10

足指じゃんけんにはどんな効果があるの？

A

血行やバランス能力を改善する効果が期待できます

足指じゃんけんは、足の筋肉の緊張をほぐし血行をよくします。むくみの予防改善効果も期待できます。また足指の筋肉を鍛える効果があり、バランス能力の向上にも役立ちます。足指じゃんけんは床の上や、安定したイスに座って行いましょう。左右の足指でグー、チョキ、パーの形をつくります。グーは、握りこんだとき中足骨頭の山が見えるとベストです。チョキは親指を立て他の指は下げてチョキの形を作ります。パーは足の指をすべて広げます。

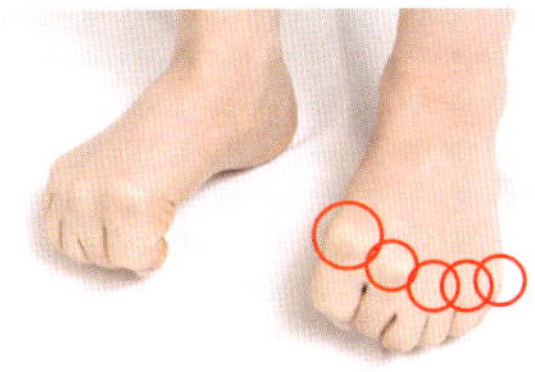

グー

握りこんだとき、中足骨頭の山（◯印）が見えるとよい

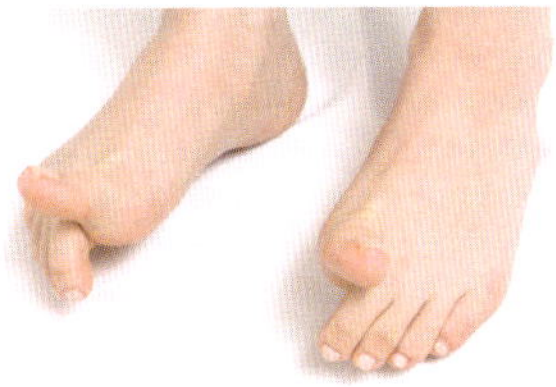

チョキ

親指を立てる

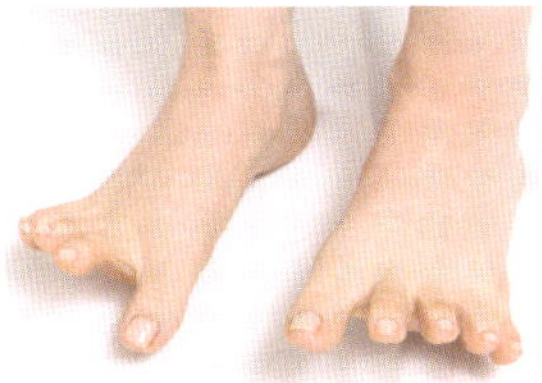

パー

全部の指を開く

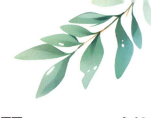

おわりに

施術家としての道を選んだのは、働き始めて間もないころの大けがと入院生活、復職の経験がきっかけでした

頭を30針、全身を60針縫う大けがを負う

私の人生を大きく変えたのは、ある交通事故でした。大学を卒業し、化粧品関連の流通会社で働き始めたころ、楽しいサーフィンからの帰り道にその悲劇が訪れました。友人の車に同乗して高速道路を走行中、突然タイヤが外れ車は制御を失い、私は大きな衝撃とともに車外に投げ出されてしまいました。頭を30針、全身を60針縫う大けがを負い、入院生活が始まりました。事故に遭ったことで、体の痛みだけでなく、これからの人生について考える時間ができました。入院中、私の心はさまざまな思いで揺れ動いていました。薬の副作用で眠ることが多いなか、過去の幸せな瞬間や

今後の不安が交互に浮かんできました。

施術家の道へ

事故から復職したあと、手に職をつけて自立したいという思いが芽生えました。元々、学生時代に腰を痛めていたこともあり、柔道整復師の資格に魅力を感じていたのです。交通事故から復職できた経験から、施術家として社会に貢献する道に、次第に心をひかれるようになりました。決意を固め、28歳で会社を辞め、専門学校に入学しました。

修行時代の試練と地元での開業

専門学校では、学びの毎日が待っていました。同時に整骨院で働き始めました。朝7時半から夜11時まで毎日、心身ともに疲れ果てながらも、施術技術を学ぶことに奮闘しました。最初はまったくの初心者でしたが、連

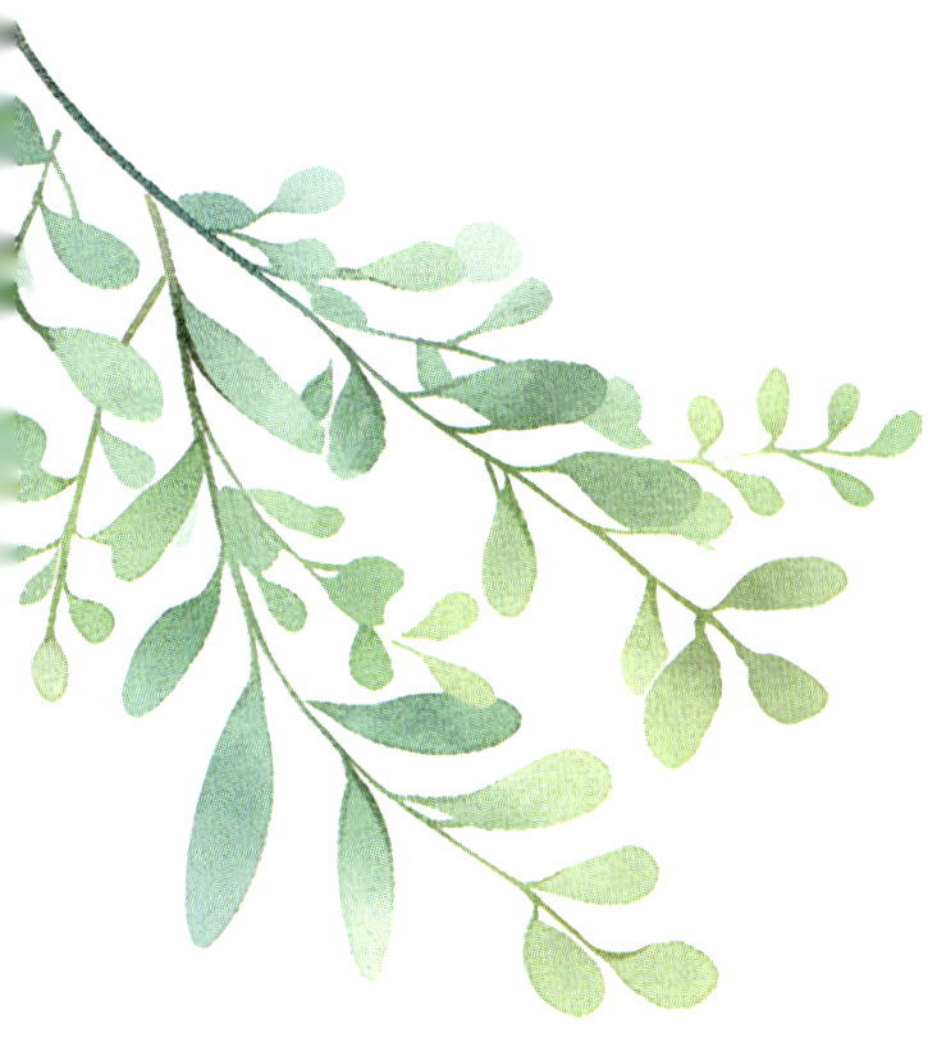

日130人もの患者様に施術を行うなかで徐々に自信をつけていきました。金曜夜、大阪から東京行きの夜行バスに飛び乗って、手技やカイロプラクティックの勉強会に参加し、日曜夜の夜行バスで帰るむちゃもしました。新しい技術を習得するために必死でした。

3年間の勉強を経て、私は大阪の姫《ひめ》島《しま》に新しい整骨院の分院長として赴任し、4年後には毎日、患者様が80人を超えるまでになりました。この成功のあと、父が腎臓がんで闘病しているという知らせが届きました。余命宣告を受けた父のために、地元で開業する決意を固めました。

足指ほぐしを知ってもらうために本を出版、『足指ほぐし養成講座』を開催

地元の大阪府富《とん》田《だ》林《ばやし》市で開業し、施術家としての活動を続けるなかで私は、患者様にセルフケアの重要性を伝えたいと考えるようになりました。特に、4年前に遠方の義母から股関節の痛みで相談を受けたことがきっかけでした。効果的な自宅ケアを伝えられなかったことで、彼女が手術後に寝たきりになったことに、強い後悔を感

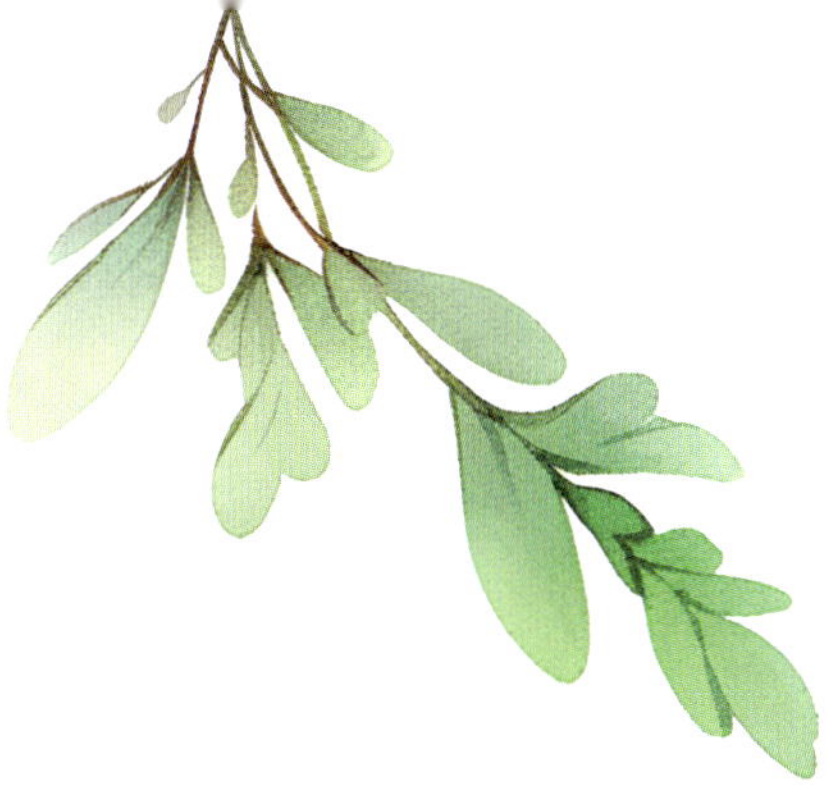

じました。足指ほぐしを広めるなかで、多くの方々から感謝の言葉をいただくようになり、成果が積み重なることで、自分が伝えたいことが確かになり、患者様を支えることの喜びを強く感じました。

患者様たちと向き合うなかで、足指ほぐしの知識と方法を本にまとめたいという思いが膨らみ、私の経験と学びを通じて、同じような痛みで苦しむ人たちに、足指ほぐしの大切さを伝えるための一歩を踏み出すことを決めました。5年前からはプロの施術家さん向けの『足指ほぐし養成講座』を7期開催。延べ受講生は100人以上になりました。

足指ほぐしをとおして、皆様の健康寿命の延伸のお手伝いができましたら、筆者として大変にうれしく思います。

足指ほぐしを毎日の習慣に！足が変われば人生が変わる！

本田洋三「ぽん先生」の足指ほぐしチャンネル

2015年よりスタートしたYou Tubeチャンネルは、毎週更新し、2025年2月1日時点で517本の動画を配信しています。足指ほぐしをはじめ体調管理に役立つ情報が満載です。

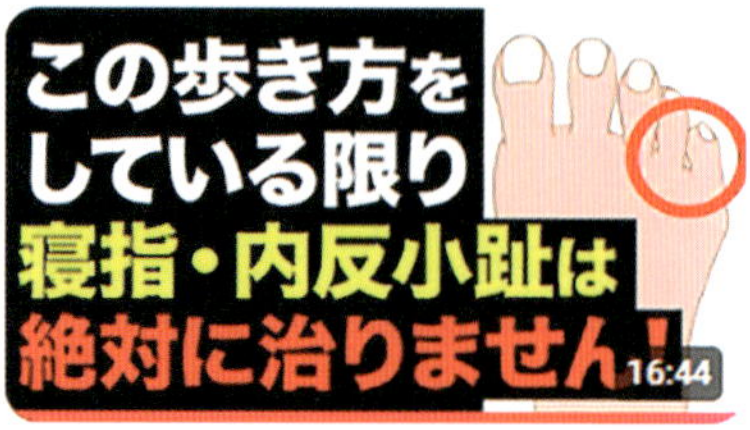

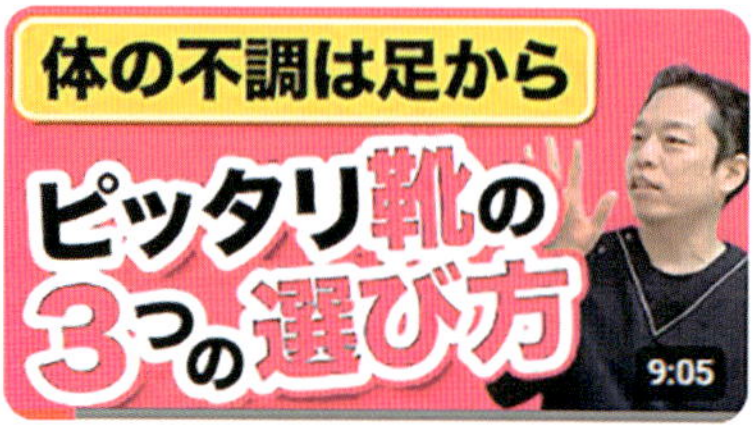

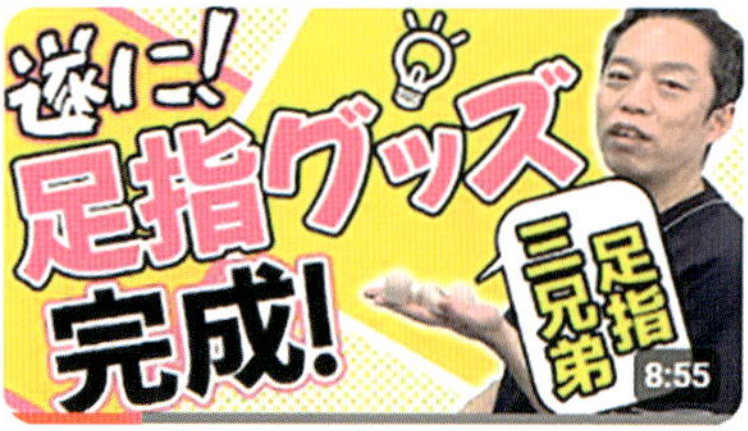

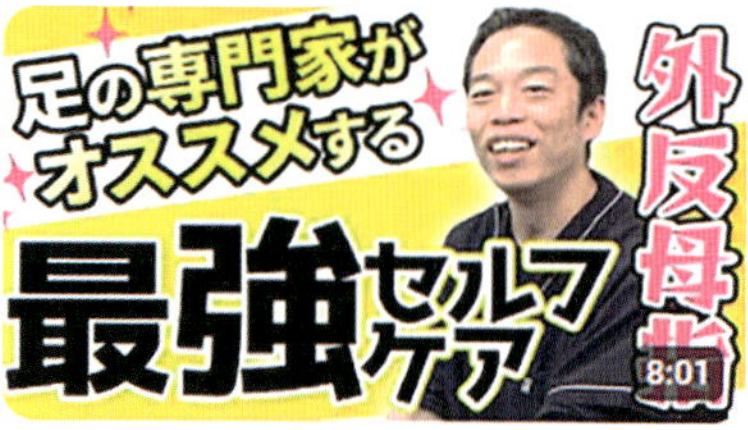

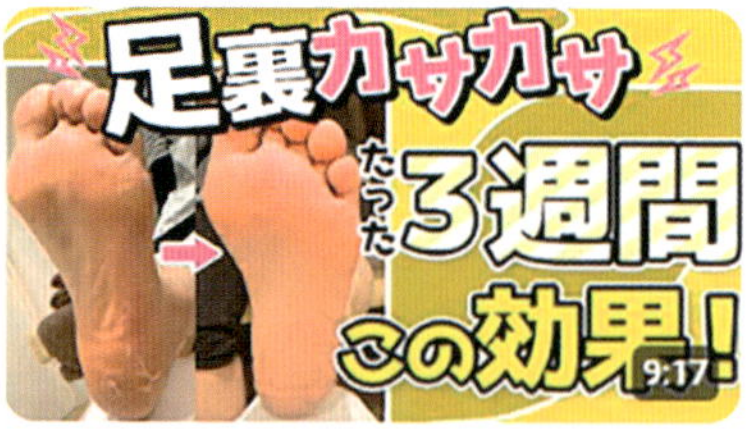

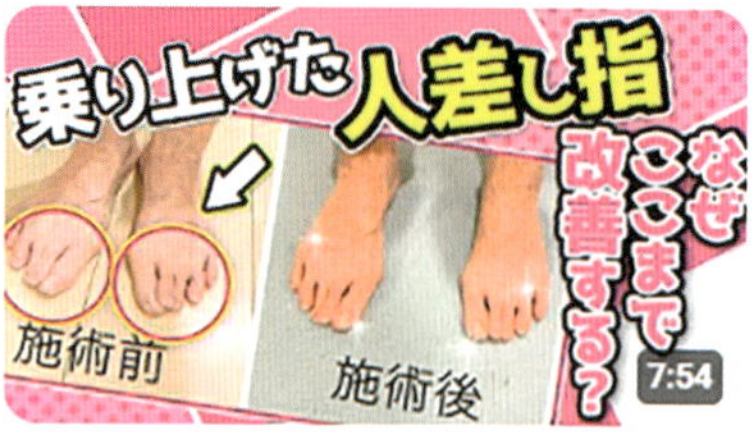

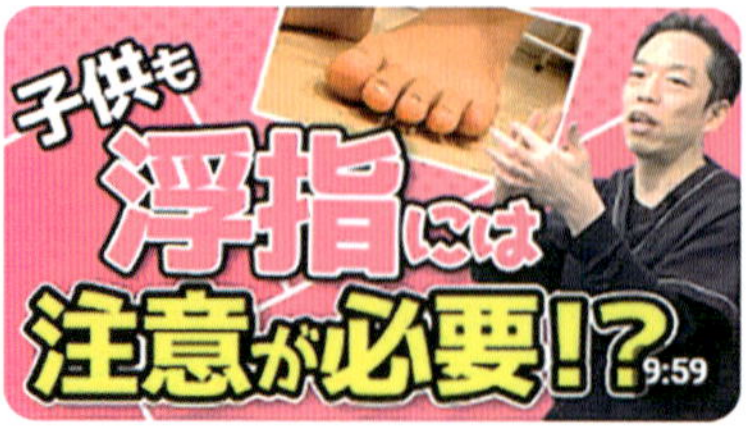

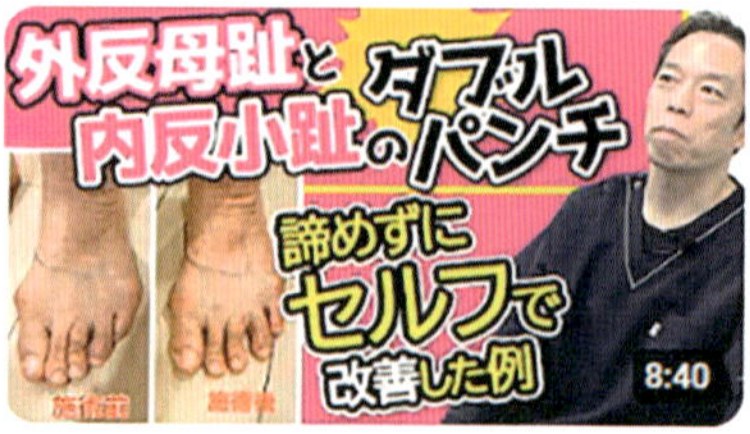

本田洋三「ぽん先生」の足指ほぐしチャンネル　検索

2025年2月1日時点　517本の動画
チャンネル登録者数 2.07万人
1週間に2回更新

ぽん先生の取り組み①

プロの施術家さん向け足指ほぐし講座（半年周期）を開催中

多くの方々が足のトラブルに悩んでいます。足は体を支える土台となるため、足元の崩れは足だけにとどまらず、腰痛や股関節痛、ひざ痛、肩こり、頭痛などなどさまざまな症状の原因になります。そのため多くの施術所では、患部（腰やひざ）への施術を行っていますが、足を補正しセルフケア法を指導しているところはほぼ皆無に近いのが現状です。そのために当院へ遠方（関東や九州など15の都道府県）からお越しになる患者様も少なくありません。

そうした患者様が、ご自宅の近くで施術や指導をしてもらえるように、2020年からプロの施術家さんを育成する講座を開催しています。今まで7期開催し、延べ100人以上のプロの方々への指導を継続しています。

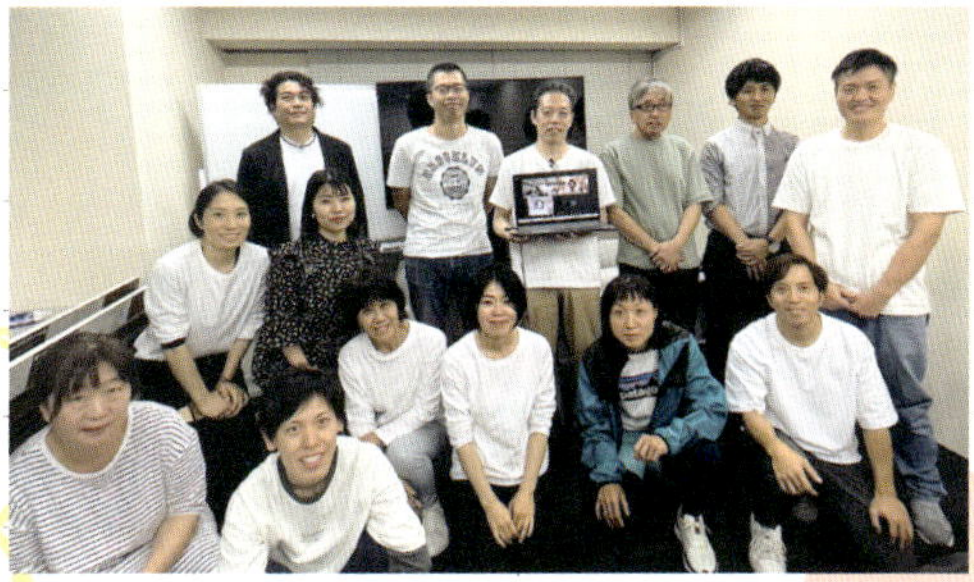

プロ施術家向け講座風景。オンラインでのリアルタイム足指ほぐし指導も実施

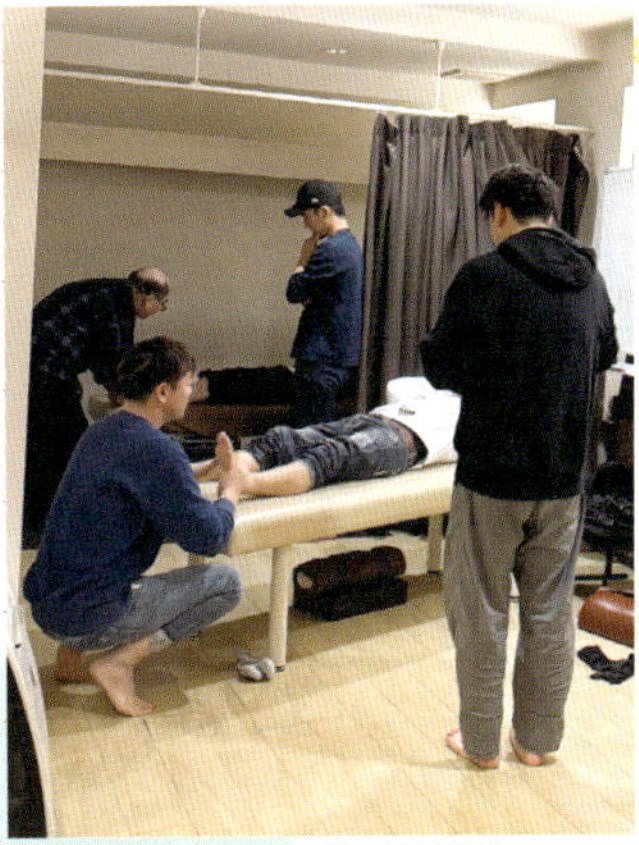

足指ほぐしを熱心に学ぶ受講生

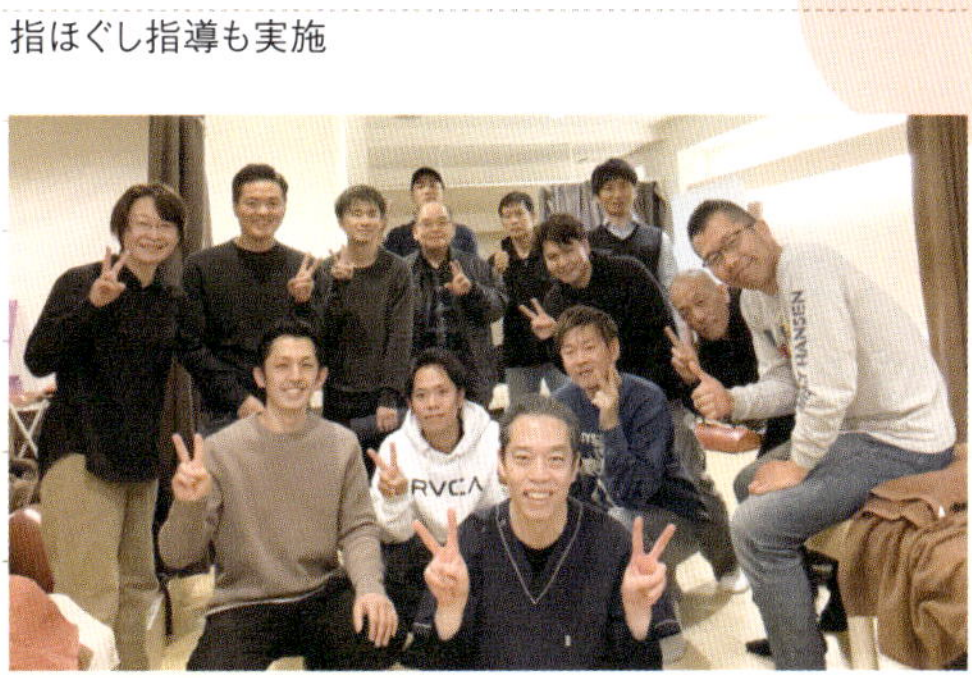

プロ施術家向け講座風景。全国から集まった受講生と

ぽん先生の取り組み②

一般の方に向けた足指ほぐし全国ツアーを開催！

盛り上がっています！

2024年、一般の方に向けた足指ほぐし全国ツアーを開催しました。3月九州地区、5月東北地区、7月中部地区、10月北海道、12月中国地区と全国を回り、足のケア指導を行いました。延べ150人の方々が来場、アンケートでも5段階評価で4.5以上の評価と好評でした。詳細はYouTubeで。

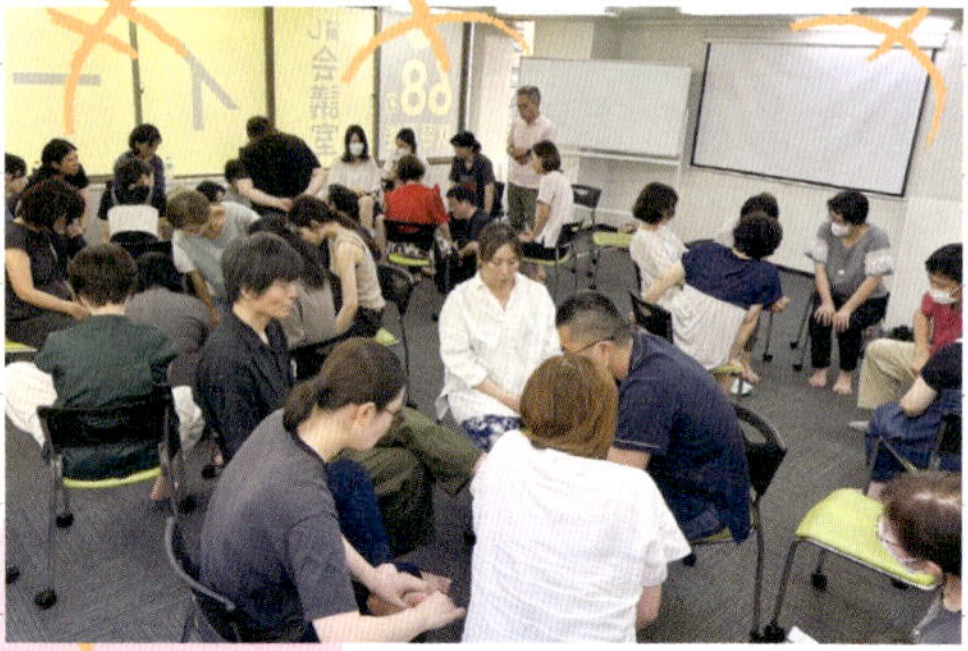

足指ほぐし受講風景

仙台の参加者の皆様

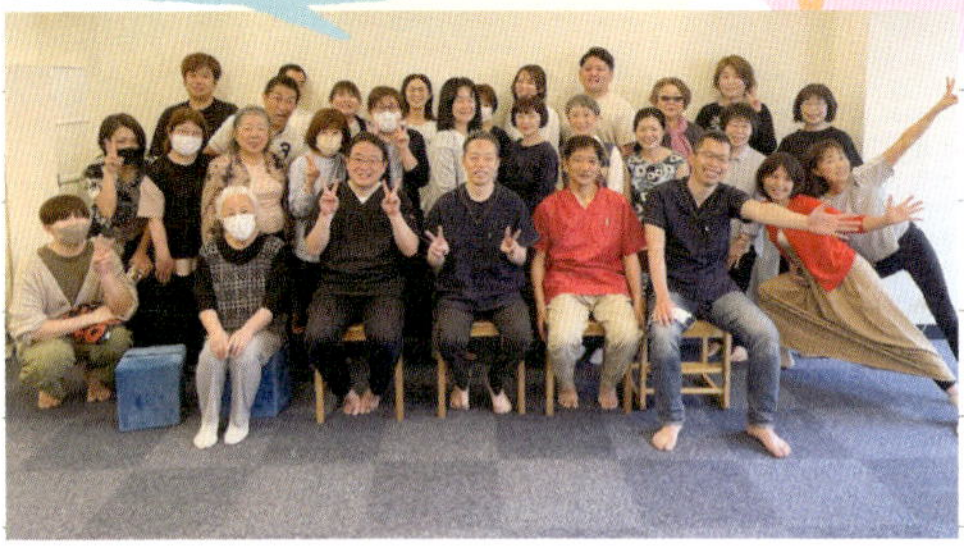

福岡の参加者の皆様

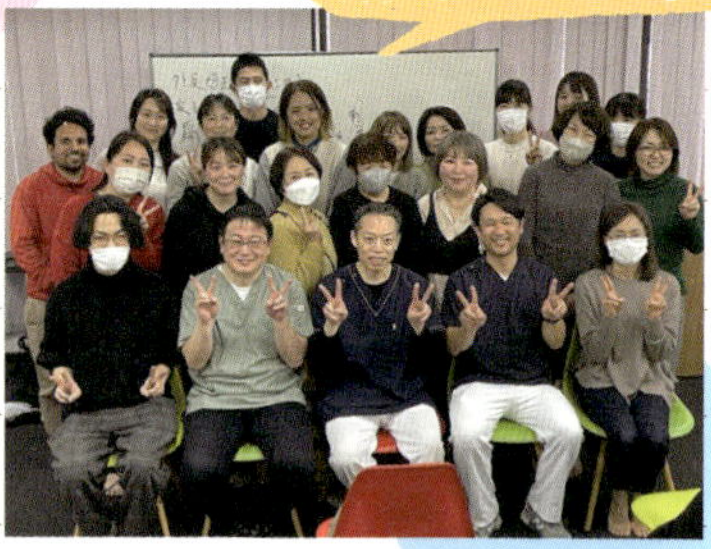

札幌の参加者の皆様

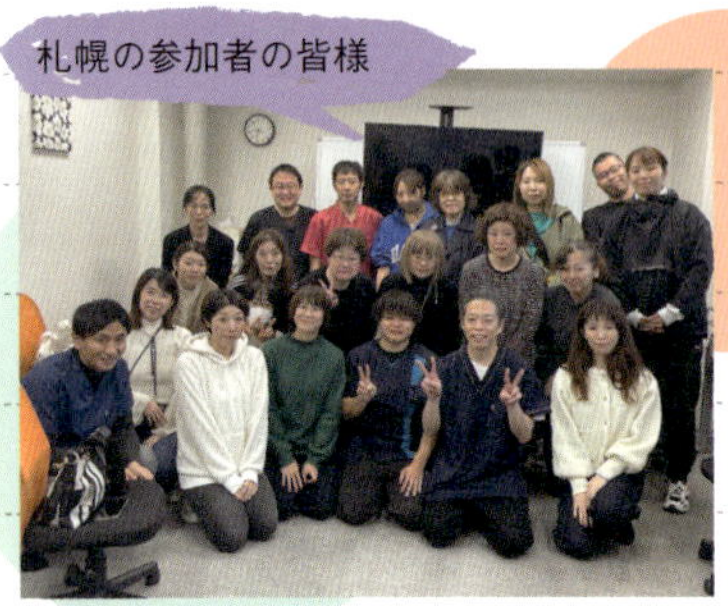

名古屋の参加者の皆様

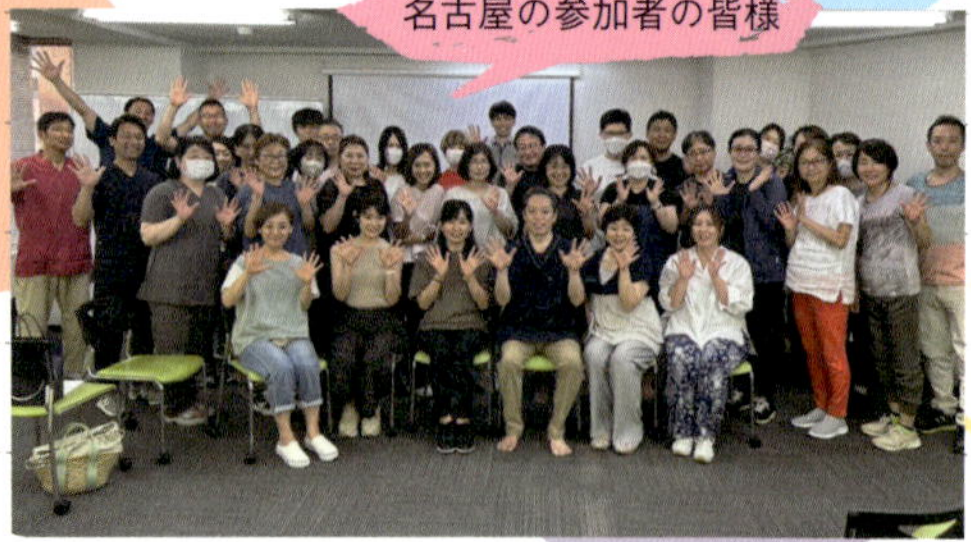

本田洋三「ぽん先生」の足指ほぐしチャンネル　検索

本田先生(ぽん先生)の足指ほぐし体験者の生の声

一般向け
足指ほぐし
全国ツアー
参加者の生の声の
一部を紹介
します。

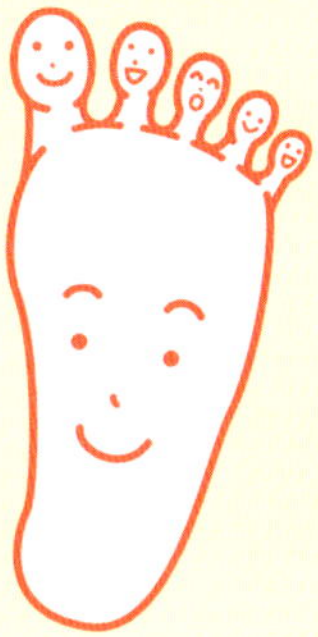

昨日は魔法のような施術をありがとうございました 教えていただいた足指ほぐし、今朝さっそくやってみました! 続けていきたいと思います! アメ横で新しい靴も買えたので、今日から私の足は生まれ変わった気持ちで大事にしていきたいと思います。貴重なお話とゴッドハンドの施術、体験できて本当によかったです。またインスタも拝見しながら学んで自分の足に反映させていきたいと思います。

先生! ものすごく歩きやすい! 足指ほぐし三兄弟買います! こんなに歩きやすく歩いたことって、いつぶりなのだろうと思っています!!

短時間でのビフォアー・アフターの変化に驚きが隠せず、家に帰り、ゴッドハンド先生のことを主人に報告いたしました。主人もぜひ施術を受けたいといっております。

足がかなり軽くなり、首が楽になりました。またよろしくお願いいたします。それまでに、足指トレーニングがんばります!

外に出て、歩いてみると、さらにとても足が軽く前に出て、腰の痛みも軽減されていました! セルフケアも継続していきます! 将来私も、誰かをケアできるまでになれたらいいなと思います。YouTubeで勉強させていただきます!

やっていただいた夜から、翌朝の足の細さにびっくりいたしました。また足首がメチャクチャやわらかいです。足指ほぐし三兄弟の効果もありますが、どう考えても本田先生の施術(マジック)しか考えられません。足の矯正は何をしてくださったのですか?

足ってこんなに軽いのか……を体感した1日でした。いい状態がキープできるように、帰ってからも足指ほぐしをしました。動画を見ながら継続していきます。

ぽん先生ありがとうございました。足裏やばいですね! 可能性を体感できて、未来がメチャメチャ明るくなりました。コツコツできることをやります。全国ツアー神奈川もぜひ来てください。

帰宅する際、足が軽く靴が大きく感じました! 翌朝も楽でした。セルフケアを続けていますが、痛みが軽減しているように感じています。

■著者

本田　洋三

鍼灸師・柔道整復師

1973年大阪府堺市生まれ。元来、腰が悪く学生時代にヘルニアを患った過去もあり、柔道整復師の資格に興味をもち、4年間勤めた会社を退職して柔道整復師の専門学校に入学。同時に松原市にある鍼灸整骨院で修行を開始。2009年7月に開業し、毎月300人近い方の施術を行いながら、大阪や東京の地域コミュニティ等で足指ほぐしのセルフケア方法を指導している。著書に『神の手鍼灸師　3分足指ほぐし　一生歩ける！ 痛みが消える！』(西東社)、『一生歩ける体をつくる！ 70歳からの「足指ほぐし」で腰も背中もまっすぐ伸びる！』(PHP研究所) などがある。

■STAFF

モデル・動画ナレーション：仲村ちぃな
スチール：大西としや、西村仁見
動画撮影・編集：二村海
イラスト：ゆずりはさとし
デザイン・DTP：カワセミ　杠洋、青柳令子
装丁：門倉泉
校正：佐野悦子
企画・編集：斉藤滋人

23年間14万人の施術で考案した

足指ほぐし健康法

2025年3月15日　第1刷発行

著　者　本田　洋三
発行者　東島　俊一
発行所　株式会社 法研
〒104-8104　東京都中央区銀座1－10－1
https://www.sociohealth.co.jp
編集・制作　株式会社 研友企画出版
〒104-0061　東京都中央区銀座1－9－19 法研銀座ビル
印刷・製本　研友社印刷株式会社　0103

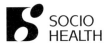

ISBN 978-4-86756-186-7　C0077　定価はカバーに表示してあります。